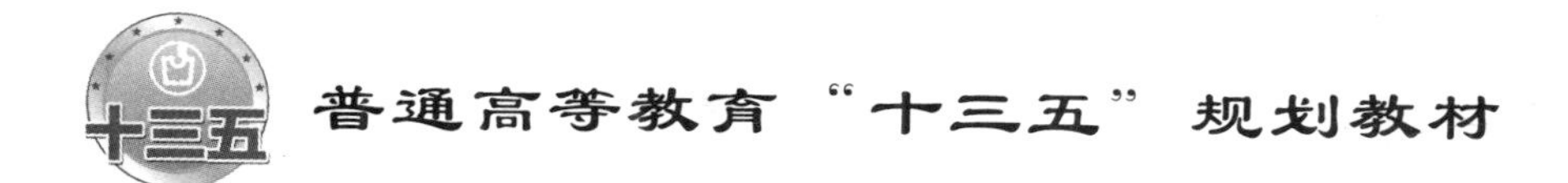

职业卫生工程

杜翠凤　蒋仲安　编著

北　京
冶　金　工　业　出　版　社
2022

内容提要

本书分为6章，第1章职业卫生基础知识，简要介绍了职业卫生相关概念，职业病预防原则、职业卫生法律法规及职业卫生监管等内容。第2章职业病危害因素，阐述了职业病危害因素的分类，并按照生产性毒物、生产性粉尘、物理性有害因素、生物性有害因素、其他有害因素的顺序，依次简要地介绍这些职业病危害因素的作用特点及对机体的影响。第3章职业性病损，阐述十大类职业病发病机理及临床症状。第4章职业病危害因素识别及评价，扼要介绍职业卫生调查、监测及职业病危害评价等相关内容。第5章职业病危害因素的控制，重点阐述了生产性毒物、生产性粉尘、噪声及振动的控制技术，此外对劳动保护用品相关内容进行了简要介绍。第6章冶金及机械制造行业职业危害及其控制，着重介绍了采矿、选矿、烧结、球团、焦化、炼铁、炼钢、金属压力加工及机械制造等职业危害因素及控制措施。

本书可以作为高等学校安全技术及工程类专业教材，也可供从事职业卫生管理及安全评价等相关人员阅读参考。

图书在版编目(CIP)数据

职业卫生工程／杜翠凤，蒋仲安编著．—北京：冶金工业出版社，2017.1（2022.4重印）
普通高等教育“十三五”规划教材
ISBN 978-7-5024-7360-0

Ⅰ.①职… Ⅱ.①杜… ②蒋… Ⅲ.①劳动卫生—高等学校—教材
Ⅳ.①R13

中国版本图书馆CIP数据核字(2016)第249146号

职业卫生工程

出版发行 冶金工业出版社　**电　话** (010)64027926
地　址 北京市东城区嵩祝院北巷39号　**邮　编** 100009
网　址 www.mip1953.com　**电子信箱** service@mip1953.com

责任编辑 戈 兰　美术编辑 彭子赫　版式设计 彭子赫
责任校对 石 静　责任印制 李玉山
三河市双峰印刷装订有限公司印刷
2017年1月第1版，2022年4月第6次印刷
787mm×1092mm 1/16；13.5印张；323千字；203页
定价38.00元

投稿电话 (010)64027932 投稿信箱 tougao@cnmip.com.cn
营销中心电话 (010)64044283
冶金工业出版社天猫旗舰店 yjgycbs.tmall.com
（本书如有印装质量问题，本社营销中心负责退换）

前　　言

随着我国国民经济快速发展，职业危害日益突出。保障从业人员身体健康，预防职业病发生，是政府和企业共同关注的问题。随着职业病防治法的修订及监管机构职能的调整，相关配套法规和标准陆续出台，因此相关内容须体现在现有教材中。

本书分为6章，第1章职业卫生基础知识，简要介绍了职业卫生相关概念，职业病预防原则、职业卫生法律法规及职业卫生监管等内容。第2章职业病危害因素，阐述了职业病危害因素的分类，并按照生产性毒物、生产性粉尘、物理性有害因素、生物性有害因素、其他有害因素的顺序，依次简要地介绍这些职业病危害因素的作用特点及对机体的影响。第3章为职业性病损，阐述十大类职业病发病机理及临床症状。第4章职业病危害因素识别及评价，扼要介绍职业卫生调查、监测及职业病危害评价等相关内容。第5章职业病危害因素的控制，重点阐述了生产性毒物、生产性粉尘、噪声及振动的控制技术，此外对劳动保护用品相关内容进行了简要介绍。第6章冶金及机械制造行业职业危害及其控制，着重介绍了采矿、选矿、烧结、球团、焦化、炼铁、炼钢、金属压力加工及机械制造等职业危害因素及控制措施。

本书的指导思想是以工程实用为主,并给予必要的理论知识介绍,力图使读者通过对本书的阅读和学习,掌握职业有害因素识别及控制等相关知识,在实际工作中根据所学解决实际问题,达到改善作业环境,预防和控制职业病的目的。

本书可以作为高等学校安全技术及工程类专业教材，也可供从事职业卫生管理及安全评价等相关人员阅读参考。

限于编者知识水平和经验，书中不免存在缺陷和疏漏之处，敬请读者提出建议和修改意见。

编　者

2016年7月

目　录

第1章　职业卫生基础知识

学习目标：本章主要介绍职业卫生相关学科的基础知识。通过学习掌握职业病、职业禁忌症、工作有关疾病、职业卫生等相关概念以及职业卫生任务、职业病预防原则、职业卫生法规体系、职业卫生标准、职业卫生监管体制、监管内容及用人单位职业卫生管理等内容。

1.1　职业卫生相关概念

1.1.1　职业卫生概念及其基本任务

1.1.1.1　职业卫生概念

在我国，由于行政监管和分工的不同，存在“劳动卫生”、“职业卫生”和“职业健康”三种叫法，但其内涵相同。目前我国政府的相关文件和标准中，“职业卫生”应用得较为普遍。

国际职业卫生协会和美国工业卫生协会对职业卫生学的定义为“对工作场所内产生或存在的职业性有害因素及其健康损害进行识别、评估、预测和控制的一门科学”。

在《职业卫生术语》（GB/T 15326—2008）中，职业卫生是对工作场所内产生或存在的职业性有害因素及其健康损害进行识别、评估、预测和控制的一门科学，其目的是预防和保护劳动者免受职业性有害因素所致的健康影响和危险，使工作适应劳动者、促进和保障劳动者在职业活动中的身心健康和社会福利。

1.1.1.2　职业卫生基本任务

职业卫生工作的首要任务是识别、评价和控制工作场所职业病危害因素，为劳动者提供健康、舒适的工作环境，以保护和促进劳动者的健康。基本工作有三个层面：职业病危害因素监测评价；接触职业病危害因素作业工人健康监护；职业病人的诊断与职业病防治。

职业病危害因素识别：工作环境中的职业病危害因素通常应用调查、监测、分析等方法进行识别，即判断工作场所是否存在职业病危害因素，以及职业病危害因素的种类、来源、性质、分布等，这是职业卫生工作的首要任务和基本步骤。

职业病危害因素监测与评价：职业病危害的评价即判断职业病危害的程度，主要包括接触水平评价和危害评价两个方面。接触水平评价主要是通过确认劳动者在从事的工作中接触的危害因素强度、浓度、接触频率以及接触时间，并与相关职业卫生标准进行比较，以此判断职业病危害程度。危害评价主要是判定接触职业病危害因素后对于劳动者的健康影响如程度和进展预后等情况、在工作期间带来的影响以及对后代影响情况等问题。

职业危害因素控制：通过职业病危害因素的识别和评价，了解职业病危害的产生及其对健康影响的严重程度，进而控制职业病危害，根本措施是改革工艺。首先，应用有利于职业病预防和保护劳动者健康的新技术、新工艺、新材料，使生产过程不产生或少产生职业病危害因素；其次，采取相应的工程技术措施，控制和降低工作场所有害物质的浓度；最后，通过相应的管理措施，使用个体防护用品，加强个人防护。通过职业病危害控制，防止职业病和职业病危害发生，是职业卫生工作的根本目的。

A 职业病危害因素监测

及时了解、掌握工作场所职业病危害因素的浓度或强度，早期发现职业病危害，及时采取防护措施，消除或减少职业病危害因素对劳动者健康的影响，是职业病预防中的关键环节。通过日常监测，用人单位及时了解、掌握工作场所职业病危害因素的浓度或强度。用人单位应当依据行政法规的要求，根据工作场所职业病危害因素的类别，确定日常监测点、监测项目、监测方法、监测频率（次），建立监测系统，建立监测仪器设备使用管理制度和监测结果统计公布报告制度等，设立专人负责监测的实施和管理，对主要职业病危害因素进行动态观察，及时发现、处理职业病危害隐患。用人单位应当切实落实有关监测管理制度，确保监测系统时刻处于正常运行状态。

B 职业健康监护

职业健康监护是通过各种医学检查和分析，掌握劳动者健康状况，早期发现健康损害，以评价职业病危害因素对接触者健康的影响及其程度，以便采取预防措施，控制职业病的发生和发展。健康监护的基本内容包括健康检查、健康监护档案建立、健康状况分析和劳动能力鉴定等。

对从事接触职业病危害因素作业的劳动者，用人单位应当按照《用人单位职业健康监护监督管理办法》（国家安全生产监督管理总局令第49号）、《放射工作人员职业健康管理办法》（卫生部令第55号）、《职业健康监护技术规范》（GBZ 188）、《放射工作人员职业健康监护技术规范》（GBZ 235）等有关规定组织上岗前、在岗期间、离岗时、应急的职业健康检查，并将检查结果书面如实告知劳动者。职业健康检查费用由用人单位承担。

C 职业病诊断与防治

依据《职业病诊断与鉴定管理办法》（卫生部令第24号）第十二条，职业病诊断应当依据职业病诊断标准，结合职业病危害接触史、工作场所职业病危害因素检测与评价、临床表现和医学检查结果等资料进行综合分析。对不能确诊的疑似职业病病人，可以经必要的医学检查或者住院观察后，再做出诊断。没有证据否定职业病危害因素与病人临床表现之间的必然联系的，在排除其他致病因素后，应当诊断为职业病。

1.1.2 职业病概念、分类及预防原则

1.1.2.1 职业病（Occupational Disease）定义

疾病与健康相对应。WHO（世界卫生组织）关于健康的定义是：健康不仅是指没有疾病或虚弱，并且要有健全的机体、精神状态及社会适应能力。

广义的职业病泛指劳动者在工作及其他职业活动中，所有由职业因素引起或造成的特定疾病，又称为职业性病损。

当职业危害因素作用于人体的强度与时间超过一定限度时，机体不能代偿其所造成的功能性或器质性病理改变，从而出现相应的临床征象，影响了劳动能力时，这些疾病可称为职业病。

狭义的职业病在我国指法定职业病。《职业病防治法》规定，企业、事业单位和个体经济组织（以下统称用人单位）的劳动者在职业活动中，因接触粉尘、放射性物质和其他有毒、有害物质等因素而引起的疾病。

职业病必须具备四个要件：

（1）患病主体必须是企业、事业单位或者个体经济组织的劳动者。

（2）疾病必须是在从事职业活动的过程中产生的。

（3）疾病必须是因接触粉尘、放射性物质和其他有毒、有害物质等职业病危害因素而引起的。

（4）疾病必须是国家公布的职业病分类和目录所列的职业病。

1.1.2.2 职业病分类

根据2013年颁布的《职业病分类和目录》（国卫疾控发［2013］48号），将职业病分为10类，132种。

（1）职业性尘肺病及其他呼吸系统疾病：

1）尘肺病（13种）：矽肺、煤工尘肺、石墨尘肺、炭黑尘肺、石棉肺、滑石尘肺、水泥尘肺、云母尘肺、陶工尘肺、铝尘肺、电焊工尘肺、铸工尘肺和根据《尘肺病诊断标准》和《尘肺病理诊断标准》可以诊断的其他尘肺病。

2）其他呼吸系统疾病（6种）：过敏性肺炎、棉尘病、哮喘、金属及其化合物粉尘肺沉着病（锡、铁、锑、钡及其化合物等）、刺激性化学物所致慢性阻塞性肺疾病和硬金属肺病。

（2）职业性皮肤病（9种）：接触性皮炎、光接触性皮炎、电光性皮炎、黑变病、痤疮、溃疡、化学性皮肤灼伤、白斑和根据《职业性皮肤病的诊断总则》可以诊断的其他职业性皮肤病。

（3）职业性眼病（3种）：化学性眼部灼伤、电光性眼炎和白内障（含放射性白内障、三硝基甲苯白内障）。

（4）职业性耳鼻喉口腔疾病（4种）：噪声聋、铬鼻病、牙酸蚀病和爆震聋。

（5）职业性化学中毒（60种）：金属及类金属中毒（铅、汞、锰、镉、磷、砷）、气体中毒（Cl_2、SO_2、CO、H_2S、光气、氨）、有机溶剂中毒、苯的氨基及硝基化合物、农药中毒及高分子化合物。

（6）物理因素所致职业病（7种）：中暑、减压病、高原病、航空病、手臂振动病、激光所致眼（角膜、晶状体、视网膜）损伤和冻伤。

（7）职业性放射性疾病（11种）：外照射急性放射病、外照射亚急性放射病、外照射慢性放射病、内照射放射病、放射性皮肤疾病、放射性肿瘤（含矿工高氡暴露所致肺癌）、放射性骨损伤、放射性甲状腺疾病、放射性性腺疾病、放射复合伤和根据《职业性放射性疾病诊断标准（总则）》可以诊断的其他放射性损伤。

（8）职业性传染病（5种）：炭疽、森林脑炎、布鲁氏菌病、艾滋病（限于医疗卫生人员及人民警察）和莱姆病。

（9）职业性肿瘤（11种）：石棉所致肺癌、间皮瘤；联苯胺所致膀胱癌；苯所致白血病；氯甲醚、双氯甲醚所致肺癌；砷及其化合物所致肺癌、皮肤癌；氯乙烯所致肝血管肉瘤；焦炉逸散物所致肺癌；六价铬化合物所致肺癌；毛沸石所致肺癌、胸膜间皮瘤；煤焦油、煤焦油沥青、石油沥青所致皮肤癌和β-萘胺所致膀胱癌。

（10）其他职业病（3种）：金属烟热、滑囊炎（限于井下工人）和股静脉血栓综合征、股动脉闭塞症或淋巴管闭塞症（限于刮研作业人员）。

1.1.2.3 职业病发病的影响因素

职业病发病一般与作用于人体的有害因素的性质、作用于人体的有害因素的量、接触者个体的健康状况以个体差异等因素有关。

1.1.2.4 职业病预防原则

预防职业病危害应遵循以下三个原则：

（1）一级预防，又称病因预防。采用有利于职业病防治的工艺、技术和材料，合理利用职业病防护设施及个人职业病防护用品，减少劳动者职业接触的机会，预防和控制职业危害的发生。

（2）二级预防，又称发病预防，通过对劳动者进行职业健康监护，结合环境中职业性有害因素的监测，以早期发现劳动者所遭受的职业危害。

（3）三级预防，对患有职业病和遭受职业危害的劳动者进行合理的治疗和康复。

1.1.3 工作有关疾病与亚健康

与职业病相联系的重要概念是工作有关疾病，又称为职业相关疾病。

1.1.3.1 工作有关疾病

工作有关疾病（Work-related Disease）是与多因素相关的疾病，在职业活动中，由于职业性有害因素等多种因素作用，导致劳动者罹患某种疾病或潜在疾病显露或原有疾病加重。

常见工作有关疾病包括：

（1）行为的或精神、身心方面的疾病，如焦虑、抑郁等。

（2）慢性非特异性呼吸道疾患，包括慢性支气管炎、肺气肿和支气管哮喘等。

（3）运动系统（骨骼及软组织）损伤。腰背痛、肩颈痛等，常由外伤、过度负重、不良体位及不良气象条件等因素引起。

（4）与职业有关的心血管系统疾病。长期暴露在强噪声、振动环境或高温环境下，可使作业人员罹患高血压的概率增加。

（5）消化道疾患。如高温作业工人由于出汗过多、盐分丧失，导致消化不良及消化道溃疡发病率增加。

（6）行为与心身病。指社会—心理因素在疾病的发生和病程演变中起主导作用的一类疾病，例如紧张性头痛、眩晕发作、反应性精神病。

（7）生殖系统功能紊乱。经常解除铅、汞、砷及二硫化碳等物质可导致孕妇的早产及流产发病率提高。

综上所述，工作有关疾病可理解为一类非特异性的职业病，即致害因素与危害效应之间有一定关系，但是没有显著的靶器官效应。其特点是：其他职业人群也可能发生类似的疾病，但是职业因素可以促使该疾病在职业人群中的发病率增加或发病者症状加重，而不是唯一的致病因素；调离该岗位或改善条件后，该疾病可以缓解或停止发展。工作有关疾病不属于我国法定职业病的范围。

1.1.3.2 亚健康

亚健康（Subhealth）是指处于健康和疾病之间的一种临界状态，是介于健康和疾病之间的连续过程中的一个特殊阶段。在我国，亚健康多指有疾病的主观感觉而临床检查指征并不显著，但却有潜在的发病倾向，机体处于一种结构退化和生理功能减退的低质与心理失衡状态。

导致亚健康的主要诱因有：过度紧张和压力；环境污染的不良影响；不良的精神、心理因素刺激和不良生活方式和习惯。

1.1.4 职业禁忌症

劳动者在从事特定职业或接触特定职业性有害因素时，比一般职业人群更容易遭受职业危害和罹患职业病或者可能导致自身原有疾病病情加重，或者在从事作业过程中诱发可能导致对劳动者生命健康构成威胁的疾病的个人特殊生理或者病理状态。

职业禁忌症（Occupational Contraindication）通常针对特定的职业危害因素而言，随作业的特点而定。例如肺结核病人接触含硅尘的作业，会导致病情加重，还会比无结核病的人更易患矽肺病，故肺结核为接触硅尘作业的职业禁忌症。慢性苯中毒主要表现为血液和造血系统受损，已患血液病而处于含苯环境中，会使原有疾病加重，则血液疾患是接触苯作业的职业禁忌症。

1.1.5 职业卫生措施

职业卫生措施是指预防和减少职业病所采取的措施的总称，包括以下几个方面：

（1）在生产工艺方面所采取的职业病危害防护措施，包括防尘、防毒、防噪声、防振动、防高温、防辐射等措施。

（2）生产环境方面所采取的卫生措施，如采暖、照明、通风、生产布局合理（符合有害与无害分开原则），配套更衣室、洗浴间、孕妇休息间等。

（3）职业病防治管理措施：

1）设置或者指定职业卫生管理机构或者组织，配备专职或者兼职的职业卫生专业人员，负责本单位的职业病防治工作。

2）建立、健全职业卫生管理制度和操作规程。

3）建立、健全职业卫生档案和劳动者健康监护档案。

4）建立、健全工作场所职业病危害因素监测及评价制度。

5）定期进行职业卫生知识培训。

6）对未成年工和女工实行特殊保护。

7）建立、健全职业病危害事故应急救援预案。

8）职业危害公告和警示。

1.2 职业卫生法规体系及主要法规

1.2.1 职业卫生法律法规体系

我国职业卫生法律法规体系可以分为六个层次：

（1）宪法。《中华人民共和国宪法》是国家的根本大法，具有最高的法律效力，一切法律、行政法规、地方法规、规章都不得同宪法相抵触。

（2）法律。法律是由全国人大及其常委会制定的。我国的职业卫生法律和相关法律主要有：《中华人民共和国职业病防治法》、《中华人民共和国安全生产法》、《放射性污染防治法》、《中华人民共和国劳动法》、《中华人民共和国工会法》和《中华人民共和国清洁生产促进法》等。

（3）行政法规。行政法规是国务院根据宪法和法律制定的。例如：《使用有毒物品作业场所劳动保护条例》、《放射性同位素与射线装置放射防护条例》、《中华人民共和国尘肺病防治条例》等。

（4）地方性法规。地方性法规是由省、自治区、直辖市、省和自治区的人民政府所在市、经国务院批准的较大的市的人大及其常委会，根据本行政区域的具体情况和实际需要制定和颁布的、在本行政区域内实施的规范性文件的总称。如《北京市职业卫生监督管理办法》（京卫疾控字［2005］145号）、《山东省职业病防治条例》、《江苏省职业病防治条例》、《云南省职业病防治条例》、《沈阳市作业场所职业卫生监督管理办法》等。

（5）规章。包括部门规章和地方政府规章。部门规章由国务院各部、委员会等具有行政管理职能的直属机构制定，地方政府规章由省、自治区、直辖市和较大的市人民政府制定。例如，国家安全监管总局根据新修订的《职业病防治法》，制定了《工作场所职业卫生监督管理规定》（国家安全监管总局令第47号）、《职业病危害项目申报办法》（国家安全监管总局令第48号）、《用人单位职业健康监护监督管理办法》（国家安全监管总局令第49号）、《职业卫生技术服务机构监督管理暂行办法》（国家安全监管总局令第50号）和《建设项目职业卫生"三同时"监督管理暂行办法》（国家安全监管总局令第51号）。

（6）规范性文件。国家行政部门制定的法律范畴以外的其他具有约束力的行政规范、文件，通常以印发通知的形式下发。如《职业病目录》（国卫疾控发［2013］48号），《高毒物品目录》（卫法监发［2003］142号），《建设项目职业病危害风险分类管理目录》（2012年版）（安监总安健［2012］73号）。

1.2.2 主要职业卫生法律法规

1.2.2.1 《中华人民共和国宪法》

《宪法》第四十二条明确规定："国家通过各种途径，创造劳动就业条件，加强劳动保护，改善劳动条件，并在发展生产的基础上，提高劳动报酬和福利待遇"。加强劳动保护，改善劳动条件，这是对我国的职业安全卫生工作的总体规定。

1.2.2.2 法律

（1）《中华人民共和国职业病防治法》。《职业病防治法》是我国预防、控制和消除职业病危害，防治职业病，保护劳动者健康及其相关权益的一部专门法律。《职业病防治法》于2011年12月31日起施行。该法律7章90条，包括总则、前期预防、劳动过程中的防护与管理、职业病诊断与职业病病人保障、监督检查、法律责任及附则。确立了我国“预防为主、防治结合”的职业病防治工作基本方针，“用人单位负责、行政机关监管、行业自律、职工参与和社会监督”多方监管的工作机制和“分类管理、综合治理”的职业病防治管理原则。

（2）《放射性污染防治法》。《放射性污染防治法》的立法目的为：通过立法建立制度、采取措施，防止在开发、利用核能、核技术过程中，放射性污染环境，保障人体健康；通过理顺管理体制，建立必要的制度，促进核能、核技术的开发与和平利用。《放射性污染防治法》第三条规定了国家对放射性污染的防治，实行预防为主、防治结合、严格管理、安全第一的方针。

1.2.2.3 行政法规

主要行政法规包括：《使用有毒物品作业场所劳动保护条例》（国务院令352号）、《尘肺病防治条例》（国务院令105号）、《工伤保险条例》（国务院令586号）、《放射性同位素与射线装置安全和防护条例》（国务院令449号）、《女职工劳动保护特别规定》（国务院令619号，2012年修订）。

（1）1987年12月3日国务院以第105号令发布实施的《中华人民共和国尘肺病防治条例》共六章二十八条，包括：总则、防尘、监督和监测、健康管理、奖励和处罚、附则。是为保护劳动者健康，消除粉尘危害，防止发生尘肺病，促进生产发展而制定的。其适用范围为所有有粉尘作业的企业、事业单位。

（2）《使用有毒物品作业场所劳动保护条例》。2002年4月30日国务院以第352号国务院令颁布，于2002年5月12日起实施的《使用有毒物品作业场所劳动保护条例》（以下简称《劳动保护条例》）共八章七十一条，包括总则、作业场所的预防措施、劳动过程的防护、职业健康监护、劳动者的权利与义务、监督管理、罚则和附则。该条例作为职业病防治法配套的行政法规，在使用有毒物品作业场所的卫生许可制度、工伤保险、高毒特殊作业管理规定、职业卫生医师和护士制度、卫生行政部门责任、职业健康监护制度、责任追究等方面都有明显突破，对于规范使用有毒物品作业场所的劳动保护具有重要意义。

（3）《放射性同位素与射线装置安全和防护条例》。该条例是2005年8月31日国务院第104次常务会议通过，以第449号国务院令予以公布，自2005年12月1日起施行。条例明确国务院环境保护主管部门对全国放射性同位素、射线装置的安全和防护工作实施统一监督管理，有关部门按照职责分工和本条例的规定，对有关放射性同位素、射线装置的安全和防护工作实施监督管理。条例从许可和备案、安全和防护、辐射事故应急处理等几个方面对生产、销售、使用放射性同位素和射线装置的单位提出了安全应用，保障人体健康，保护环境的要求。

1.2.2.4 地方性法规

《北京市职业卫生监督管理办法》（京卫疾控字［2005］145号），该办法分为四章：总则；职责；监督与管理；工作考核与督察。为加强北京市职业病防治监督工作的管理，根据《中华人民共和国职业病防治法》、《使用有毒物品作业场所劳动保护条例》、《关于职业卫生监督管理职责分工意见的通知》（卫监督发［2005］31号）和其他相关法律、法规，制定该管理办法。该办法适用于北京市行政区域内的各级卫生行政部门、卫生监督机构、职业卫生技术机构和用人单位。

《北京市作业场所职业卫生监督检查管理办法》（京安监发［2007］148号），该办法适用于北京市行政区域内用人单位工作场所职业卫生的监督检查。该办法所称作业场所职业卫生监督检查，是指市、区县安全生产监督管理部门对用人单位及其劳动者执行国家和本市作业场所职业卫生法律法规情况进行监督检查的行为。作业场所职业卫生监督检查实行分级负责、分类管理的原则。北京市安全生产监督管理局对全市作业场所职业卫生情况进行综合监督管理，区县安全生产监督管理局按照属地管理原则对辖区内作业场所职业卫生进行日常监督检查。作业场所监督检查执法按照严重职业病危害、一般职业病危害和轻微职业病危害分类进行，分类管理的具体办法由北京市安全生产监督管理局制定和公布。

1.2.2.5 规章

在职业卫生监管中，安监部门负责建设项目职业卫生三同时审查、职业危害项目申报、作业场所职业卫生监督检查等多项内容，卫生部门主要负责职业病的诊断和鉴定，因此主要列举了安监部门和卫生部门的规章，包括《建设项目职业卫生“三同时”监管暂行办法》、《用人单位职业病危害防治八条规定》、《工作场所职业卫生监督管理规定》、《职业病危害项目申报管理办法》、《用人单位职业健康监护监督管理办法》、《防暑降温措施管理办法》、《职业病诊断与鉴定管理办法》。

（1）《工作场所职业卫生监督管理规定》（国家安全监管总局令第47号）。《工作场所职业卫生监督管理规定》（以下简称《规定》），是依据《职业病防治法》第六、九条等规定，对《作业场所职业健康监督管理暂行规定》（国家安全监管总局令第23号）进行的修订。

《规定》按照新修改的《职业病防治法》的内容，理清了安全监管部门的职业卫生监管法定职责、主要内容和相关措施。从用人单位职业卫生管理机构与人员的设置、规章制度建设、作业环境管理、劳动者管理、职业健康监护、档案管理、材料和设备管理等方面，对用人单位职业卫生管理的主体责任进行了细化规定。

（2）《职业病危害项目申报办法》（国家安全监管总局令第48号）。职业病危害项目申报工作实行房地分级管理原则。《职业病危害项目申报办法》（以下简称《申报办法》）明确了申报主体和受理申报的部门：用人单位工作场所存在职业病目录所列职业病的危害因素的，应向所在地安全生产监督管理部门申报危害项目。煤矿安全监察机构依照本办法负责煤矿职业病危害项目申报的监察、管理工作。

《申报办法》对职业病危害项目申报内容、申报形式和申报要求作了具体规定。要求：安全生产监督管理部门应当建立健全举报制度，受理对用人单位违反本办法行为的举报；任何单位和个人均有权向安全生产监督管理部门举报用人单位违反本办法的行为。

（3）《用人单位职业健康监护监督管理办法》（国家安全监管总局令第49号）。《用人单位职业健康监护监督管理办法》（以下简称《监护监管办法》）是国家安全监管总局按照国家关于职业卫生监管部门职责分工而制定，凡是不属于国家安全监管总局职责范围的，在《监护监管办法》中没有做出规定，如职业健康体检机构的资质认定、管理、处罚等。

《监护监管办法》明确了上岗前、在岗期间、离岗时以及应急职业健康检查的人员范围，以规范、指导用人单位开展职业健康检查工作。规定了针对职业健康检查结果所采取的措施，以及职业健康监护档案管理。

《监护监管办法》根据《职业病防治法》的规定，本着强化用人单位主体责任、细化法律规定、增加可操作性的原则，对用人单位的职业健康监护职责作出了具体规定。如，《监护监管办法》规定：用人单位应当根据本办法以及《职业健康监护技术规范》（GBZ 188）等国家职业卫生标准的要求，制定、落实本单位职业健康检查年度计划，并保证所需要的专项经费。用人单位应当选择由省级以上人民政府卫生行政部门批准的医疗卫生机构承担职业健康检查工作。用人单位在委托职业健康检查机构对从事接触职业病危害作业的劳动者进行职业健康检查时，应当如实提供相应文件、资料。

（4）《职业卫生技术服务机构监督管理暂行办法》（国家安全监管总局令第 50 号）。《职业卫生技术服务机构监督管理暂行办法》（以下简称《机构监管办法》）是为了加强对职业卫生技术服务机构的监督管理，规范职业卫生技术服务行为，构建职业卫生技术服务体系，为用人单位提供更好的技术服务，国家安全监管总局依据《职业病防治法》第十九、二十七条的规定，在总结《职业卫生技术服务机构管理办法》（卫生部令第 31 号），吸收、参考安全生产检测、评价技术服务机构管理的经验和做法的基础上制定的。

《机构监管办法》所称职业卫生技术服务机构，是指为建设项目提供职业病危害预评价、职业病危害控制效果评价，或者为用人单位提供职业病危害因素检测、职业病危害现状评价、职业病防护设施与职业病防护用品的效果评价等技术服务的机构。

《机构监管办法》把职业卫生技术服务机构的资质分为甲级、乙级和丙级 3 个等级，分别由国家、省级、市级安全监管部门认可并颁发证书。根据甲级、乙级和丙级职业卫生技术服务机构的业务能力和水平，界定了不同的区域范围和业务范围（业务范围仅针对建设项目）。

《机构监管办法》对职业卫生技术服务机构及其劳动者依法独立开展职业卫生技术服务活动的行为规范、提高服务效率和保证服务质量、签订职业卫生技术服务合同、职业卫生检测与评价技术服务的收费、内部管理制度和质量控制体系提出了具体要求。

关于卫生部门原认定的职业卫生技术服务机构资质认定与监督管理的前后衔接问题，《机构监管办法》中给出了明确规定：2011 年 12 月 31 日前，依照国务院卫生行政部门有关规定取得职业卫生技术服务机构资质证书的职业卫生技术服务机构，在资质证书有效期内继续有效，并应当依照本办法的规定向安全生产监督管理部门申请换发国家安全生产监督管理总局统一印制的资质证书。资质证书有效期满后，继续从事职业卫生技术服务的，依照本办法的规定申请资质延续。卫生部门原认定的职业卫生技术服务机构应当遵守本《机构监管办法》的规定，依法开展职业卫生技术服务活动，并自觉接受安全生产监督管理部门的监督管理。

（5）《建设项目职业卫生“三同时”监督管理暂行办法》（国家安全监管总局令第 51 号）。《建设项目职业卫生“三同时”监督管理暂行办法》（国家安全监管总局令第 51 号）（简称《三同时监管办法》），是依据《职业病防治法》第十七、十八条，在总结卫生部颁布的《建设项目职业病危害分类管理办法》（卫生部令第 49 号）和安全生产、环境保护部门有关建设项目管理的做法和经验的基础上起草而成。《三同时监管办法》的出台，是强化前期预防，从源头上控制职业病危害的重要措施。

《三同时监管办法》围绕可能产生职业病危害的新建、改建、扩建和技术改造、技术引进建设项目（以下简称建设项目）职业病防护设施建设及其监督管理，明确提出了建设项目职业病危害预评价、职业病防护设施设计、职业病危害控制效果评价和职业病防护设施竣工等要求。其范围包括所有存在或产生《职业病危害因素分类目录》（卫法监发［2002］63号）所列职业病危害因素的建设项目。

《三同时监管办法》对建设项目实施分级管理。国家安全监管总局对全国建设项目职业卫生“三同时”实施监督管理，并在国务院规定的职责范围内承担国务院及其有关主管部门审批、核准或者备案的建设项目职业卫生“三同时”的监督管理。县级以上地方各级安全监管部门对本行政区域内的建设项目职业卫生“三同时”实施监督管理，具体办法由省级安全监管部门制定，并报国家安全监管总局备案。

《三同时监管办法》明确了各方责任，尤其突出了建设单位的主体责任，要求建设单位必须对建设项目职业病危害预评价、职业病防护设施设计专篇、职业病危害控制效果评价报告组织评审，并对其真实性、合法性负责。并且为突出重点和提高监管效率，将建设项目进行了分类管理，且与之配套的建设项目分类指导目录也即将出台。这都将规范、指导各相关单位更好地开展建设项目职业卫生“三同时”工作，提高职业卫生工作水平。

（6）《职业病诊断与鉴定管理办法》（卫生部令第24号）。《职业病诊断与鉴定管理办法》（卫生部令第24号）对职业病诊断机构和从事职业病诊断工作人员的条件和职责、职业病诊断原则、诊断和《职业病诊断证明书》、职业病诊断档案管理、职业病鉴定程序、鉴定专家库的设立及管理，以及鉴定委员会的组织原则等作了详细的规定。

（7）《国家职业卫生标准管理办法》（卫生部令第20号）。《国家职业卫生标准管理办法》（卫生部令第20号）规定有关职业病的国家职业卫生标准，由国务院卫生行政部门制定并公布。国家职业卫生标准由全国职业卫生标准委员会按照《全国卫生标准技术委员会章程》及有关规定审查、通过后，由卫生部批准，并以卫生部通告形式公布。

1.2.2.6 规范性文件

（1）《职业病目录》（卫法监发［2002］108号）。2002年发布的《职业病目录》（卫法监发［2002］108号）将法定职业病分为10类115种。具体包括尘肺病13种、职业性放射性疾病11种、职业中毒56种、物理因素所致职业病5种、生物因素所致职业病3种、职业性皮肤病8种、职业性眼病3种、职业性耳鼻喉口腔疾病3种、职业性肿瘤8种和其他职业病5种。

（2）《职业病危害因素分类目录》（卫法监发［2013］63号）。《职业病危害因素分类目录》（卫法监发［2002］63号）将导致国家法定职业病按照粉尘类、化学因素类、物理因素、放射性因素、生物因素、其他因素的职业病危害等6大类进行了详细列举，为用人单位的建设项目职业病危害评价、申报、职业健康监护提供了依据。

（3）《高毒物品目录》（卫法监发［2003］142号）。2003年卫生部制定并发布了《高毒物品目录》（卫法监发［2003］142号）。

（4）《建设项目职业病危害风险分类管理目录（2012年版）》（安监总安健［2012］73号）。2012年，国家安全生产监督管理总局安监总安健［2012］73号文，公布了《建设项目职业病危害风险分类管理目录（2012年版）》。该目录在综合考虑《职业病危害因素分类目录》（卫法监发［2002］63号）所列各类职业病危害因素及其可能产生的职业病和建设项目可能产生职业病危害的风险程度的基础上，按照《国民经济行业分类》（GB/T 4754），分严重、较重和一般三个级别，对可能存在职业病危害的主要行业进行分类。共有八个行业，包括采矿业、制造业、电力、热力、燃气及水生产和供应业、交通运输、仓储业、科学研究和技术服务业、水利、环境和公共设施管理业、居民服务、修理和其他服务业、农、林、牧、渔业。

在实际运用中，如果建设项目拟采用的原材料、主要生产工艺和产品等可能产生的职业病危害的风险程度，与其在《目录》中所列行业职业病危害的风险程度有明显区别的，建设单位和职业卫生技术服务机构可以通过职业病危害预评价作出综合判断，根据评价结果确定该建设项目职业病危害的风险类别。

1.2.2.7 经我国批准生效的国际公约

经我国批准生效的国际劳工公约，也是我国职业卫生法规形式的重要组成部分。国际劳工公约，是国际职业卫生法律规范的一种形式，它不是由国际劳工组织直接实施的法律规范，而是采用会员国批准，并由会员国作为制定国内职业卫生法规依据的公约文本。国际劳工公约经国家权力机关批准后，批准国应采取必要的措施使该公约发生效力，并负有实施已批准的劳工公约的国际法义务。到目前为止，我国已经加入的有关职业卫生公约有《职业安全卫生公约》（第144号，1976年）、《作业场所安全使用化学品公约》（第170号，1990年）、《建筑业安全卫生公约》（第167号，1988年）和《三方协商促进履行国际劳工标准公约》（第155号，1981年）等。

1.3 职业卫生标准体系及主要标准

职业卫生标准是以保护劳动者健康为目的，对劳动条件的各种卫生要求所做的统一规定。职业卫生标准是职业病防治工作标准化管理的技术规范，是衡量职业病危害控制效果的技术指标；是贯彻实施健康法律法规的重要技术依据，也是职业病防治工作监督管理的法定依据。

1.3.1 我国职业卫生标准体系

自《职业病防治法》实施以来至今，卫生部制、修订并发布了国家职业卫生标准200多项（以标准号计，见附录），国家安全生产监督管理总局颁布了一系列AQ标准，初步建立了国家职业卫生标准体系。

依据《中华人民共和国标准化法》将标准划分为国家标准、行业标准、地方标准和企业标准四个层次。各层次之间有一定的依从关系和内在联系，形成一个覆盖全国且层次分明的标准体系。国家标准、行业标准均可分为强制性和推荐性两种属性的标准。保障人体健康、人身、财产安全的标准和法律、行政法规规定强制执行的标准是强制性标准，其他标准是推荐性标准。省、自治区、直辖市标准化行政主管部门制定的工业产品安全、卫生要求的地方标准，在本地区域内是强制性标准。强制性标准是由法律规定必须遵照执行的标准，强制性国家标准的代号为“GB”。强制性标准以外的标准是推荐性标准，又叫非强制性标准，推荐性国家标准的代号为“GB/T”。行业标准中的推荐性标准也是在行业标准代号后加个“T”，字母，不加“T”字母即为强制性行业标准。

（1）国家标准。国家标准由国务院标准化行政主管部门编制计划和组织草拟，并统一审批、编号、发布。国家标准的代号为“GB”。

（2）行业标准。对没有国家标准又需要在全国某个行业范围内统一的技术要求，可以制定行业标准，作为对国家标准的补充，当相应的国家标准实施后，该行业标准应自行废止。行业标准由行业标准归口部门审批、编号、发布，实施统一管理。行业标准的归口部门及其所管理的行业标准范围，由国务院标准化行政主管部门审定，并公布该行业的行业标准代号。

（3）地方标准。对没有国家标准和行业标准而又需要在省、自治区、直辖市范围内统一的下列要求，可以制定地方标准：

1）工业产品的安全、卫生要求；

2）药品、食品卫生、环境保护等法律、法规规定的要求；

3）其他法律、法规规定的要求。

地方标准由省、自治区、直辖市标准化行政主管部门统一编制计划、组织制定、审批、编号、发布。

（4）企业标准。是对企业范围内需要协调、统一的技术要求、管理要求和工作要求所制定的标准。企业标准由企业制定，由用人单位法人代表或法人代表授权的主管领导批准、发布。企业产品标准应在发布后30日内向政府备案。

1.3.2 我国主要职业卫生标准

《国家职业卫生标准管理办法》（卫生部令第20号）将国家职业卫生标准分为九类：（1）职业卫生专业基础标准；（2）工作场所作业条件卫生标准；（3）工业毒物、生产性粉尘、物理因素职业接触限值；（4）职业病诊断标准；（5）职业照射放射防护标准；（6）职业防护用品卫生标准；（7）职业病危害防护导则；（8）劳动生理卫生、工效学标准；（9）职业性危害因素检测、检验方法。其中工作场所作业条件的卫生标准、工业毒物、生产性粉尘、物理因素职业接触限值、职业病诊断标准、职业照射放射防护标准和职业防护用品卫生标准为强制性标准，其他标准为推荐性标准。

1.3.2.1 职业卫生专业基础标准

基础标准现包括《职业卫生标准制定指南》（GBZ/T 210.1～5）和《职业卫生名词术语》（GBZ/T 224）。《职业卫生标准制定指南》已于2008年发布，分为“工作场所化学物质职业接触限值”、“工作场所粉尘职业接触限值”、“工作场所物理因素职业接触限值”、“工作场所空气中化学物质测定方法”和“生物材料中化学物质的测定方法”5个方面，该标准对指导职业卫生标准的制定具有重要意义。《职业卫生名词术语》（GBZ/T 224）规定了职业卫生术语的分类和定义或含义，适用于职业卫生的科研、管理及教学培训，2010年1月22日正式公布，自2010年8月1日起实施。

1.3.2.2 工作场所作业条件相关卫生标准

为配合《职业病防治法》的实施，卫生部将原《工业企业设计卫生标准》（T 36）修订分解成《工业企业设计卫生标准》（GBZ 1）和《工作场所有害因素职业接触限值》（GBZ 2）两个重要的职业卫生标准，并于2002年发布实施。修订的《工业企业设计卫生标准》（GBZ 1）详细规定了工业企业的选址与整体布局、防尘与防毒、防暑与防寒、防噪声与振动、防非电离辐射及电离辐射、辅助用室等方面的内容，以保证工业企业的设计符合卫生要求，更符合《职业病防治法》的精神，更具有操作性。2005 年开始对《工业企业设计卫生标准》（GBZ 1）进行又一次修订，于 2010 年 1 月 22 日正式公布的《工业企业设计卫生标准》（GBZ 1），自 2010 年 8 月 1 日起实施。

1.3.2.3 工作场所有害因素职业接触限值标准

2002 年发布实施的《工作场所有害因素职业接触限值》（GBZ 2）规定了工作场所化学有害因素的职业接触限值。适用于工业企业卫生设计及存在或产生化学有害因素的各类工作场所；适用于工作场所卫生状况、劳动条件、劳动者接触化学因素的程度、生产装置泄漏、防护措施效果的监测、评价、管理及职业卫生监督检查等。但不适用于非职业性接触。

职业接触限值是职业病危害因素的接触限制量值。指劳动者在职业活动过程中长期反复接触，对绝大多数接触者的健康不引起有害作用的容许接触水平。化学有害因素的职业接触限值包括时间加权平均容许浓度、短时间接触容许浓度和最高容许浓度三类。此外，还做了致癌性标志、致敏性标志和经皮标志。

2003 年起对该标准进行修订，于 2007 年 11 月 1 日实施。修订后将“GBZ 2”分成“GBZ 2.1”和“GBZ 2.2”两部分。“GBZ 2.1”即《工作场所化学有害因素职业接触限值》（GBZ 2.1），“GBZ 2.2”即《工作场所物理因素职业接触限值》（GBZ 2.2）。

该标准规定了 339 种化学有害因素接触限值，其中 286 种规定了时间加权平均容许浓度（PC-TWA），116 种规定了短时间接触容许浓度（PC-STEL），53 种规定了最高容许浓度（MAC）。该标准对 46 种粉尘制定了 PC-TWA，其中 14 种粉尘制定了呼吸性粉尘的 PC-TWA。标准还规定了工作场所白僵蚕孢子、枯草杆菌蛋白酶等生物因素容许浓度。

1.3.2.4 职业病诊断标准

截至 2011 年底，已制定和修订的职业病及其相关标准共 100 余个。

1.3.2.5 职业照射放射防护标准

《电离辐射防护与辐射源安全基本标准》（GB 18871）是辐射防护的基本标准，国家质量监督检验检疫总局 2002 年第 11 号（总第 47 号）国家标准批准公布。于 2002 年 10 月 8 日批准，以编号 GB 18871 发布，自 2003 年 4 月 1 日起实施。该标准同时取代《放射卫生防护基本标准》（GB 4792）和《辐射防护规定》（GB 8703）。该基本标准强制性地规定了电离辐射防护与辐射源安全的各方面要求。从一般要求、主要要求和详细要求三个层次上，逐层深入较全面地规定了防护与安全的技术要求和管理要求，并以相应附录做必要补充。该基本标准规定了表面污染控制水平，非密封源放射工作场所的分级，少量低水平放射性废液的排放控制要求，电离辐射的标志和警告标志等，还重新调整了放射性核素的毒性分组，又增加了有关放射性残存物持续照射的剂量约束要求。

《放射工作人员职业健康监护技术规范》（GBZ 235）规定了放射工作人员职业健康监护的基本原则和技术要求。目的是为了保证放射工作人员身体和心理健康以及体质能力胜任正常和异常情况下的工作，不至于引发导致危害工作和公众安全与健康的误操作，评价放射工作人员对于其工作的持续适任程度，并为事故照射的医学处理和职业病诊断提供健康资料。放射工作单位应当按照国家有关法规的要求，建立健全本单位放射工作人员的职业健康监护制度，保证职业健康监护工作的实施。

其余的相关照射放射防护标准还有：《X射线计算机断层摄影放射卫生防护标准》（GBZ 165）、《职业性皮肤放射性污染个人监测规范》（GBZ 166）、《放射性污染的物料解控和场址开放的基本要求》（GBZ 167）、《医用放射性废物的卫生防护管理》（GBZ 133）、《含密封源仪表的放射卫生防护要求》（GBZ 125）、《核电厂职业照射监测规范》（GBZ 232）等。

1.3.2.6 防护标准

卫生部已发布《石棉作业职业卫生管理规范》（GBZ/T 193）、《工作场所防止职业中毒卫生工程防护措施》（GBZ/T 194）、《有机溶剂作业场所个人职业病防护用品使用规范》（GBZ/T 195）、《使用人造矿物纤维绝热棉职业病危害防护规程》（GBZ/T 198）、《服装干洗业职业卫生管理规范》（GBZ/T 199）、《血源性病原体职业接触防护导则》［GBZ/T 2（3）］、《高毒物品作业岗位职业病危害告知规范》（GBZ/T 203）、《高毒物品作业岗位职业病危害信息指南规范》（GBZ/T 204）、《密闭空间作业职业病危害防护规范》（GBZ/T 205）、《建筑行业职业病危害预防控制规范》（GBZ/T 211）以及《纺织印染业职业病危害预防控制指南》（GBZ/T 212）等。防护标准起草过程中除参考发达国家（主要为美国）的相关标准和有关指南外，还重点参考了国际劳工组织的有关公约、建议书、操作规程、手册和世界卫生组织的有关指南。

1.3.2.7 劳动生理卫生、工效学标准

《职业健康监护技术规范》（GBZ 188）。该标准对健康监护的定义和范畴、开展健康监护的依据、工作程序、参与健康监护工作各方的责任和义务、健康监护资料的应用、目标疾病、开展健康监护职业病危害因素和人群的界定原则、健康监护的种类与周期检查方法和指标的确定原则、健康监护结果的评价等都从理论上作了简要的描述。对基本医学检查和常规医学检查内容作了具体的规定，相应的检测方法在附录中作了较详细的描述，对接触有害化学因素、粉尘、有害物理因素、有害生物因素和特殊作业人群的健康监护作出了具体规定。

《劳动能力鉴定—职工工伤与职业病致残程度鉴定》（GB/T 16180）。该标准是为保障因工作遭受事故伤害或者患职业病的劳动者获得医疗救治和经济补偿，对工伤或患职业病劳动者的伤残程度作出客观、科学的技术鉴定，该标准是在总结全国劳动社会保障机构应用《职工工伤与职业病致残程度鉴定》（GB/T 16180），开展工伤评残鉴定的实践基础上，对原标准的进一步补充与完善，充分反映了我国现阶段社会经济发展和保障水平。

1.3.2.8 警示和报警标准

2003年卫生部制定发布了《工作场所职业病危害警示标志》（GBZ 158），规范了工作场所职业病危害警示标志的种类、标志的设计原则、标志的选用和设置。针对我国高危行业职业病危害严重的特点，2009年卫生部制定发布了《工作场所有毒气体检测报警装置设置规范》（GBZ/T 223），该标准规定了有毒气体报警点和报警值的确定方法，提出了仪器选型要求和具体的选型方法，对加强工作场所有毒气体的检测报警，使其规范化具有重要意义。

1.3.2.9 职业卫生检测、检验方法标准

2004年5月卫生部颁布了《工作场所空气中有毒物质监测的采样规范》（GBZ 159）

和81类化合物职业卫生检测标准方法（GBZ/T 160.1~81）。2007年6月，卫生部又颁布了4类化合物职业卫生检测标准方法（GBZ/T 160.82~85）和修订的12类化合物职业卫生检测标准法。《工作场所空气中有毒物质监测的采样规范》包括采集空气样品的基本要求、监测类别及其采样要求、采样前的准备、采样方法的选定、定点采样、个体采样、采样注意事项等内容。

GBZ/T 160.1~81和GBZ/T 160.82~85是在原标准方法的基础上，为满足《工作场所有害因素职业接触限值 化学有害因素》（GBZ 2.1）要求修订颁布的，包括209个检测方法用以检测81类化合物303种毒物，其中金属及其化合物28类，64种毒物，共45个检测方法；非金属化合物12类物质，39种毒物，共40个检测方法；有机化合物45类物质，200种毒物，共124个检测方法。

1.3.2.10 安全生产行业标准（AQ）中的相关职业卫生标准

安全生产标准由国家安全生产监督管理局统一编号、发布，标准代号为AQ，大致可分为如下几类：

（1）基础标准：《作业场所职业危害基础信息数据》（AQ/T 4206）、《作业场所职业危害监管信息系统基础数据结构》（AQ/T 4207）等。

（2）管理标准：《涂装职业健康安全通用要求》（AQ 5208）、《钢铁冶炼企业职业健康管理技术规范》（AQ/T 4216）、《制革职业安全卫生规程》（AQ 4215）等。

（3）方法标准：《有毒作业场所危害程度分级》（AQ/T 4208）、《粉尘采样器技术条件》（AQ 4217—2012代替LD 62—1994）、《电子工业防尘防毒技术规范》（AQ 4201）、《矿山个体呼吸性粉尘测定方法》（AQ 4205）、《城镇污水处理厂防毒技术规范》（AQ 4209）、《革类加工制造业防尘防毒技术规范》（AQ 4210）、《家具制造业防尘防毒技术规范》（AQ 4211）、《铝加工厂防尘防毒技术规程》（AQ/T 4218）、《焦化行业防尘防毒技术规范》（AQ/T 4219）、《石材加工工艺防尘技术规范》（AQ 4220）、《粮食加工防尘防毒技术规范》（AQ 4221）、《酒类生产企业防尘防毒技术要求》（AQ 4222）、《自来水生产供应企业防尘防毒技术要求》（AQ 4223）、《仓储业防尘防毒技术规范》（AQ 4224）、《印刷企业防尘防毒技术规范》（AQ 4225）、《城镇燃气行业防尘防毒技术规范》（AQ 4226）、《氧化铝厂防尘防毒技术规程》（AQ/T 4212）、《煤层气开采防尘防毒技术规范》（AQ 4213）、《焊接工艺防尘防毒技术规范》（AQ 4214）、《涂装作业危险有害因素分类》（AQ/T 5209）、《汽车制造企业职业危害防护技术规程》（AQ/T 4227）、《建设项目职业病危害预评价导则》（AQ/T 8009—2013）、《建设项目职业病危害控制效果评价导则》（AQ/T 8010—2013）、《建设项目职业病危害预评价技术导则》（GBZ/T 196—2007）、《建设项目职业病危害控制效果评价技术导则》（GBZ/T 197—2007）等。

（4）产品标准：《橡胶耐油手套》（AQ 6102—2007代替LD 34.4—1992）、《耐酸（碱）手套》（AQ 6103—2007代替LD 34.2—1992）、《焊工防护手套》（AQ 6104—2007代替LD 34.3—1992）、《防X线手套》（AQ 6207—2007代替LD 34.5—1992）、《呼吸性粉尘个体采样器》（AQ 4204—2008）等。

1.3.3 各国有害因素职业接触限值

制定工作场所有害因素职业接触限值，是保护作业人员在职业场所健康而采取的重要技术措施。这类限值（参数）在不同国家采用了不同的表达方式。

（1）最高允许浓度（Maximum Allowable Concentration，MAC），我国职业卫生标准多年来采用最高允许浓度的概念，是指工作地点在一个工作日内任何时间均不得超过的浓度。除我国外，前苏联等国家也采用这个参数。我国新标准仍沿用该参数，但仅限于对急性作用大、刺激作用强和（或）危害性较大的有毒物质而制定最高容许接触限值时使用。现场采样时应根据不同工种和操作地点采集有代表性的空气样品。该职业接触限值要求，工作场所中有毒物质的浓度必须控制在最高容许浓度以下，不容许超过此限值。

（2）阈限值（Threshold Limit Value，TLV），是美国政府工业卫生学家会议（American Governmental Conference of Industrial Hygienists，AGCIH）推荐的接触限值，又分为以下三种：

1）时间加权平均阈限值（Threshold Limit Value-Time Weighted Average，TLV-TWA）。指正常8小时工作日或40小时工作周的时间加权平均浓度不得超过的接触限值。在此浓度下几乎全部工人每天反复接触而不至于产生有害的健康效应。

2）短时间接触阈限值（Threshold Limit Value-Short Term Exposure Lim-it，TLV-STEL）。是指一个工作日的任何时间均不得超过的15min时间加权平均接触限值。每天接触不得超过4次，且前后两次接触时间至少要间隔60min。同时，当日的时间加权平均阈限值亦不得超过此值。

3）上限值（Threshold Limit Value-Ceiling，TLV-C）。是指瞬时也不得超过的最高浓度。

AGCIH的这三种阈限值有其内在的联系。一般而言，以TWA浓度来表示空气中的有害物质是否符合卫生限值是恰当的，它应当成为主体性限制参数。但TWA对生物学作用快的物质并不适用，此时应以上限值来控制，例如TLV-C，有些刺激性或窒息性气体就规定了上限值。STEL水平的接触应不至于引起刺激作用、慢性不可逆损伤或麻醉作用，只对少数化学物质（可产生急性效应或短时间高浓度接触具有急性效应的化学物，一般为气态或气溶胶）才规定STEL，规定STEL的化学物既要遵守STEL，也要遵守8小时TWA限值。可见STEL不是一个独立的接触限值，而是8小时TWA限值的补充。另一方面，既然TWA是平均浓度，应允许环境瞬间浓度在TWA限值上下波动。当然，人们最关心允许其向上偏移的量是多少，因此，ACGIH还推荐了上移限值（Excursion Limit），即在遵守8小时TWA限值的前提下，上移限值在总共30min限定接触时间内，不应超过该化学物TWA限值的3倍，在任何情况下不允许超过5倍。德国和加拿大的卫生标准也做了类似的规定。

（3）容许接触限值（Permissible Exposure Limit，PEL），是美国劳工部职业安全卫生管理局（Occupational Safety and Health Administration，OSHA）引用NIOSH（美国国家职业安全与卫生研究所）及ACGIH的资料颁布的职业安全与卫生标准中采用的接触限值，此标准具有法律效力。它的具体数值与NIOSH及ACGIH的相类似，按有害物质的作用特点分别规定了上限值或8小时时间加权平均限值。

（4）最高工作场所浓度（德文为Maximale Arheitsplatz-Konlzentratlon，MAK），德国科学联合会（DFG）制定的职业接触限值，虽然译为最高容许浓度，但实质上是8小时TWA容许浓度。

（5）技术参考浓度（德文为 Technische Richt Konzentration，TRK），德国对某些致癌物所采取的办法是，制定技术参考浓度作为防护措施和监测的依据。遵守 TRK 值的规定，只能减少而不能完全排除该物质对健康的危害。

（6）容许浓度，日本产业卫生学会推荐的有害物质接触限值使用这个名称。此接触限值是按时间加权平均浓度规定的。

（7）保证健康的职业接触限值（Health-Based Occupational Exposure Llimit），这是世界卫生组织（WEO）的一个专题工作组近年提出的一种职业接触限值。制定这种接触限值时，仅以毒性资料与工人健康状况资料为依据，而不考虑社会经济条件或工程技术措施等因素。不同国家可根据各自的国情加以修正，作为本国的卫生限值。

1.3.4 我国有害因素职业接触限值

1.3.4.1 职业接触限值的种类

目前，我国工作场所有害物质职业接触限值规定的容许浓度有三种类型。

（1）最高容许浓度（Maximum Allowable Concentration，MAC），含义如前所述。

（2）时间加权平均容许浓度（Permissible Concentration-Time Weighted Average，PCT-WA）是指按 8 小时工作日的时间加权平均的容许浓度。

（3）短时间接触容许浓度（Permissible Concentration-Short Term Exposure Limit，PC-STEL）的含义与 AGCIH 的短时间接触阈限值有所不同，是指一个工作日内，任何一次接触不得超过的 15min 时间加权平均的容许接触水平，取消了 AGCIH 中规定的短时间接触容许浓度每天接触不得超过 4 次，且前后两次接触时间至少要间隔 60min 的规定。在评价 8 小时工作日的时间加权平均浓度时，即使当日的 8 小时时间加权平均容许浓度符合要求时，仍不应超过短时间接触容许浓度。

1.3.4.2 职业接触限值的制定原则及依据

我国制定有害物质接触限值的原则，是“在保障健康的前提下，做到经济合理，技术可行”，即安全性与可行性相结合。技术上的可行性（technological feasibility）指现有的技术发展水平能否达到；经济上的可行性（economic feasibility）则意味着执行该标准的工业企业在经济上是否负担得起。

作业环境中有害物质的职业接触限值制定依据包括：有害物质的物理和化学特性资料；动物实验和人体毒理学资料；现场劳动卫生学调查资料；流行病学调查资料。

制定有害物质的接触限值，一般先从毒理实验入手，首先应获得毒物毒性的基本资料，如进入途径、半数致死浓度（LC50）或剂量（LD50）、急性吸入阈浓度、毒作用特点与靶器官、蓄积毒性与体内代谢等；有无致畸、致突变、致癌、致敏和迟发毒作用等。进而通过吸入染毒实验确定慢性毒作用的阈浓度；然后求出急性毒作用带、慢性毒作用带，选择一定的安全系数，提出接触限值的初步建议。按一般规律，毒物的毒作用决定于剂量，如果使剂量不断降低，总能找到一个不能检出或不发生有害作用的剂量，这个剂量对于接触限值的确定有很大帮助。一般说来，有害物质的接触限值应比实验观察到的阈浓度低，其原因是：任何实验都不能完全避免一定程度的不确定性，资料的确定程度只是建立在一定的统计学的基础上；实验动物的剂量效应（反应）关系容易确定，但动物与人的敏感性不同，两者存在种属差异；应考虑到那些对有害物质敏感性增强的因素，如疾病、服药、同时接触多种有害物质、遗传易感性等。在初步建议的试行过程中，应进行现场卫生学调查和接触者健康状况的动态观察，根据所得结果，对建议值的安全性和可行性加以验证，最后定出更加安全、合理和切实可行的接触限值的数据。

由于工业的发展，空气中新的有害物质不断出现，没有现场资料和职业健康资料可供利用。此时，可根据有害物质的理化特性，进行必要的毒性和动物实验研究，以确定其初步的毒作用，据此提出接触限值的建议，先行试用，待现场劳动卫生学和流行病学资料充实后再进行修订。对于已经生产和使用较久的化学物质，则应根据已有的毒理学和流行病学调查资料制定接触限值。一般认为，现场劳动卫生和流行病学调查资料比动物实验资料更为重要。然而由于新化学物质的迅速增加，以及工艺流程和防护措施的改进，使得工人实际接触水平明显降低，接触人数也明显减少，因此利用人群观察资料确定接触限值的机会有可能大为减少。

制定生产性粉尘的接触限值，要以粉尘的理化特性、动物实验、粉尘作业卫生学调查和工人健康检查资料为依据。如能获得接尘工人和尘肺患者的尸体解剖资料则更为可贵。分析粉尘的理化特性可预计其有害作用性质；从尘肺发病角度，粉尘中的游离二氧化硅含量意义更大，已颁布的无机粉尘的最高容许浓度多考虑到游离二氧化硅含量问题。其他化学成分如毒物、放射性物质等对尘肺发病也有影响，应予以考虑。动物实验也是确定粉尘接触限值的重要途径，在缺乏或没有现场卫生学和健康检查资料的情况下，它甚至成为主要的解决途径。复制尘肺动物模型的方法已被广泛采用，如通过气管给大鼠肺脏一次注入50mg粉尘，经一年观察肺纤维化的发生情况，并与已制定接触限值的那些粉尘（如石英粉尘）的病理变化相比较，可为提出该种粉尘的接触限值提供重要依据。除反映致纤维化的病理和X线指标外，也可根据粉尘的致病作用特点选择其他指标（如肺功能）。研究粉尘浓度与疾病发病的关系，是制定粉尘接触限值的基本方法，在有条件的情况下应尽量采用。目前仍利用历年粉尘浓度、一期（或0^+）尘肺发病率和平均发病工龄资料绘制出接触水平-反应关系曲线，从中找出将尘肺发病控制在一定水平的粉尘浓度，再结合该种类粉尘的生物学作用特点，提出接触限值的建议。依据现场资料研究粉尘容许浓度的方法，国内常用的有毫克年回归分析法、寿命表法、呼吸性粉尘值法等。

研究空气中有害物质接触限值的核心，是从质和量两个方面深入研究该有害物质与机体之间的相互关系，最终目的是确定一个合理而安全的界限。换言之，就是在充分掌握有害物质作用性质的基础上，阐明其作用量与机体反应性质、程度和受损害个体在特定群体中所占比例之间的关系，即接触水平反应关系（exposure-response relationship）。

1.3.4.3 有害效应与保护水平

有害物的接触水平-反应关系资料是制定其接触限值的重要依据。制定接触限值时首先面临的问题是选定有害效应的指标，它与由卫生标准决定的保护水平直接相关。有害效应是指确定职业接触限值时不得出现或控制其出现比率的机体反应或毒作用效应，常根据有害作用的特点和出现的时序考虑。我国常将下列情况视为有害效应：呼吸道刺激效应、初期急慢性职业中毒或职业病、接触化学物所致早期临床征象、实验室检查结果有实质性意义的改变、因果关系较明确的职业性多发病、经排除混杂因素有显著意义的自觉症状持续性增高等。

制定职业卫生标准的目的在于限制对作业人员在职业环境下带来的健康危害，对职业危害接触者能提供一定的保护水平；但另一方面，每项标准又都体现着某种可接受的危险度。有害物质接触限值的保护水平，是指在空气中有害物质的浓度不超出该限值的环境条件下，持续作业若干年，某种有害效应在接触人群中不至超过某一发生比率。职业接触限值的保护水平，即指保持在该接触限值的条件下，接触该有害物质的职业人群的健康保护所能达到的程度。保护水平的内涵，包括什么样的健康效应及其容许出现的百分率、接触该有害因素的持续时间和被保护者在该职业人群中的比例三个方面。一项接触限值的保护水平如何，应从制定它的依据中寻找答案。

1.3.5 生物接触限值

开展作业环境监测，测定作业场所空气中有毒物质的浓度，是一种简便易行、广泛采用的手段。有毒物质现场浓度在时间和空间上的分布是动态的，作业者的接触状况、个人防护状况也复杂多样。因此，作业环境监测值有时很难反映劳动者的实际接触水平。生物监测是检测人体生物材料中有毒物质或其代谢、效应产物的量，与环境监测相比，有其特殊的优越之处；它不涉及空气采样的时间、地点问题，但能反映有毒物质在体内的总量或蓄积水平，尤其是对同时可经皮肤吸收的有毒物质提供了一种理想的监测途径，所检测的有毒物质、有毒物质代谢产物或效应产物的量，可用于估测对人体健康的危害。生物监测的局限性是：可开展生物监测的空气中有毒物质的种数目前还不多；有些有毒物质的代谢产物或出现的效应无特异性；监测结果的个体差异和随时间的变动较大；有些生物监测指标不易采样等。

根据生物材料（如血、尿、呼出气等）中有关参数与健康效应的关系可制定生物接触限值（Biological Exposure Limit，BEL）。与工作场所空气中有毒物质的接触限值一样，某物质的生物接触限值也是衡量劳动者接触有毒物质程度的一个尺度，也属于卫生标准的范畴。所谓生物接触限值是对接触者生物材料中有毒物质或其代谢、效应产物等规定的最高容许量。生物接触限值可用该有毒物质或其代谢、效应产物在生物材料中的浓度或形成、排出速度来表示。

生物接触限值一般是依据生物材料检测值与作业场所空气中毒物浓度相关关系，或生物材料中有毒物质、其代谢产物含量与生物效应的相关关系提出的。在有效控制的条件下，也可通过志愿者实验研究实现。即在保证绝对安全的条件下，让健康成人从呼吸道、消化道或皮肤，或同时经几种途径接触一定时间和浓度（低于空气中的接触限值）的毒物，然后在规定的时间内收集和测定生物材料中毒物或其代谢产物的含量，或测定机体对毒物的生物反应，据此探索毒物在人体内的代谢动力学规律，了解生物参数与环境浓度之间或各生物参数之间的关系，从而推导出该有毒物质的生物接触限值。

制定生物接触限值与制定工作场所空气中有害物质接触限值一样，除了要考虑其科学性外，也要兼顾其可行性。由于生物监测结果受环境状况、地质地理特征、劳动负荷、生活条件与习惯、健康状况等因素的影响，检测指标的波动和个体间的变异较大，用于评价个体的健康状况显然是不合适的。从保护水平看，生物接触限值也是为了保护绝大多数工人的健康不受损害，并不能保证每个个体不出现有损于健康的反应。

生产环境中可能接触到的有毒物质并非都能针对其制定生物接触限制，而需具备下述条件：有毒物质本身或其代谢产物可出现在生物材料中；可使某些机体组成成分在种类和数量上发生变动；能使生物学上有重要意义的酶的活性发生变动；能使容易定量测定的某些生理功能发生变动。

目前世界上只有为数不多的国家公布了生物接触限值，以美国政府工业卫生学家会议（AGCIH）和德国劳工和社会秩序部公布的数量最多，前者称生物接触指数（Bilolgic Exposure Indices，BEI），后者称工业物质生物学耐量值。这些生物接触限值基本上是推荐性的，有一定的参考价值。我国在生物监测方面已取得了一些成就和经验，已发布了11种有毒物质的生物接触限值（1999年发布6项、2004年发布5项）。

1.3.6 劳动卫生标准的应用

制定、颁布、实施劳动卫生标准，是改善作业环境，促进劳动者健康的重要保证。工作场所有害因素职业接触限值是衡量职业卫生状况的技术尺度，是实施卫生监督的依据，是改善劳动条件的基本目标。但它不是安全与有害的绝对界限，只是判断职业危害因素风险是否可被接受的相对依据，某职业危害因素是否损害了职工健康，还必须以医学检查的结果为基础，结合实际接触情况来判定。因此，即使符合卫生标准，仍有必要对接触人员进行职业健康检查。劳动卫生实践中，应尽量降低工作场所中职业危害因素的浓度，而不应满足于是否达到卫生标准。劳动卫生标准中职业接触限值有别于立即危及生命或健康的浓度（Immediately Dangerous to Life or Health，IDLH），以为空气中有毒物质超过接触限值就应发出报警，采取紧急措施，疏散工作人员也是不现实的。职业接触是否超过卫生限值不能作为职业病诊断的依据，对于可以经皮肤吸收进入人体的有毒物质，即使工作场所空气中有毒物质的浓度低于职业接触限值，亦难以保障劳动者健康，尚需注意皮肤防护。当工作场所空气中同时存在数种有毒物质时，要依据它们之间联合作用的特点，采取不同的评价方法评定。

与发达国家比较，我国颁布接触限值的化学品的数量还很少，尚不能满足实际工作的需要。借用国外的职业接触限值作为参考标准，对于实施职业卫生监督、检测、评价工作是有益的；注意引用前要分清标准的来源、接触限值所用的参数及含义，注意对其制定依据的检索，了解其科学基础、保护水平，还须注意不同组织或机构提出的接触限值的法律效力。

1.4 职业卫生监督管理

1.4.1 我国职业卫生监管体制发展历程

新中国成立以来，我国职业卫生监督管理制度从无到有，不断发展，尤其1998年机构改革后，职业安全卫生监管体制发生了重大变化。2008年国务院办公厅发文，由国家安全生产监督管理总局负责对工、矿、商、贸工作场所职业卫生进行监督管理。目前，较为系统的职业卫生监督管理体制已基本形成。

早在1949年9月29日，中国人民政治协商会议第一届全体会议通过的《中国人民政治协商会议共同纲领》（简称《共同纲领》）中就提出了人民政府“实行工矿检查制度，以改进工矿的安全和卫生设备”。中央人民政府于1949年11月2日成立了中华人民共和国劳动部，在劳动部下设劳动保护司，负责全国的劳动保护工作。1956年5月，中共中央批示："劳动部门必须早日制定必要的法规制度，同时迅速将国家监督机构建立起来，对各产业部门及其所属企业劳动保护工作实行监督检查。"同年5月25日，国务院在发布"三大规程"的决议中指出："各级劳动部门必须加强经常性的监督检查工作。"

1979年4月，经国务院批准，原国家劳动总局会同有关部门，从伤亡事故和职业病最严重的采掘工业入手，研究加强安全卫生立法和国家监察问题。1983年5月，国务院批转原劳动人事部、国家经委、全国总工会《关于加强安全生产和劳动安全监察工作的报告》，指出："劳动部门要尽快建立、健全劳动安全监察制度，加强安全监察机构，充实安全监察干部，监督检查生产部门和用人单位对各项安全法规的执行情况，认真履行职责，充分发挥应有的监察作用。"从而，全面确立了职业安全卫生国家监督管理制度。

1988年，根据七届人大一次会议批准的国务院机构改革方案，组建劳动部。根据劳动部的主要职责，劳动部成立了职业安全卫生监察局，是劳动部综合管理全国职业安全卫生工作的职能部门。该局下设职业卫生监察处，其主要职责是监督检查执行职业卫生法规情况，调查研究和掌握用人单位职业卫生状况，并提出对策；综合管理新建、改建、扩建企业和老企业改造中工程项目的职业安全卫生"三同时"的监察工作；管理职业安全卫生技术措施经费、行业试点和组织职业卫生技术措施综合评价；统计分析职业病的情况并提出对策；管理乡镇用人单位的职业卫生工作；处理女工、未成年工保护、工时休假、保健食品、提前退休和职业卫生的专业培训、考核发证等日常工作。

1994年7月全国人大通过了《中华人民共和国劳动法》，进一步明确了劳动安全卫生国家监察体制。1995年6月，劳动部颁布了《劳动安全卫生监察员管理办法》（劳部发[1995] 260号）。这些对于完善职业安全卫生国家监督管理体制和建立一支政治觉悟高、业务能力强的职业安全卫生监督管理队伍，有很大的推动作用。

为适应社会主义市场经济体制建设的需要，1998年政府机构按"政企分开"、"精简、统一、高效"的原则进行改革，职业安全卫生监管体制发生了重大变化，将原劳动部承担的安全生产综合管理、职业安全监察、矿山安全监察职能，交由国家经济贸易委员会（简称国家经贸委）承担，国家经贸委成立安全生产局。原劳动部承担的职业卫生监察（包括矿山卫生监察）职能，交由卫生部承担。

2000年12月，为适应我国安全生产工作的需要，进一步加强对安全生产工作的监督管理，预防和减少各类伤亡事故，国务院决定设立国家安全生产监督管理局（国家煤矿安全监察局与其一个机构、两块牌子），综合管理全国安全生产工作、履行国家安全生产监督管理和煤矿安全监察职能的行政机构。

2003年10月23日，中央机构编制委员会办公室下发了《关于国家安全生产监督管理局（国家煤矿安全监察局）主要职责内设机构和人员编制调整意见的通知》（中央编办发[2003] 15号），《通知》对职业卫生监管的职责进行了调整，国家安全生产监督管理局增加了工作场所职业卫生监督检查职责。

2005年，国家安全生产监督管理局升格为国家安全生产监督管理总局，为国务院直属机构。同年国家安全生产监督管理总局和卫生部联合下发了《关于职业卫生监督管理职责分工意见的通知》（卫监督发[2005] 31号），明确了卫生部、国家安全生产监督管理总局就职业卫生监督管理的职能分工与协作关系。

2010年10月8日，中央编办印发了《关于职业卫生监管部门职责分工的通知》（中央编办发［2010］104号）（以下简称《职责分工的通知》），确定了职业卫生监管“防、治、保”（即职业病危害防治、职业病诊断治疗、职业病人社会保障）三个环节分别由一个部门为主负责的指导原则，确立了国家安全监管总局在职业卫生预防环节依法实施监管的主体地位。《职责分工的通知》对职业卫生监管职责作出调整，是继2003年原国家安全监管局承担工作场所职业卫生监督检查职责、2008年国务院批准在国家安全监管总局设立职业安全健康监督管理司之后，完善职业卫生监管体制、加强职业卫生监管工作所采取的又一项重大举措。

为贯彻落实《中华人民共和国职业病防治法》、《国家职业病防治规划（2009—2015年）》，加强职业病防治工作的组织领导，强化部门间协调配合，经国务院同意，建立了由卫生部和国家安全监管总局牵头，中央宣传部、发展改革委、工业和信息化部、财政部、人力资源和社会保障部、国资委、全国总工会9个部门（单位）为成员的职业病防治工作部际联席会议（以下简称联席会议），共同研究解决职业病防治工作中的重要问题。

2011年12月修改后的《中华人民共和国职业病防治法》第九条明确规定：国家实行职业卫生监督制度。国务院安全生产监督管理部门、卫生行政部门、劳动保障行政部门依照本法和国务院确定的职责，负责全国职业病防治的监督管理工作。国务院有关部门在各自的职责范围内负责职业病防治的有关监督管理工作。县级以上地方人民政府安全生产监督管理部门、卫生行政部门、劳动保障行政部门依据各自职责，负责本行政区域内职业病防治的监督管理工作。县级以上地方人民政府有关部门在各自的职责范围内负责职业病防治的有关监督管理工作。县级以上人民政府安全生产监督管理部门、卫生行政部门、劳动保障行政部门应当加强沟通，密切配合，按照各自职责分工，依法行使职权，承担责任。至此，新的国家职业安全卫生监督管理体制已初步形成并不断完善。

1.4.2 我国现行职业卫生监管机构及其职责划分

随着我国经济建设的高速发展，我国职业卫生监督管理职责也在不断调整，以适应国家职业卫生监督管理工作发展的需要。按照中央编办印发的《关于职业卫生监管部门职责分工的通知》（中央编办发［2010］104号），具体职责划分如下：

（1）国家安全生产监督管理总局：

1）起草职业卫生监管有关法规，制定用人单位职业卫生监管相关规章。组织拟订国家职业卫生标准中的用人单位职业病危害因素工程控制、职业防护设施、个体职业防护等相关标准。

2）负责用人单位职业卫生监督检查工作，依法监督用人单位贯彻执行国家有关职业病防治法律法规和标准情况。组织查处职业病危害事故和违法违规行为。

3）负责新建、改建、扩建工程项目和技术改造、技术引进项目的职业卫生“三同时”审查及监督检查。负责监督管理用人单位职业病危害项目申报工作。

4）负责依法管理职业卫生安全许可证的颁发工作。负责职业卫生检测、评价技术服务机构的资质认定和监督管理工作。组织指导并监督检查有关职业卫生培训工作。

5）负责监督检查和督促用人单位依法建立职业病危害因素检测、评价、劳动者职业健康监护、相关职业卫生检查等管理制度；监督检查和督促用人单位提供劳动者健康损害与职业史、职业病危害接触关系等相关证明材料。

6）负责汇总、分析职业病危害因素检测、评价、劳动者职业健康监护等信息，向相关部门和机构提供职业卫生监督检查情况。

（2）卫生部：

1）负责会同安全监管总局、人力资源和社会保障部等有关部门拟订职业病防治法律法规、职业病防治规划，组织制定发布国家职业卫生标准。

2）负责监督管理职业病诊断与鉴定工作。

3）组织开展重点职业病监测和专项调查，开展职业健康风险评估，研究提出职业病防治对策。

4）负责化学品毒性鉴定、个人剂量监测、放射防护器材和含放射性产品检测等技术服务机构资质认定和监督管理；审批承担职业健康检查、职业病诊断的医疗卫生机构并进行监督管理，规范职业病的检查和救治；会同相关部加强职业病防治机构建设。

5）负责医疗机构放射性危害控制的监督管理。

6）负责职业病报告的管理和发布，组织开展职业病防治科学研究。

7）组织开展职业病防治法律法规和防治知识的宣传教育，开展职业人群健康促进工作。

（3）人力资源和社会保障部：

1）负责劳动合同实施情况监管工作，督促用人单位依法签订劳动合同。

2）依据职业病诊断结果，做好职业病人的社会保障工作。

（4）全国总工会：

依法参与职业病危害事故调查处理，反映劳动者职业健康方面的诉求，提出意见和建议，维护劳动者合法权益。

各有关部门在职业病防治工作部际联席会议框架下，协调配合，共同做好职业病防治工作。

1.4.3 职业卫生监督检查

职业卫生监督检查通常可分为日常监督检查、专项监督检查和举报监督检查三种类型。职业卫生监督检查通常包括以下内容。

1.4.3.1 用人单位的基本情况

（1）用人单位的一般情况包括主要产品、工艺流程、职工总数、生产工人数、接触有害作业人数等。

（2）主要职业病危害因素种类，分布的车间、岗位，工人接触情况。

（3）用人单位职业病防治工作的开展情况，重点了解岗前、在岗和离岗职业卫生体检情况，职业病危害因素检测情况，劳动者职业卫生培训，个人防护用品发放及职业病危害防护设施的设置和使用情况等。

1.4.3.2 重点查看的相关资料内容

（1）职业卫生管理资料：包括是否以文件的形式明确设立了职业卫生管理组织机构、配备了专（兼）职职业卫生管理人员；是否制定了职业卫生管理制度、操作规程、检测及评价制度、职业病危害事故应急救援预案；职业卫生档案、健康监护档案是否完整齐全；是否制订了年度职业病危害防治工作计划。

（2）培训资料：上岗前、在岗期间的职业卫生培训和教育情况。

（3）查看健康监护资料。1）岗前体检：查看新招人员工作岗位安排情况，有无安排从事接触职业病危害作业的，如有，是否进行了岗前职业卫生体检，岗前体检项目是否与所接触的职业病危害因素相关。记录部分新上岗人员名单到生产现场进行核实。2）在岗体检：根据《职业健康监护技术规范》（GBZ 188）规定的检查周期查看应检人数、实检人数、异常人数及复查情况，必检项目是否完整。询问用人单位负责人对体检中发现的有健康损害或职业禁忌人员，是否已按体检评价报告中的建议进行复查、调离原工作岗位，并记录下这些人员名单到生产现场进行核实。3）离岗体检：查看接触职业病危害作业的劳动者，在退休前、解除劳动合同前、脱离有害作业岗位时，是否进行了离岗体检。

（4）查看职业病危害项目的申报资料：重点查看并记录申报中生产原（辅）料、生产工艺流程、职业病危害因素等，注意询问用人单位负责人现在生产工艺及原（辅）料是否与原申报资料有改变，是否存在未申报的职业病危害作业（现场检查进行核对）。

（5）查看职业病危害因素监测资料：检测项目是否包括了工作场所或工作岗位所产生的职业病危害因素，职业病危害因素尤其是严重职业病危害因素超标情况（现场检查进行核对）。

（6）抽查劳动合同：对劳动者是否进行了劳动合同告知，合同中是否根据劳动者工作岗位注明劳动过程中可能接触的职业病危害因素的种类及危害程度、危害后果、职业病防护设施和个人职业病危害防护用品使用注意事项，用人单位和劳动者在职业病危害防治工作中的责任和义务等内容。

（7）近两年有无用于用人单位生产的新建、改建和扩建或技术改造、技术引建设项目，是否经过“三同时”审查与验收。

（8）职业病危害检测评价结果是否定期上报当地有关部门。

1.4.3.3 生产现场重点观察的内容

A 职业病危害因素来源

（1）生产作业方式：全密闭、半密闭、敞开式、自动化、手工操作、作坊式生产、其他方式；（2）从工作现场、生产流程查看职业病危害因素的种类、来源，通过看、听、嗅及便携式测定仪器来初步判定职业病危害的严重程度。检查是否存在申报资料中未涉及原（辅）料及职业病危害因素。

B 职业病防护设施、个人防护用品

（1）有害作业岗位是否采取了有效的职业职业病防护设施；（2）车间生产有害与无害是否分开；（3）车间有无通风排毒、除尘设施（全面通风，局部通风），这些设施是否能正常运转，生产中是否在正常使用；（4）应急处理设施：可能发生急性职业病危害的工作场所现场是否设置了冲洗设施、事故性通风排毒设施、应急防范装备和医疗急救用品；（5）是否为劳动者提供了符合职业病危害防治要求的职业病防护用品：防尘、防毒口罩，防噪耳塞，护目镜，防化学手套、防护服、防护帽、呼吸防护器及皮肤防护用品等（注意针对性、有效性）劳动者在生产中是否正常佩戴及使用。

C 警示标志、警示说明、公告栏

（1）在产生严重职业病危害因素的工作场所或工作岗位是否设置了警示标志、警示

说明，设置是否正确，种类是否齐全；（2）生产车间是否设有公告栏，需要对劳动者进行公告的内容是否进行了公告（如工作场所检测结果、职业卫生管理制度等）。

1.4.3.4 生产现场询问的重点内容

生产现场询问劳动者时，应随机询问部分现场接触职业病危害因素的生产人员（技术员、老工人），间接验证用人单位提供的有关情况。

（1）询问部分劳动者的姓名、来该企业工作的时间（注意核对新上岗人员名单）。

（2）对新上岗人员，询问是否接受过岗前职业健康体检，在什么医疗机构进行的体检。

（3）对入厂一年以上的劳动者，要询问入厂后用人单位是否组织过职业健康体检及医疗机构名称，是否知道自己的体检结果。

（4）按照记录下的人员名单，询问部分体检中发现的有健康损害或职业禁忌人员，是否已调离原工作岗位。

（5）是否接受过《职业病防治法》及相关职业病危害防治知识的培训。

（6）对现场佩戴个人防护用品的劳动者，要查看个人防护用品是否符合防护要求、是否正确佩戴；对未佩戴个人防护用品的劳动者要询问是否发放过个人防护用品，如发放，要求出示一下，说明不佩戴的原因。

（7）是否与用人单位签订了劳动合同，劳动合同中有无职业病危害告知内容，是否知晓告知内容，是否签字。

（8）询问生产中使用的主要生产原料、添加剂、助剂都有哪些，是否与申报资料相符。

（9）是否知道工作岗位存在的职业病危害因素及其达标情况。

1.4.3.5 生产现场检查时重点记录的内容

（1）职业病防护设施配备及使用实际情况。

（2）现场劳动者个人防护用品佩戴情况。

（3）现场警示标志设置情况。

（4）现场生产状况：正常生产、非正常生产。

（5）生产现场实际存在的职业病危害因素。

（6）被询问者姓名、年龄、工种等。

1.4.3.6 监督检查情况反馈

（1）职业卫生监督管理人员现场监督检查后，简单小结检查情况，并向被监督的用人单位领导或主管人员告知监督检查的情况。

（2）制作现场职业卫生监督检查笔录：根据监督检查情况，如实记录用人单位依法开展了哪些职业卫生工作，存在哪些问题，违反了哪些法律法规或标准的规定。

现场监督检查笔录应注明年月日，由被监督的用人单位主管人员或陪同检查人员核对检查情况，属实后在现场监督检查笔录上签字（一式两份，一份交被监督单位，另一份存档）。如被监督用人单位的负责人拒绝签字，职业卫生监管人员可将拒绝签字的情况记录在案，并向安全生产监督管理部门报告。

（3）在监督检查中，发现用人单位在贯彻职业卫生法律法规、标准方面不规范的，还不足以达到须给予行政处罚的严重程度时，需将整改要求以职业卫生监督检查执法文书形式告知用人单位。

（4）在监督检查中，发现用人单位有违反职业卫生法律法规行为，确实达到必须进行行政处罚的程度时，在事实清楚、证据确凿的情况下，可以进入立案程序，做进一步取证调查。

1.4.4 职业卫生安全许可证管理

为了保证工作场所安全使用有毒物品，预防、控制和消除职业中毒危害，保护劳动者的生命安全、身体健康及其相关权益，《中华人民共和国职业病防治法》第一章总则第八条规定："国家实行职业卫生监管制度"和第二十条规定："国家对从事放射、高毒、高危粉尘等作业实行特殊管理。具体管理办法由国务院制定"。《使用有毒物品作业场所劳动保护条例》第十一条第三款规定："用人单位及其作业场所符合前两款规定的，由卫生行政部门发给职业卫生安全许可证，方可从事使用有毒物品的作业。"依据《使用有毒物品作业场所劳动保护条例》，我国实行职业卫生安全许可证制度。

1.4.4.1 职业卫生安全许可证范围

为规范使用有毒物品工作场所的职业卫生安全条件，进一步加强工作场所职业卫生安全监督管理，预防、控制和消除职业中毒危害，国家对其实行职业卫生安全许可制度。工作场所使用有毒物品的用人单位，必须依照规定取得职业卫生安全许可证。未取得职业卫生安全许可证的，不得从事使用有毒物品作业。

1.4.4.2 职业卫生安全许可证管理原则

建议实行以下管理原则：

（1）职业卫生安全许可证的颁发管理工作实行用人单位申请、三级发证、属地监管的原则。

（2）国家安全生产监督管理总局应负责指导、监督全国许可证的颁发管理工作，负责中央管理的工矿商贸企业总部（包括集团公司、总公司，下同）许可证的颁发和管理。

中央管理的工矿商贸企业总部申请领取许可证，向国家安全生产监督管理总局发证机关提出。

（3）省（自治区、直辖市）人民政府安全生产监督管理部门负责本行政区域内中央管理的工矿商贸企业分公司和省（自治区、直辖市）属企业（集团公司、总公司，下同）许可证的颁发和管理。

省（自治区、直辖市）所在地中央管理的工矿商贸企业的分公司和省（自治区、直辖市）所属企业申请领取许可证，向省（自治区、直辖市）人民政府安全生产监督管理部门发证机关提出。

（4）设区的市人民政府安全生产监督管理部门负责上述以外的用人单位许可证的颁发和管理。

上述以外的用人单位申请领取许可证，向设区的市安全生产监督管理部门发证机关提出。

（5）根据工作需要，上级安全生产监督管理部门可以委托下级安全生产监督管理部门颁发和管理许可证。

（6）许可证的颁发实行职业卫生安全审计制度，发证与审计相分离。职业卫生安全审计是指职业卫生安全审计机构对用人单位使用有毒物品作业过程中是否符合取得许可证的条件从技术上进行综合评判。

1.4.4.3 获得职业卫生安全许可证的条件

（1）使用有毒物品的用人单位，应当符合有关法律、行政法规规定的设立条件，并依法办理有关手续，取得营业执照。

（2）使用有毒物品的用人单位应采取下列职业卫生防护管理措施：

1）设置职业卫生管理机构或组织，配备专职或兼职管理人员。

2）建立健全职业卫生岗位责任制，制定职业病危害申报、职业卫生培训教育、职业病危害因素检测监测、职业病危害防护设施维护保养、个体防护用品配备使用、应急救援、事故报告等职业卫生管理制度，编制岗位职业卫生操作规程。

3）用人单位主要负责人、职业卫生管理人员和使用有毒物品的劳动者，必须接受相关法律、法规教育和职业卫生知识培训；使用有毒物品的劳动者经培训考核合格，方可上岗作业。

4）定期对工作场所进行职业病危害因素检测、评估，并建立职业卫生档案。

5）为使用有毒物品的劳动者提供符合国家职业卫生标准的防护用品，并指导、督促劳动者正确使用。

6）及时、如实向安全生产监督管理部门申报存在的职业病危害。

（3）使用有毒物品的用人单位工作场所应符合下列要求：

1）工作场所与生活场所分开，不得住人。

2）有害作业与无害作业分开，高毒工作场所与其他工作场所隔离。

3）工作场所设置有效的通风装置；可能突然泄漏大量有毒物品或者易造成急性中毒的工作场所，设置自动检测报警装置通风设施。

4）高毒工作场所设置应急撤离通道和必要的泄险区。

1.4.4.4 许可证的颁发

（1）申请领取职业卫生安全许可证应当提交下列文件和资料：

1）许可证申请书（一式三份）。

2）工商营业执照副本或者工商核准通知（复印件）。

3）设置工业卫生管理机构和配备专兼职职业卫生管理人员的文件（复印件）。

4）职业卫生管理制度名录。

5）单位主要负责人和职业卫生管理人员、使用有毒物品的劳动者的培训证明。

6）使用有毒物品名单、用量。

7）职业卫生安全审计报告及评审结论。

8）职业病危害项目申报回执。

9）安全生产监督管理部门要求提供的其他资料。

（2）申请材料的处理。安全生产监督管理部门发证机关对申请人提交的申请书及文件、资料，应当按照下列规定分别处理：

1）申请事项不属于本机关职权范围的，应即时作出不予受理的决定，并告知申请人向相关机关申请。

2）申请材料存在可以当场更正的错误的，应当允许或者要求申请人当场更正，并即时出具受理的书面凭证。

3）申请材料不齐全或者不符合要求的，应在5个工作日内一次性书面告知申请人需要补正的全部内容，逾期不告知的，自收到申请材料之日起即为受理。

4）申请材料齐全、符合要求或者依照要求全部补正的，自收到材料或者全部补正材料之日起为受理，并出具受理的书面凭证。

（3）其他事项：

1）用人单位在申请许可证前，应委托备案的职业卫生安全审计机构对使用有毒物品作业进行审计。

职业卫生安全审计机构应根据有关规定和对用人单位审计的情况，编制职业卫生安全审计报告。

安全生产监督管理部门应组织专家或委托机构对用人单位提交的职业卫生安全审计报告进行评审，并出具评审结论。认为必要到现场进行复核的，应当到现场进行复核。

2）对已受理的申请，安全生产监督管理部门发证机关对申请人提交的材料进行审查，并在受理申请之日起45日内作出颁发或者不予颁发的决定。

3）对决定颁发的，安全生产监督管理部门发证机关应当自决定之日起10个工作日内送达或者通知申请人领取；对不予颁发的，应当在10个工作日内书面通知申请人并说明理由。

（4）许可证的监督管理。许可证由国家安全生产监督管理总局统一格式和编号，分为正、副两本，正、副本具有同等法律效力，正本为悬挂式，副本为折页式。

许可证有效期3年。有效期满后继续使用有毒物品作业的，用人单位应在有效期满前3个月内，向原发证机关申请换证，并提交前述的文件、资料和许可证正、副本。

使用有毒物品的用人单位在许可证有效期内有下列情形之一的，应当向原发证机关申请变更许可证：

1）变更企业名称的。

2）变更主要负责人的。

3）变更地址的。

4）变更经济类型的。

5）变更许可范围的。

使用有毒物品的用人单位在许可证有效期内终止使用有毒物品的，应当向原发证机关申请注销许可证。许可证不得转借、涂改、伪造。

1.4.5 职业卫生“三同时”监管

职业卫生“三同时”是指在中华人民共和国领域内可能产生职业病危害的新建、改建、扩建和技术改造、技术引进建设项目（以下统称建设项目）职业病防护设施建设及其监督管理。其目的在于保证投产后的劳动环境符合工业企业设计卫生标准等一系列相关法规的要求。

《建设项目职业卫生“三同时”监督管理暂行办法》（国家安全监管总局令第51号）（简称《三同时监管办法》），围绕可能产生职业病危害的新建、改建、扩建和技术改造、技术引进建设项目（以下简称建设项目）职业病防护设施建设及其监督管理，明确提出了建设项目职业病危害预评价、职业病防护设施设计、职业病危害控制效果评价和职业病防护设施竣工等要求。其范围包括所有存在或产生《建设项目职业病危害因素风险分类管理目录（2012 年版）》（安监总安健［2012］73 号）所列职业病危害因素的建设项目。

1.4.5.1 建设项目分类管理

《三同时监管办法》对建设项目实施分类管理，类别不同，要求不同。建设项目按可能发生的职业病危害分为一般、较重和严重三类。

《三同时监管办法》中具体规定如下：

第五条规定：国家安全生产监督管理总局对全国建设项目职业卫生“三同时”实施监督管理，并在国务院规定的职责范围内承担国务院及其有关主管部门审批、核准或者备案的建设项目职业卫生“三同时”的监督管理。

县级以上地方各级人民政府安全生产监督管理部门对本行政区域内的建设项目职业卫生“三同时”实施监督管理，具体办法由省级安全生产监督管理部门制定，并报国家安全生产监督管理总局备案。

上一级人民政府安全生产监督管理部门根据工作需要，可以将其负责的建设项目职业卫生“三同时”监督管理工作委托下一级人民政府安全生产监督管理部门实施。

第六条规定：国家根据建设项目可能产生职业病危害的风险程度，按照下列规定对其实行分类监督管理：

（1）职业病危害一般的建设项目，其职业病危害预评价报告应当向安全生产监督管理部门备案，职业病防护设施由建设单位自行组织竣工验收，并将验收情况报安全生产监督管理部门备案。

（2）职业病危害较重的建设项目，其职业病危害预评价报告应当报安全生产监督管理部门审核；职业病防护设施竣工后，由安全生产监督管理部门组织验收。

（3）职业病危害严重的建设项目，其职业病危害预评价报告应当报安全生产监督管理部门审核，职业病防护设施设计应当报安全生产监督管理部门审查，职业病防护设施竣工后，由安全生产监督管理部门组织验收。

建设项目职业病危害分类管理目录由国家安全生产监督管理总局制定并公布。省级安全生产监督管理部门可以根据本地区实际情况，对建设项目职业病危害分类管理目录作出补充规定。

1.4.5.2 职业病危害预评价

职业病危害预评价是对可能产生职业病危害的建设项目，在可行性论证阶段，对建设项目可能产生的职业病危害因素、危害程度、健康影响、防护措施等进行预测性卫生学评价，以了解建设项目在职业病防治方面是否可行，也为职业病防治管理的分类提供科学依据。因此，可能产生职业病危害的建设项目在可行性论证阶段必须进行职业病危害预评价。建设项目都需要采用一定的技术、工艺、材料，而技术、工艺、材料都不可避免地存在自身固有的危害因素，或者在使用、运行过程中也可产生危害因素，并可能对人体的健康造成影响，因此，建设项目是否产生职业病危害，其产生职业病危害的可能性大小，必须通过职业病危害预评价来确定。所以，对采用一定技术、工艺、材料的建设项目都应当进行职业病危害预评价。

《三同时监管办法》中具体规定如下：

第十条规定：对可能产生职业病危害的建设项目，建设单位应当在建设项目可行性论证阶段委托具有相应资质的职业卫生技术服务机构进行职业病危害预评价，编制预评价报告。

建设项目职业病危害预评价报告应当包括下列主要内容：

（1）建设项目概况。

（2）建设项目可能产生的职业病危害因素及其对劳动者健康危害程度的分析和评价。

（3）建设项目职业病危害的类型分析。

（4）对建设项目拟采取的职业病防护设施的技术分析和评价。

（5）职业卫生管理机构设置和职业卫生管理人员配置及有关制度建设的建议。

（6）对建设项目职业病防护措施的建议。

（7）职业病危害预评价的结论。

第十一条规定：职业病危害预评价报告编制完成后，建设单位应当组织有关职业卫生专家，对职业病危害预评价报告进行评审。

建设单位对职业病危害预评价报告的真实性、合法性负责。

1.4.5.3 职业病防护设施设计

建设项目的职业病危害防护设施应当与主体工程同时设计、同时施工、同时投入生产和使用。在建设与施工阶段应确保设计中的职业病防护设施与主体工程同时施工。这一阶段的管理着重在建设项目的职业病危害防治设计审查后、项目建设和施工时的职业病危害控制，与设计阶段、竣工验收阶段等主要关键环节的管理，环环相扣，确保新建设项目不产生新危害，从而堵住职业病危害源头。建设项目建设和施工阶段做好职业病危害预防工作，是一件事半功倍的大事，是职业病防治工作最有效、最经济的措施，是职业病防治工作的首要环节。在项目建设施工阶段，预防、控制可能产生的职业病危害不仅能够从源头上控制职业病的发生，而且还能产生显著的经济效益。

建设项目职业病防护设施所需费用包括职业病防护设备、卫生设施、个人职业病防护用品、应急救援设施、职业病危害因素监测设备、职业病危害预评价、职业病危害控制效果评价等费用。职业病防护设施所需费用的落实是“三同时”措施的重要保证。

《三同时监管办法》中具体规定如下：

第十六条规定：存在职业病危害的建设项目，建设单位应当委托具有相应资质的设计单位编制职业病防护设施设计专篇。

设计单位、设计人应当对其编制的职业病防护设施设计专篇的真实性、合法性和实用性负责。

第十七条规定：设计单位应当按照国家有关职业卫生法律法规和标准的要求，编制建设项目职业病防护设施设计专篇。

建设项目职业病防护设施设计专篇应当包括下列内容：

（1）设计的依据。

（2）建设项目概述。

（3）建设项目产生或者可能产生的职业病危害因素的种类、来源、理化性质、毒理特征、浓度、强度、分布、接触人数及水平、潜在危害性和发生职业病的危险程度分析。

（4）职业病防护设施和有关防控措施及其控制性能。

（5）辅助用室及卫生设施的设置情况。

（6）职业病防治管理措施。

（7）对预评价报告中职业病危害控制措施、防治对策及建议采纳情况的说明。

（8）职业病防护设施投资预算。

（9）可能出现的职业病危害事故的预防及应急措施。

（10）可以达到的预期效果及评价。

第十八条规定：建设单位在职业病防护设施设计专篇编制完成后，应当组织有关职业卫生专家，对职业病防护设施设计专篇进行评审。

建设单位应当会同设计单位对职业病防护设施设计专篇进行完善，并对其真实性、合法性和实用性负责。

1.4.5.4 职业病危害控制效果评价与防护设施竣工验收

建设项目在竣工验收前，建设单位应当按照有关规定委托具有相应资质的职业卫生技术服务机构进行职业病危害控制效果评价。建设项目竣工验收时，其职业病危害防护设施依法经验收合格，取得职业病危害防护设施验收批复文件后，方可投入生产和使用。职业病危害控制效果评价是对工作场所职业病危害因素、职业病危害程度（浓度或强度）、职业病防护措施及其效果、健康影响等作出综合评价。

职业病危害控制效果评价报告、职业病危害防护设施验收批复文件应当报送建设项目所在地安全生产监督管理部门备案、审批。

《三同时监管办法》中规定如下：

第二十三条规定：建设项目职业病防护设施应当由取得相应资质的施工单位负责施工，并与建设项目主体工程同时进行。

施工单位应当按照职业病防护设施设计和有关施工技术标准、规范进行施工，并对职业病防护设施的工程质量负责。

工程监理单位、监理人员应当按照法律法规和工程建设强制性标准，对职业病防护设施施工工程实施监理，并对职业病防护设施的工程质量承担监理责任。

第二十四条规定：建设项目职业病防护设施建设期间，建设单位应当对其进行经常性的检查，对发现的问题及时进行整改。

第二十五条规定：建设项目完工后，需要进行试运行的，其配套建设的职业病防护设施必须与主体工程同时投入试运行。

试运行时间应当不少于 30 日，最长不得超过 180 日，国家有关部门另有规定或者特殊要求的行业除外。

第二十六条规定：建设项目试运行期间，建设单位应当对职业病防护设施运行的情况和工作场所的职业病危害因素进行监测，并委托具有相应资质的职业卫生技术服务机构进行职业病危害控制效果评价。

建设项目没有进行试运行的，应当在其完工后委托具有相应资质的职业卫生技术服务机构进行职业病危害控制效果评价。

建设单位应当为评价活动提供符合检测、评价标准和要求的受检场所、设备和设施。

第二十七条规定：建设单位在职业病危害控制效果评价报告编制完成后，应当组织有关职业卫生专家对职业病危害控制效果评价报告进行评审。

建设单位对职业病危害控制效果评价报告的真实性和合法性负责。

第三十二条规定：分期建设、分期投入生产或者使用的建设项目，其配套的职业病防护设施应当分期与建设项目同步进行验收。

第三十三条规定：建设项目职业病防护设施竣工后未经安全生产监督管理部门备案同意或者验收合格的，不得投入生产或者使用。

1.4.6 职业病危害项目申报

做好作业场所职业病危害申报工作，既有利于全面了解和掌握职业病危害的状况，又能使作业场所职业卫生监督检查执法有的放矢，为安全监管部门有效监管监察提供科学依据。2012年，国家安监总局颁布了《职业病危害项目申报办法》（安监总局令48号令），自2012年6月1日起施行。

1.4.6.1 申报范围

用人单位（除煤矿外）工作场所存在职业病目录所列职业病危害因素的，应当及时、如实向所在地安全监督管理部门申报危害项目，并接受安全监督管理部门的监督管理。

1.4.6.2 申报内容

用人单位申报职业危害项目时，应当提交《职业病危害项目申请表》和下列文件、资料：

（1）用人单位基本情况。

（2）工作场所职业病危害因素种类、分布情况以及接触人数。

（3）法律法规和规章规定的其他文件、资料。

1.4.6.3 职业病危害申报管理原则

职业病危害项目申报工作实行属地分级管理的原则。中央企业、省属企业及其所属用人单位的职业病危害项目，向其所在地设区的市级人民政府安全生产监督管理部门申报。其他用人单位的职业病危害项目，向其所在地县级人民政府安全生产监督管理部门申报。

1.4.6.4 职业病危害项目申报变更规定

用人单位有下列情形之一的，应当按照本条规定向原申报机关申报变更职业病危害项目内容：

（1）进行新建、改建、扩建、技术改造或者技术引进建设项目的，自建设项目竣工验收之日起30日内进行申报。

（2）因技术、工艺、设备或者材料等发生变化导致原申报的职业病危害因素及其相关内容发生重大变化的，自发生变化之日起15日内进行申报。

（3）用人单位工作场所、名称、法定代表人或者主要负责人发生变化的，自发生变化之日起15日内进行申报。

（4）经过职业病危害因素检测、评价，发现原申报内容发生变化的，自收到有关检测、评价结果之日起15日内进行申报。

用人单位终止生产经营活动的，应当自生产经营活动终止之日起15日内向原申报机关报告并办理注销手续。

1.5 用人单位职业卫生管理内容

《职业病防治法》及《工作场所职业卫生监督管理规定》（国家安全监管总局令第47号）等国家法律法规要求，用人单位应当加强职业病防治工作，为劳动者提供符合法律、法规、规章、国家职业卫生标准和卫生要求的工作环境和条件，并采取有效措施保障劳动者的职业健康。用人单位是职业病防治的责任主体，并对本单位产生的职业病危害承担责任。用人单位的主要负责人对本单位的职业病防治工作全面负责。

1.5.1 组织管理机构与职责

用人单位应当建立职业卫生组织管理机构，配备具有专业素质和能力的专职或者兼职职业卫生管理人员，并结合本单位的实际情况，建立健全职业病危害防治管理责任制。要落实职业卫生管理人员的责、权、利，以责定权，各级管理人员都要明确职责范围、基本任务、工作标准、实施程序、协作要求和奖罚办法等内容，把职业卫生管理工作纳入用人单位的管理考核，调动各级人员的积极性，齐抓共管，做好企业的职业病预防工作。

1.5.1.1 管理机构和人员

职业卫生管理机构是指用人单位内部从事本单位职业卫生管理的实体职能部门或专设机构，而职业卫生管理组织则是指由用人单位有关部门的人员组成负责本单位职业卫生管理的组织，如职业卫生管理委员会、管理领导小组等。用人单位应当根据本单位的实际情况，设置职业卫生管理机构或职业卫生管理组织，也可以指定某些职能机构或组织，配备专职或兼职职业卫生专业人员，负责本单位的职业卫生管理工作。职业卫生专业人员是指取得执业资格的公共卫生医师或注册安全工程师或注册助理安全工程师等，用人单位可以向社会聘任或聘用。

《工作场所职业卫生监督管理规定》（国家安全监管总局令第47号）作出了详细的规定。

第八条规定：职业病危害严重的用人单位，应当设置或者指定职业卫生管理机构或者组织，配备专职职业卫生管理人员。

其他存在职业病危害的用人单位，劳动者超过100人的，应当设置或者指定职业卫生管理机构或者组织，配备专职职业卫生管理人员；劳动者在100人以下的，应当配备专职或者兼职的职业卫生管理人员，负责本单位的职业病防治工作。

第九条规定：用人单位的主要负责人和职业卫生管理人员应当具备与本单位所从事的生产经营活动相适应的职业卫生知识和管理能力，并接受职业卫生培训。

1.5.1.2 相关负责人的职责要求

（1）用人单位负责人或最高管理者的职责。用人单位的主要负责人是本单位职业卫生的第一责任者，对用人单位的职业卫生工作全面负责：

1）建立、健全本单位职业卫生责任制。

2）组织制定本单位职业卫生规章制度和操作规程。

3）保证本单位职业卫生投入的有效实施。

4）督促、检查本单位的职业卫生工作，组织领导对职业病危害因素的控制、治理和消除。

5）组织制订并实施本单位的职业卫生事故应急救援预案。

6）及时、如实报告职业卫生事故。

具体可根据上述六个方面，并结合本单位的实际情况对主要负责人的职责作出具体规定。

（2）用人单位其他负责人。用人单位其他负责人的职责是协助主要负责人搞好职业卫生工作。不同负责人分管的工作不同，应根据其具体分管的工作，对其在职业卫生方面应承担的具体职责作出规定。

（3）用人单位各职能部门负责人及其工作人员。各职能部门都会涉及职业卫生职责，需根据各部门职责分工作出具体规定。各职能部门负责人的职责是按照本部门的职业卫生职责，组织有关人员做好本部门职业卫生责任制的落实，并对本部门职责范围内的职业卫生工作负责；各职能部门的工作人员则是在本人职责范围内做好有关职业卫生工作，并对自己职责范围内的职业卫生工作负责。

（4）车间主任和班组长。车间和班组是搞好用人单位职业卫生工作的关键。车间主任和班组长全面负责本车间和班组的职业卫生工作，是职业卫生法律、法规和规章制度的直接执行者。车间主任和班组长的主要职责是贯彻执行本单位对职业卫生的规定和要求，督促本车间和班组的劳动者遵守有关职业卫生的规章制度和操作规程，带领职工切实做到遵章守纪。

1.5.2 职业卫生管理制度

职业卫生规章制度和操作规程应当是管理人员和劳动者共同遵循的行为规范，是消除或降低职业病危害因素对劳动者健康造成影响的管理手段和技术保障措施。

《工作场所职业卫生监督管理规定》（国家安全监管总局令第 47 号）第十一条规定：存在职业病危害的用人单位应当制定职业病危害防治计划和实施方案，建立、健全下列职业卫生管理制度和操作规程：

（1）职业病危害防治责任制度。

（2）职业病危害警示与告知制度。

（3）职业病危害项目申报制度。

（4）职业病防治宣传教育培训制度。

（5）职业病防护设施维护检修制度。

（6）职业病防护用品管理制度。

（7）职业病危害监测及评价管理制度。

（8）建设项目职业卫生“三同时”管理制度。

（9）劳动者职业健康监护及其档案管理制度。

（10）职业病危害事故处置与报告制度。

（11）职业病危害应急救援与管理制度。

（12）岗位职业卫生操作规程。

（13）法律、法规、规章规定的其他职业病防治制度。

各项制度一定要落实责任，明确要求，才能够使制度落到实处。

用人单位在编制工艺操作规程时应该考虑到劳动者职业病危害因素的控制和防护要求，将职业卫生方面的要求纳入到工艺操作规程中。

1.5.3 作业环境和工作条件

《工作场所职业卫生监督管理规定》（国家安全监管总局令第47号）第十二条规定：

产生职业病危害的用人单位的工作场所应当符合下列基本要求：

（1）生产布局合理，有害作业与无害作业分开。

（2）工作场所与生活场所分开，工作场所不得住人。

（3）有与职业病防治工作相适应的有效防护设施。

（4）职业病危害因素的强度或者浓度符合国家职业卫生标准。

（5）有配套的更衣间、洗浴间、孕妇休息间等卫生设施。

（6）设备、工具、用具等设施符合保护劳动者生理、心理健康的要求。

（7）法律、法规、规章和国家职业卫生标准的其他规定。

第十七条规定：在可能发生急性职业损伤的有毒、有害工作场所，用人单位应当设置报警装置，配置现场急救用品、冲洗设备、应急撤离通道和必要的泄险区。

现场急救用品、冲洗设备等应当设在可能发生急性职业损伤的工作场所或者邻近地点，并在醒目位置设置清晰的标识。

在可能突然泄漏或者逸出大量有害物质的密闭或者半密闭工作场所，除遵守本条第一款、第二款规定外，用人单位还应当安装事故通风装置以及与事故排风系统相联锁的泄漏报警装置。

生产、销售、使用、贮存放射性同位素和射线装置的场所，应当按照国家有关规定设置明显的放射性标志，其入口处应当按照国家有关安全和防护标准的要求，设置安全和防护设施以及必要的防护安全联锁、报警装置或者工作信号。放射性装置的生产调试和使用场所，应当具有防止误操作、防止工作人员受到意外照射的安全措施。用人单位必须配备与辐射类型和辐射水平相适应的防护用品和监测仪器，包括个人剂量测量报警、固定式和便携式辐射监测、表面污染监测、流出物监测等设备，并保证可能接触放射线的工作人员佩戴个人剂量计。

第十八条规定：用人单位应当对职业病防护设备、应急救援设施进行经常性的维护、检修和保养，定期检测其性能和效果，确保其处于正常状态，不得擅自拆除或者停止使用。

1.5.4 作业环境监测及评价

职业病危害因素监测是职业病防治工作中一项重要工作内容，是识别和评价职业病危害因素的一个重要环节；它主要是利用现代采样仪器和检验仪器设备，按照国家有关规定的要求，对生产过程中产生的职业病危害因素进行检验、识别与鉴定，掌握工作场所中职业病危害因素的性质、强度及其在时间、空间的分布情况，调查职业病危害因素对接触人群健康的损害，评价工作场所作业环境、劳动条件职业卫生质量是否符合职业卫生标准的要求；为制定卫生标准和卫生防护措施，改善不良劳动条件，预防控制职业病、保障劳动者健康提供科学依据。

《工作场所职业卫生监督管理规定》（国家安全监管总局令第47号）作了如下规定：

第十九条规定：存在职业病危害的用人单位，应当实施由专人负责的工作场所职业病危害因素日常监测，确保监测系统处于正常工作状态。

第二十条规定：存在职业病危害的用人单位，应当委托具有相应资质的职业卫生技术服务机构，每年至少进行一次职业病危害因素检测。

职业病危害严重的用人单位，除遵守前款规定外，应当委托具有相应资质的职业卫生技术服务机构，每三年至少进行一次职业病危害现状评价。

检测、评价结果应当存入本单位职业卫生档案，并向安全生产监督管理部门报告和劳动者公布。

第二十一条规定：存在职业病危害的用人单位，有下述情形之一的，应当及时委托具有相应资质的职业卫生技术服务机构进行职业病危害现状评价：

（1）初次申请职业卫生安全许可证，或者职业卫生安全许可证有效期届满申请换证的。

（2）发生职业病危害事故的。

（3）国家安全生产监督管理总局规定的其他情形。

用人单位应当落实职业病危害现状评价报告中提出的建议和措施，并将职业病危害现状评价结果及整改情况存入本单位职业卫生档案。

第二十二条规定：用人单位在日常的职业病危害监测或者定期检测、现状评价过程中，发现工作场所职业病危害因素不符合国家职业卫生标准和卫生要求时，应当立即采取相应治理措施，确保其符合职业卫生环境和条件的要求；仍然达不到国家职业卫生标准和卫生要求的，必须停止存在职业病危害因素的作业；职业病危害因素经治理后，符合国家职业卫生标准和卫生要求的，方可重新作业。

1.5.5 职业卫生档案的管理

职业卫生档案是职业卫生监督执法、职业卫生技术服务、职业卫生管理以及职业卫生科学研究活动中形成的，能够准确、完整反映职业卫生工作全过程的文件、记录等，用人单位应当建立健全职业卫生档案，应有专人管理，按规定妥善保存。《工作场所职业卫生监督管理规定》（国家安全监管总局令第47号），第三十四条明确了用人单位应当建立健全职业卫生档案资料包括：

（1）职业病防治责任制文件。

（2）职业卫生管理规章制度、操作规程。

（3）工作场所职业病危害因素种类清单、岗位分布以及劳动者接触情况等资料。

（4）职业病防护设施、应急救援设施基本信息，以及其配置、使用、维护、检修与更换等记录。

（5）工作场所职业病危害因素检测、评价报告与记录。

（6）职业病防护用品配备、发放、维护与更换等记录。

（7）主要负责人、职业卫生管理人员和职业病危害严重工作岗位的劳动者等相关人员职业卫生培训资料。

（8）职业病危害事故报告与应急处置记录。

(9) 劳动者职业健康检查结果汇总资料，存在职业禁忌症、职业健康损害或者职业病的劳动者处理和安置情况记录。

(10) 建设项目职业卫生“三同时”有关技术资料，以及其备案、审核、审查或者验收等有关回执或者批复文件。

(11) 职业卫生安全许可证申领、职业病危害项目申报等有关回执或者批复文件。

(12) 其他有关职业卫生管理的资料或者文件。

1.5.6 职业健康检查及职业健康监护档案

第三十条规定：对从事接触职业病危害因素作业的劳动者，用人单位应当按照《用人单位职业健康监护监督管理办法》（国家安全监管总局令第49号）、《放射工作人员职业健康管理办法》（卫生部令第55号）、《职业健康监护技术规范》（GBZ 188）、《放射工作人员职业健康监护技术规范》（GBZ 235）等有关规定组织上岗前、在岗期间、离岗时的职业健康检查，并将检查结果书面如实告知劳动者。

职业健康检查费用由用人单位承担。

第三十一条规定：用人单位应当按照《用人单位职业健康监护监督管理办法》（国家安全监管总局令第49号）的规定，为劳动者建立职业健康监护档案，并按照规定的期限妥善保存。

职业健康监护档案应当包括劳动者的职业史、职业病危害接触史、职业健康检查结果、处理结果和职业病诊疗等有关个人健康资料。

劳动者离开用人单位时，有权索取本人职业健康监护档案复印件，用人单位应当如实、无偿提供，并在所提供的复印件上签章。

1.5.7 教育培训

职业卫生教育培训对于提高用人单位负责人和劳动者的职业卫生知识水平、职业病危害防治意识和能力、预防和控制职业病危害的自觉性具有十分重要的意义，也是维护劳动者的职业卫生知情权的有效途径。《工作场所职业卫生监督管理规定》（国家安全监管总局令第47号）中要求如下：

第九条规定：用人单位的主要负责人和职业卫生管理人员应当具备与本单位所从事的生产经营活动相适应的职业卫生知识和管理能力，并接受职业卫生培训。

用人单位主要负责人、职业卫生管理人员的职业卫生培训，应当包括下列主要内容：(1) 职业卫生相关法律、法规、规章和国家职业卫生标准；(2) 职业病危害预防和控制的基本知识；(3) 职业卫生管理相关知识；(4) 国家安全生产监督管理总局规定的其他内容。

第十条规定：用人单位应当对劳动者进行上岗前的职业卫生培训和在岗期间的定期职业卫生培训，普及职业卫生知识，督促劳动者遵守职业病防治的法律、法规、规章、国家职业卫生标准和操作规程。

用人单位应当对职业病危害严重的岗位的劳动者，进行专门的职业卫生培训，经培训合格后方可上岗作业。

因变更工艺、技术、设备、材料，或者岗位调整导致劳动者接触的职业病危害因素发生变化的，用人单位应当重新对劳动者进行上岗前的职业卫生培训。

1.5.7.1 职业卫生教育培训分类

用人单位的职业卫生知识培训分为以下几类：

（1）全体员工职业卫生基本知识培训。

（2）新入厂员工三级职业卫生知识教育培训。

（3）转岗、复工人员职业卫生知识教育培训。

（4）各级管理负责人的职业卫生知识培训。

（5）职业卫生专业管理人员的培训。

（6）特种劳动者的职业卫生知识培训。

（7）外来人员的职业卫生知识教育培训。

（8）严重违章人员的职业卫生知识培训。

1.5.7.2 职业卫生教育培训内容

（1）全体员工职业卫生基本知识培训的主要内容：

1）国家和地方政府有关职业卫生法律、法规、标准。

2）公司职业卫生规章制度。

3）职业卫生管理基础及专业技术知识。

4）本公司和本车间（装置）生产特点、物料特性、主要危险危害因素。

5）安全操作规程和安全注意事项。

6）安全、卫生、环保、消防设施和防护器材及劳动防护用品的使用知识。

7）典型事故案例、预防事故及事故应急处理措施。

8）卫生保健、自救、互救和职业病预防常识。

（2）新入厂员工三级职业卫生教育培训内容：

1）国家和地方政府有关职业卫生法律、法规、标准。

2）本公司职业卫生规章制度。

3）职业卫生专业技术知识及本车间职业卫生管理制度。

4）本公司生产特点、物料特性、主要危险危害因素。

5）本车间生产概况，本岗位（装置）生产流程及职业卫生注意事项，本岗位（工种）安全操作规程。

6）职业卫生设施和防护器材及劳动防护用品的使用知识。

7）典型事故案例、预防事故及事故应急处理措施。

8）卫生保健、自救、互救和职业病预防常识。

新入厂员工必须经过三级职业卫生培训并考核合格，方可分配工作。凡考核不合格者须重新进行培训考核。

（3）各级管理负责人和职业卫生专业管理人员的职业卫生培训内容：企业管理负责人应该统一参加上级部门组织的职业卫生管理知识的培训，经考试合格后取得相应的资质。

各级管理人员培训的内容包括：

1）职业卫生法律法规知识。

2）职业卫生管理知识。

3）职业病危害防护基本知识。

4）职业病危害事故等。

（4）特种劳动者的职业卫生培训内容：《特种劳动者安全技术培训考核管理规定》（国家安全监管总局令第30号）于2010年4月26日予以公布，自2010年7月1日起开始施行。特种劳动者必须接受与本工种相适应的、专门的安全技术培训、经安全技术理论考核和实际操作技能考核合格，取得特种作业操作证后，方可上岗作业；未经培训，或培训考核不合格者，不得上岗作业。特种劳动者培训考核实行教考分离制度，国家安全监督管理局负责组织制定特种劳动者培训大纲及考核标准，推荐使用教材。培训机构按照国家安全监管总局制定的培训大纲和推荐使用教材组织开展培训。各省级安全生产监督管理部门、煤矿安全监察机构或其委托的有资质的单位根据国家安全监管总局制定的考核标准组织开展考核。

（5）外来人员的职业卫生主要培训内容：

1）国家和地方有关职业卫生法律、法规和本公司有关职业卫生制度、规定及安全注意事项。

2）本公司和与施工作业有关的单位（装置、部位）的生产特征、物料特性、主要危险危害因素，易发生泄漏、跑冒、着火、爆炸、中毒的部位及防范措施；生产装置消防报警设施和防护、救护设施的摆放位置及使用方法。

3）针对施工区域特性和施工特点提出的施工安全卫生要求。

4）施工中必须遵守的职业卫生规定。

5）典型事故案例、事故应急处理措施。

（6）违章违纪人员、严重违章人员。

必须重新接受岗位职业卫生培训，并加强职业病危害事故的教育，经考试合格后重新取得上岗资质。

1.5.8 职业病危害告知

《职业病防治法》赋予了劳动者职业卫生知情权，《工作场所职业卫生监督管理规定》（国家安全监管总局令第47号）、《高毒物品作业岗位职业病危害告知规范》（GBZ/T 203）对职业病危害告知做出了具体的规定。职业病危害告知包括合同告知、警示标识、警示说明、规章制度、告知、事故应急告知等形式。在醒目位置设置高毒物品告知卡，告知卡应当载明高毒物品的名称、理化特性、健康危害、防护措施及应急处理等告知内容与警示标识。

1.5.8.1 职业病危害合同告知

用人单位在签订劳动合同时就必须履行告知所从事工作存在的职业病危害因素义务，以保证劳动者的职业病危害知情权，并且应当在合同上以书面形式如实告知劳动者，不得隐瞒或者欺骗。用人单位履行职业病危害合同告知义务时，应把职业病危害告知作为劳动合同的必备条款，其主要内容包括：

（1）劳动过程中可能接触的职业病危害因素的种类、危害程度。

（2）危害后果。

（3）提供的职业病防护设施和个人使用的职业病防护用品。

(4) 工资待遇、岗位津贴和工伤社会保险待遇。

(5) 职业卫生知识培训教育。

(6) 职业病防治规章制度和操作规程。

1.5.8.2 职业病危害告知

(1) 产生职业病危害的用人单位，应当在醒目位置设置公告栏，公布有关职业病防治的规章制度、操作规程、职业病危害事故应急救援措施和工作场所职业病危害因素检测结果。

在醒目位置设置公告栏，这是用人单位履行职业病危害告知的形式之一。醒目位置应当符合下列条件：固定位置；劳动者经常活动必经之处；显眼、视线易及、没有任何遮拦。公告的内容应当包括职业病防治的规章制度、操作规程、职业病危害事故应急救援措施和工作场所职业病危害因素检测结果。

(2) 对产生严重职业病危害的作业岗位，应当在其醒目位置，设置警示标识和中文警示说明。警示标识是指国家规定的或国际通用的标志；警示说明应当载明产生职业病危害的种类、后果、预防以及应急救治措施等内容。这些警示说明必须使用中文，以使劳动者知晓。

警示告知是用人单位履行职业病危害告知义务的另一形式。在作业岗位设置警示标志和中文警示说明，对于经常或偶然在这些场所工作的劳动者起到时刻告知和提醒的作用，是非常重要而且必不可少的。严重职业病危害的作业，是指可能对劳动者健康造成损害或潜在危险的作业，按照国务院有关行政部门制定的有关规定予以认定。

(3) 向用人单位提供可能产生职业病危害的设备的，应当提供中文说明书，并在设备的醒目位置设置警示标识和中文警示说明。警示说明应当载明设备性能、可能产生的职业病危害、安全操作和维护注意事项、职业病防护以及应急救治措施等内容。不少职业病危害因素与所使用的设备有密切关系或者直接是由设备产生的，为了使用人单位和劳动者掌握设备产生的职业病危害因素种类、危害程度、职业病防护措施及注意事项、应急救援措施等，法律规定向用人单位提供可能产生职业病危害的设备者，应当提供中文说明书，并在设备的醒目位置设置警示标识和中文警示说明。提供中文说明书和设置警示标识和中文警示说明的责任人是指生产、经营（进口）、转让、赠送等设备提供者。中文警示说明应当载明设备性能、可能产生的职业病危害因素、安全操作和维护注意事项、卫生防护以及应急救治措施等内容。

1.5.8.3 规章制度告知

职业卫生管理制度和操作规程是用人单位管理者和劳动者共同遵循的行为规范，是消除或降低职业病危害因素对劳动者健康造成影响的管理手段和技术保障措施，也是避免职业病危害事故的重要环节之一。用人单位应当建立、健全职业卫生管理制度和操作规程并且对劳动者进行上岗前的职业卫生培训和在岗期间的定期职业卫生培训，普及职业卫生知识，督促劳动者遵守职业病防治法律、法规、规章和操作规程，指导劳动者正确使用职业病防护设备和个人使用的职业病防护用品。

1.5.8.4 事故应急告知

(1) 工作场所应急设备设施告知。对可能发生急性职业损伤的有毒、有害工作场所，用人单位设置有报警装置，配置现场急救用品、冲洗设备、应急撤离通道和必要的泄险区。例如报警器、现场急救用品、洗眼器、喷淋装置等冲洗设备，对这些设备设施如何正确使用应该及时对员工进行培训，使他们在紧急情况下能够正确使用这些应急设施，保护自己和他人的安全。在工作场所设置的应急撤离通道应当标识清楚，备有应急照明等设施。

（2）应急救援预案的告知。职业病危害事故应急救援预案是用人单位发生职业病危害事故时组织应急处理、病人救治、财产保护的程序、方法和措施，有利于及时控制事态，减少事故造成的伤亡和损失。对于应急救援预案中的有关内容包括救援组织、机构和人员职责、应急措施、人员撤离路线和疏散方法、财产保护对策、事故报告途径和方式、预警设施、应急防护用品及使用指南、医疗救护等，应该告知劳动者，并定期组织劳动者进行演练。可在事故真正发生前暴露预案和程序的缺陷；发现应急资源的不足（包括人力和设备等）；改善各应急部门、机构、人员之间的协调；增强公众应对突发重大事故救援的信心和应急意识；提高应急人员的熟练程度和技术水平；进一步明确各自的岗位与职责。

1.5.9 个人防护用品

第十六条规定：用人单位应当为劳动者提供符合国家职业卫生标准的职业病防护用品，并督促、指导劳动者按照使用规则正确佩戴、使用，不得发放钱物替代发放职业病防护用品。

用人单位应当对职业病防护用品进行经常性的维护、保养，确保防护用品有效，不得使用不符合国家职业卫生标准或者已经失效的职业病防护用品。

复习思考题

1-1 简述职业卫生概念及职业卫生基本任务。

1-2 何为职业病？职业病有哪些特点？职业病发病的影响因素有哪些？

1-3 何为工作有关疾病？常见的工作有关疾病有哪些？

1-4 何为职业禁忌症？试举例说明。

1-5 何为职业卫生措施？职业卫生措施有哪些？

1-6 简述我国职业病预防原则。

1-7 简述我国职业卫生法律法规体系。

1-8 依据《国家职业卫生标准管理办法》（卫生部令第20号），国家职业卫生标准分为哪几类？

1-9 我国职业卫生接触限值指标有哪些？其含义是什么？

1-10 简述我国职业卫生管理机构及其职责。

1-11 简述职业卫生监督检查分类。

1-12 简述职业卫生安全许可证范围及管理原则。

1-13 简述职业病危害申报管理原则。

1-14 依据《建设项目职业卫生“三同时”监督管理暂行办法》，建设项目分为哪几类？简述其管理原则。

1-15 简述用人单位职业卫生管理内容。

第2章　职业病危害因素

学习目标：本章扼要介绍职业病危害因素分类，并按照生产性粉尘、化学因素、物理性有害因素、放射性因素、生物性有害因素的顺序，依次简要地介绍这些职业病危害因素的作用特点及对机体的影响。本章的学习重点是关于职业病危害因素分类、常见职业危害因素对作业人员的影响。

2.1　职业病危害因素分类

职业病危害因素又称职业性有害因素，是指在职业活动中产生或存在的、可能对职业人群健康、安全和作业能力造成影响的因素或条件，包括化学、物理、生物等因素。职业病危害因素是导致职业性健康损害的致病原，对健康的影响主要取决于有害因素的性质和接触强度。

职业病危害因素有下述分类方法。

2.1.1　按来源分类

2.1.1.1　生产工艺过程中产生的有害因素

（1）化学因素。包括：生产性毒物，如金属与类金属、刺激性气体、窒息性气体等；生产性粉尘，如矽尘、煤尘、石棉尘等。

（2）物理因素。包括：异常气象条件，如高温、地温、低气压、高气压等；噪声与振动；电离辐射，如X射线、γ射线等；非电离辐射：如可见光、紫外线、红外线、射频辐射、激光等。

（3）生物因素。包括：炭疽杆菌、布鲁氏菌、森林脑炎病毒、真菌、寄生虫等。

2.1.1.2　劳动过程中的有害因素

（1）劳动组织和制度不合理，劳动作息制度不合理。

（2）劳动强度过大或生产定额不当。

（3）精神（心理）性职业紧张。

（4）个别器官或系统过度紧张。

（5）长时间处于不良体位或使用不合理的工具。

2.1.1.3　生产环境中的有害因素

（1）自然环境有害因素，如强烈的太阳辐射等。

（2）厂房建筑或布局不合理，如采光照明不足，通风不良等。

（3）作业环境的空气污染。

2.1.2 按职业病目录分类

（1）粉尘类，包括矽尘、煤尘、石棉尘、滑石尘、水泥尘、铝尘、电焊烟尘、铸造粉尘、棉尘和其他粉尘。

（2）导致职业性皮肤病的危害因素，包括导致接触性皮炎、光敏性皮炎、电光性皮炎、痤疮、溃疡、化学性皮肤灼伤和其他职业性皮肤病的危害因素。

（3）导致职业性眼病的危害因素，包括导致化学性眼部灼伤、电光性眼炎、职业性白内障的危害因素。

（4）导致职业性耳鼻喉口腔疾病的危害因素，包括导致噪声聋、铬鼻病、牙酸蚀病的危害因素。

（5）导致职业性化学中毒的危害因素，包括铅、汞、锰、镉、铊、钒、磷、砷、砷化氢、氯气、二氧化硫、光气、氨、氮氧化合物、一氧化碳、二硫化碳、硫化氢、苯、二氯乙烷、硝基苯、丙烯酰胺等。

（6）物理因素，包括高温、高气压、低气压、局部振动、激光、低温。

（7）放射性物质类，包括 X 射线、α 粒子、β 粒子、γ 射线及放射性核素。

（8）导致职业性传染病的危害因素，包括炭疽杆菌、森林脑炎病毒、布鲁氏菌、艾滋病病毒。

（9）导致职业性肿瘤的危害因素，包括石棉、联苯胺、苯、氯甲醚、双氯甲醚、砷、氯乙烯、焦炉逸散物、六价铬化合物、毛沸石、煤焦油、煤焦油沥青、石油沥青和 β－萘胺。

（10）其他危害因素，包括金属氧化物烟和不良作业条件。

2.1.3 《职业病危害因素分类目录》分类

2015 年 11 月 17 日，国家卫生计生委、人力资源社会保障部、国家安全监管总局、全国总工会联合发布《职业病危害因素分类目录》（国卫疾控发［2015］92 号），2002 年 3 月 11 日原卫生部印发的《职业病危害因素分类目录》同时废止。该《目录》将职业病危害因素分为六大类：

（1）粉尘类，52 种。

（2）化学因素，375 种

（3）物理因素，15 种

（4）放射性因素，8 种。

（5）生物因素，6 种。

（6）其他因素，3 种。

2.2 生产性毒物

2.2.1 概念与分类

2.2.1.1 生产性毒物的概念

毒物是指有毒的化学物质，进入人体后可被溶解、吸收，并在分子或细胞水平上对人体产生毒害作用，扰乱或破坏机体的正常生理机能，较小的剂量即可引起机体急性或慢性病变，甚至危及生命。

生产过程中产生的或存在于工作场所空气中的各种毒物称为生产性毒物。

2.2.1.2 生产性毒物的分类

(1) 按物理形态分类：

1) 气体。在常温、常压条件下，散发于空气中的无定形气体，如氯气、甲烷、一氧化碳和二氧化硫等。

2) 蒸气。是指因液体挥发、固体升华而形成的气体，如苯可经蒸发成气态。沸点低、蒸气压大的液体都易产生蒸气，液体物质的加热、搅拌、通气、超声处理以及喷雾等均可加速挥发。

3) 雾。悬浮于空气中的液体微粒称为雾，多由蒸气冷凝或液体喷散所形成，如喷漆作业时产生的漆雾。

4) 烟。由于物质的加热或燃烧产生的悬浮于空气中粒径小于0.1μm的固体微粒，称为烟，又称烟尘或烟气。有机物加热或燃烧时，可形成烟，如塑料热压时所产生的烟；金属熔融时产生的蒸气在空气中迅速冷凝、氧化，也可形成烟，如熔铜时产生的氧化锌烟尘、熔镉时产生的氧化镉烟尘、电焊时产生的电焊烟尘等。

5) 粉尘。是指能较长时间悬浮于空气中，粒径大于0.1μm的固体微粒。固体物质的机械破碎、表面加工，粉状物料的输送、成型等过程易产生粉尘。

以液体或固体为分散相，分散在气体介质中的溶胶物质称为气溶胶，如粉尘、烟、雾等。

(2) 按化学类属分类：

1) 无机毒物，包括金属与金属盐、酸、碱、气体和其他无机化合物。

2) 有机毒物，包括脂肪族碳氢化合物、芳香族碳氢化合物及其他有机物。

(3) 按毒作用的性质分类：

1) 刺激性毒物，如氨、氯、二氧化硫、酸的蒸气等。

2) 窒息性毒物，如一氧化碳、氮气等。

3) 麻醉性毒物，如苯胺、硝基苯、芳香族化合物、脂肪族硫化物等。

4) 全身性毒物，如铅、汞等。

(4) 综合性分类：

1) 金属、类金属毒物，如铅、砷、汞、铬等。

2) 刺激性或窒息性气体，如光气、氯气、硫化氢等。

3) 有机溶剂类，如苯、四氯化碳等。

4) 苯的氨基、硝基化合物类，如氨基苯、硝基苯等。

5) 农药类，如有机磷、有机氯等。

2.2.2 生产性毒物存在形式及接触机会

2.2.2.1 生产性毒物的来源及存在形式

在生产过程中，生产性毒物主要来源于原料、辅助材料、中间产品、半成品、成品、夹杂物、废气、废液、废渣，以及加热分解产物和反应产物等。

（1）原料，如生产氯乙烯所使用的乙烯和氯；制造蓄电池所使用的铅。

（2）辅助材料，如生产乙醛时使用汞作催化剂。

（3）中间产品，如生产苯胺时产生的硝基苯。

（4）成品，如农药厂生产的对硫磷等。

（5）夹杂物，如炼锡过程中夹杂锌、铅等。

（6）副产品或废弃物，如含碳物质燃烧时产生的一氧化碳。

（7）化学反应产物，如聚氯乙烯塑料加热至160～170℃时分解产生氯化氢。

毒物通常以固态、液态、气态或气溶胶的形式存在于生产环境中。其中以气态或气溶胶状态存在的毒物最常见且对人体的危害最大。

2.2.2.2　生产性毒物的接触机会

在生产过程中，可能接触到毒物的操作过程和生产环节如下：

（1）原料的开采与提炼。这些工艺过程可能产生粉尘、蒸气或烟。

（2）材料的搬运、储藏与加工。如搬运过程中粉尘的飞扬、液体的渗漏；储存气态化学物品钢瓶的泄漏；材料的粉碎、碾磨、过筛、配料、拌料、分装等过程中，可能产生粉尘或逸出蒸气。

（3）加料与出料。手工加料时，固体原料可能导致粉尘飞扬，液体原料可能会有蒸气逸出；成品、中间体或残余物料出料时，可能会释放有毒气体，作业人员进入反应釜进料和清釜时，可能会接触到大量的有毒物质。

（4）化学反应。化学反应过程中，可能释放出有毒气体或逸出夹杂物；化学反应控制不当或冒锅、冲料，亦会释放出大量的有毒物质。

（5）辅助操作。如化学品的采样和分析、设备的维修和保养、废料的处理和回收等过程。

（6）其他生产过程。可能会使用到有毒物质做原料、溶剂、催化剂等的其他工艺。此外，有些作业虽未使用有毒物质，但在特定的条件下也会接触到毒物，如进入地窖、矿井废巷道或清除化粪池时，有可能发生硫化氢中毒等。

2.2.3　生产性毒物进入人体的途径

生产性毒物可经呼吸道、皮肤和消化道进入人体；毒物进入人体后，通过血液循环分布到全身各组织内。

2.2.3.1　呼吸道

呼吸道是生产性毒物进入人体最主要、最危险和最常见的途径。

人体与外界环境进行的气体交换量平均达到10～12m^3/d，一般劳动强度的生产工人8小时呼吸的空气约有10m^3。肺泡的呼吸膜极薄、扩散面积大（50～100m^2），遍布毛细血管、供血丰富，空气在肺泡内的流速极慢，有较长的时间和肺泡壁的毛细血管接触。肺泡上皮细胞对脂溶性分子、水溶性分子及离子均具有较高的通透性。故呈气体、蒸气、气溶胶状态的毒物均可由呼吸道迅速进入人体。气态（气体和蒸气状态）毒物经呼吸道吸收主要受以下因素的影响：

（1）毒物在肺泡气与血浆中的分压差。分压差越高，进入机体的速度越快。

（2）血/气分配系数（即平衡时，血液中毒物浓度与肺泡气中毒物浓度之比）。对于血/气分配系数较低的气态毒物而言，每次呼吸期间，肺脏总气体量中只有少许气体经血液循环带离，故增加呼吸频率或稍微增加呼吸量对毒物转运至血液中的影响较小；而对于血/气分配系数较高的气态毒物而言，每次呼吸期间，血液已从肺泡中几乎带走了全部的毒物，下次呼吸之前，残留于肺泡中的有毒气体剩余量较小，增加呼吸频率或呼吸深度能迅速为肺泡提供气态毒物，即能较大程度增加吸收速率。

（3）毒物水溶性。水溶性较大的毒物较易于上呼吸道被吸收，除在高浓度时，该类气体不易到达肺泡；水溶性较差的毒物，由于气流速度快，在上呼吸道较难被吸收，到达肺泡后，由于气流速度减慢而有部分可被吸收。二氧化硫、氯气、氨等能迅速溶解于上呼吸道表面的水分中，易于在该部位吸收；而光气则较易深入肺泡，主要通过肺泡毛细血管吸收。

2.2.3.2　皮肤

皮肤是机体的天然屏障，但一些毒物仍能通过表皮细胞或皮肤的附属物（毛囊、皮脂腺或汗腺等）进入人体。经皮肤吸收的毒物不经过肝脏的生物转化解毒过程，即直接进入血液循环。

能够经皮肤进入人体的毒物主要有三类：能溶于脂及类脂的物质；能与皮肤脂酸根结合的物质；具有腐蚀性的物质。

毒物经皮肤进入人体要经历两个过程：首先是毒物通过被动扩散，穿透角质层及整个表皮层的过程；随后，毒物通过表皮层到达真皮层，透过毛细血管进入血液。既具有脂溶性、又具有水溶性的物质，较易经皮肤吸收。

2.2.3.3　消化道

生产性毒物经消化道摄入而导致的职业中毒较为少见。个人卫生习惯不良、食物污染以及发生意外时，毒物可经消化道进入人体。但值得注意的是，进入呼吸道的难溶性气溶胶被清除后，有时亦可经咽部进入胃肠消化道。

2.2.4　毒物在人体内过程

2.2.4.1　分布

毒物被吸收后，可随血液循环（部分随淋巴循环）分布至全身。毒物在全身的分布情况很大程度上取决于其通过细胞膜的能力及其与体内各组织的亲和力。毒物通过细胞膜的能力强，分布可能相对均匀；反之，通过能力弱，分布会有局限性。毒物亦会由于结合、主动运输或亲脂性而相对集中于机体的某些部位；但这种相对集中是动态的，相对集中的部位可能在不同时期内有所改变，最初接触时，毒物常分布于血流量大、对毒物通透性好的组织、器官，随后逐渐缓慢重新分布于血液循环较差的部位。如开始接触有毒金属铅时，血液中吸收的铅很快在血浆和红细胞之间取得平衡；随后，血浆中少量游离铅部分转移至肝、肾等组织，随后逐步转移定位于骨骼。

2.2.4.2　生物转化

毒物进入人体后，在体内组织中，经酶催化或非酶作用转化成一些代谢产物的过程。人体的肝、肾、胃、肠、肺、皮肤等组织都具有生物转化功能。毒物在体内的生物转化主要包括氧化、还原、水解和结合四类反应。生物转化过程是将亲脂性毒物转化成更具极性和水溶性物质，降低其通过细胞膜的能力，从而加速其排出，故多数毒物经生物转化后，可转变成低毒或无毒的物质。但也有原来无毒或低毒的物质经生物转化后，变成有毒或毒性更大的产物。如四乙铅是由于在体内脱烃转化为三乙铅才发生毒作用的；苯并芘及各种芳香胺致癌物，本身无致癌作用，经代谢转化后才具有致癌作用。

2.2.4.3 排出

毒物可以原形及其代谢物的形式从体内排出。毒物的排出是机体对毒物的一种解毒作用。如吸收毒物量较少且能很快排出，使体内的毒水平始终未能达到中毒水平，则不产生毒作用；反之，如排出速度低于吸收速度，且体内又缺乏其他解毒途径时，毒物可能在体内逐渐蓄积，达到一定的浓度时，即可引发中毒。毒物排出的途径有多种。

（1）肾脏。肾脏是排出毒物最重要的途径。其排毒机理与排泄正常代谢产物基本相同；水溶性和挥发性低的物质，如甲醇等多由肾脏排出。

（2）消化道。铅、锰、汞等重金属盐类多由胃肠道排出。

（3）呼吸道。具有挥发性毒物如四氯化碳、汽油、乙醚和氯仿等，水溶性差，多经呼吸道排出。

（4）其他途径。铅、汞及有机氯化物可经唾液及汗腺排出。

2.2.4.4 蓄积

长时间接触毒物，当吸收速度超过解毒和排出速度时，体内的毒物就会逐渐增多，这种现象称为蓄积作用。此时毒物在体内的分布常呈现出集中的趋势，即毒物相对的集中于某些部位。毒物对蓄积部位可能产生毒作用，也可能无明显的损害作用。若毒物对蓄积部位相对无害时，称该蓄积部位为储存库。储存库中的毒物处于相对无活性状态，在一定程度上具有保护作用。但由于储存库中的毒物常与血浆中游离状态的毒物保持动态平衡，当血浆中毒物浓度降低时，储存库将缓慢释放出毒物，成为体内提供毒物的来源。

2.2.5 影响毒作用的因素

毒物对人体的毒作用，其作用性质和毒性大小受到以下因素的影响：

（1）化学结构。毒物的化学结构决定其在体内参与和干扰各种生化反应的能力，在某种程度上决定了其毒性的大小。毒物的化学结构与毒性大小之间具有一定的规律性，如烷、醇、酮等碳氢化合物与其同系物相比，碳原子数愈多，毒性愈大（甲醇与甲醛除外）；当碳原子数超过一定的限度（7~9个），毒性反而迅速下降；烷烃类对肝脏的毒性可因卤素的增多而增强，如 $CCl_4 > CHCl_3 > CH_2Cl_2 > CH_3Cl$；基团的位置亦影响其毒性的大小，如带两个基团的苯环化合物，其毒性为：对位 > 邻位 > 间位，即分子对称的化合物毒性较大；分子的毒性随分子中不饱和键的增加而增加，如乙炔 > 乙烯 > 乙烷等。

（2）理化性质。毒物的理化性质对其在外环境中的稳定性、进入人体的机会以及在人体内的生物转化均具有重要的影响。毒物在水中或体液中的溶解度直接影响其毒性大小，溶解度越大，通常其毒性越大；脂溶性物质易在脂肪内蓄积，易侵犯神经系统。毒物的分散度越大，其化学活性越大，越易随呼吸进入人体，其毒性就越大；毒物的挥发性越强，在空气中的浓度越高，进入人体的可能性就越大。

（3）联合作用。生产环境中，常有数种毒物或其他形式的有害因素同时存在，这些有害因素可同时或先后共同作用于人体，其毒效应表现为：相加作用（多种毒物同时存在于生产环境中，毒性表现为其作用总和）；相乘作用（多种毒物联合作用的毒性大，超过这几种毒物毒性的总和，即增毒作用）；拮抗作用（多种毒物联合作用的毒性低于各种毒物毒性的总和）。

（4）剂量、浓度及接触时间。毒物不论毒性大小如何，均需要在体内达到一定的数量才会引起中毒。空气中毒物浓度越高、接触时间越长，则进入人体的量越大，也越容易发生中毒。

（5）生产环境和劳动强度。生产环境，如温度、湿度、气压等因素，也对毒物的毒性有影响。高温条件能促进毒物的挥发，高湿度可使氯化氢等毒物的毒性增加，高气压能使溶解于体液中的毒物量增多。

劳动强度对毒物的吸收、分布、排泄均有明显的影响。劳动强度大、呼吸量增大，代谢及吸收毒物的速度也常随之加快。

（6）个体敏感性。毒效应是毒物与人体相互作用的体现，故个体敏感性对毒物的毒性也具有一定程度影响。同一接触条件下，不同个体对同一毒物毒作用的反应相差很大，造成这种差异的因素很多，如年龄、性别、健康状况、免疫状况、个体遗传特性等。

2.2.6 职业性接触毒物容许浓度

《工作场所有害因素职业接触限值　化学有害因素》（GBZ 2.1—2009）规定常见毒物职业接触限值，如表2-1所示。

表2-1　常见毒物职业接触限值

物质名称	职业接触限值（OELs）/mg·m^{-3}			备注
	MAC	PC-TWA	PC-STEL	
氨	—	20	30	
苯	—	6	10	①
二氧化氮		5	10	—
二氧化硫		5	10	
硫化氢	10			
氯	1			
氯化氢及盐酸	7.5			
一氧化氮		15		
一氧化碳（非高原）		20	30	
高原（海拔2000～3000m）	20	—	—	
>3000	15	—	—	

①可因皮肤、黏膜和眼睛直接接触蒸气、液体和固体，通过完整的皮肤吸收引起全身效应。

2.2.7 职业性接触毒物危害程度分级

《职业性接触毒物危害程度分级》（GBZ 230—2010）中以毒物的急性毒性、扩散性、蓄积性、致癌性、生殖毒性、致敏性、刺激与腐蚀性、实际危害后果与预后等9项指标计算毒物危害指数，将毒物分为轻度危害、中度危害、高度危害和极度危害四级。

2.2.8 职业病危害作业分级及管理

《工作场所职业病危害作业分级 第2部分：化学物》（GBZ/T 229.2—2010）依据化学物的危害程度、化学物的职业接触比值和劳动者的体力劳动强度的权数计算分级指数，将职业病危害作业分为相对无害作业（0级）、轻度危害作业（Ⅰ级）、中度危害作业（Ⅱ级）、重度危害（Ⅲ级）。

对于有毒作业，应根据分级采取相应的控制措施。职业病危害作业分级见表2－2。

表2－2 职业病危害作业分级

危害程度	体力劳动强度	职业接触比值						
		<1	~2	~4	~6	~8	~24	>24
轻度危害	Ⅰ	0	Ⅰ	Ⅰ	Ⅰ	Ⅱ	Ⅱ	Ⅲ
	Ⅱ	0	Ⅰ	Ⅰ	Ⅱ	Ⅱ	Ⅲ	Ⅲ
	Ⅲ	0	Ⅰ	Ⅱ	Ⅱ	Ⅱ	Ⅲ	Ⅲ
	Ⅳ	0	Ⅰ	Ⅱ	Ⅱ	Ⅱ	Ⅲ	Ⅲ
中度危害	Ⅰ	0	Ⅰ	Ⅱ	Ⅱ	Ⅱ	Ⅲ	Ⅲ
	Ⅱ	0	Ⅰ	Ⅱ	Ⅱ	Ⅱ	Ⅲ	Ⅲ
	Ⅲ	0	Ⅱ	Ⅱ	Ⅱ	Ⅲ	Ⅲ	Ⅲ
	Ⅳ	0	Ⅱ	Ⅱ	Ⅲ	Ⅲ	Ⅲ	Ⅲ
重度危害	Ⅰ	0	Ⅱ	Ⅱ	Ⅱ	Ⅲ	Ⅲ	Ⅲ
	Ⅱ	0	Ⅱ	Ⅱ	Ⅲ	Ⅲ	Ⅲ	Ⅲ
	Ⅲ	0	Ⅱ	Ⅲ	Ⅲ	Ⅲ	Ⅲ	Ⅲ
	Ⅳ	0	Ⅱ	Ⅲ	Ⅲ	Ⅲ	Ⅲ	Ⅲ
极度危害	Ⅰ	0	Ⅱ	Ⅲ	Ⅲ	Ⅲ	Ⅲ	Ⅲ
	Ⅱ	0	Ⅱ	Ⅲ	Ⅲ	Ⅲ	Ⅲ	Ⅲ
	Ⅲ	0	Ⅲ	Ⅲ	Ⅲ	Ⅲ	Ⅲ	Ⅲ
	Ⅳ	0	Ⅲ	Ⅲ	Ⅲ	Ⅲ	Ⅲ	Ⅲ

分级管理原则是：

（1）轻度危害作业（Ⅰ级），在目前作业条件下，可能对劳动者的健康存在不良影响，应改善工作环境，降低劳动者的实际接触水平，设置警告和防护标识，强化劳动者的安全操作和职业卫生培训，采取定期作业场所监测、职业健康监护等行动。

（2）中度危害作业（Ⅱ级），在目前作业条件下，很可能引起劳动者的健康损害。应及时采取纠正和管理行动，限期完成整改措施。劳动者必须使用个人防护用品，使劳动者实际接触水平达到职业卫生标准要求。

（3）重度危害作业（Ⅲ级），在目前作业条件下，极可能引起劳动者严重健康损害。应在作业点明确标识，立即采取整改措施。劳动者必须使用个人防护用品，使劳动者实际接触水平达到职业卫生标准要求。对劳动者进行健康检查，整改完成后，重新对作业场所进行职业卫生评价。

2.3 生产性粉尘

粉尘是指分散于气体中的细小固体颗粒，粒径一般在1~200μm之间。从胶体化学的观点来看，粉尘是一种气溶胶，其分散媒质是空气，分散相是固体微粒。生产性粉尘系指在生产过程中形成的、能较长时间悬浮于空气中的固体颗粒，它不仅是严重损害劳动者健康的主要职业性有害因素之一，而且还会污染作业场所及周边环境，危害附近社区居民的健康。

2.3.1 粉尘来源与分类

2.3.1.1 生产性粉尘的来源

生产性粉尘的来源非常广泛。产生粉尘的生产过程有以下几个方面：

（1）固体物质的机械破碎过程，如矿石的钻孔、爆破和粉碎，粮食谷物的脱粒、磨粉等过程。

（2）固体表面的加工过程，如金属的研磨等。

（3）粉粒状物料的输送过程，包括储存、装卸、混合、筛分及包装等过程。

（4）粉状物料的成型过程，如对模具中的粉料进行冲压成型。

（5）物质的加热和燃烧过程以及金属的冶炼和焊接过程。

以上（1）~（4）属于机械过程，（5）属于物理化学过程。此外，沉积于工作场所的降尘由于振动或气流的影响等，再次悬浮于空气中（二次扬尘），也可以成为生产性粉尘的来源。

在工农业很多类型的生产过程中，都有机会接触到生产性粉尘。粉尘危害严重的行业包括：建材业，如原料粉碎、筛分、混料、拌料、加工、包装、运输等作业；冶金业，如矿石粉碎、筛分、配料、熔炼等作业；化工业，如原料粉碎、加工、包装、运输等作业；机械工业，如铸造、翻砂、清砂、切割、研磨等作业；采矿业，如打钻、爆破、搬运等作业；轻工业，如原料处理、配料、工等作业；纺织业，如原料处理、纺织加工等作业；食品业，如原料粉碎、加工、包装等作业；农业，如收割、脱粒、筛选、粮食加工等作业。各行业粉尘类别参见表2－3。

表2－3 厂矿企业主要产尘源和粉尘类别

行业	厂矿企业	工　序	粉尘类别
建材	水泥厂	生、熟料破碎	石灰石尘、土尘、矿渣尘
		生、熟料磨粉	石灰石尘、土尘、矿渣尘、水泥尘
		烧成	石灰石尘、煤尘
		烘干	石灰石尘、土尘、铁尘、矿渣尘
		包装	水泥尘
	石棉厂	原料碾压、破碎、松解、筛分、运输、开棉、弹棉、植纺、织布	石棉尘
	采石场	采石、切割、磨光、钻孔、剥离	石英石尘
	大理石厂	石料切割	石英石尘
	玻璃厂	原料破碎、筛分、混料、拌料	石英、长石尘
	油毡厂	隔离、剥离	滑石尘、云母尘

续表 2-3

行业	厂矿企业	工　序	粉尘类别
冶金	耐火材料厂	原料粉碎、筛分、配料、成型	黏土、硅石尘
	熔炼厂	熔炼	铅尘、锌尘、镍尘
化工	磷肥厂	矿石粉碎、磨粉	磷矿尘
	氨肥厂	造气、煤球制备	煤尘、石灰尘
	炭黑厂	包装	炭黑尘
	橡胶厂	混炼	炭黑、碳白尘
		成型	滑石尘
机械	农机修造厂	炼铁、浇注	烟尘
	铸造厂	滑砂、配砂、喷砂、打箱	型砂尘
	电镀厂	抛光	金属尘
矿业	煤　矿	掘进、采煤	矽尘、煤尘
	金属矿	掘进、开采	矽尘、金属矿尘
	石墨矿	掘进、开采	矽尘、石墨矿尘
	萤石矿	掘进、开采	矽尘、萤石矿尘
轻工	陶瓷厂	原料破碎、磨粉、成型	陶土、长石、黏土尘
	石料雕刻厂	打磨加工	矽尘、滑石尘
	角梳厂	裁料、加工	角质尘
	皮毛厂	鞣皮	黏土尘
	羽绒服装厂	制绒	羽绒尘
	烟草厂	切料、加工	烟草尘
	茶　厂	加工	茶叶尘
	铅笔厂	配芯料	石墨尘
	电池厂	配料	锰尘

2.3.1.2 生产性粉尘的分类

粉尘的分类方法很多，主要有如下几类：

（1）按粉尘的性质分类，可分为：

1）无机粉尘，包括矿物性粉尘，如石英、石棉、滑石、石灰石、煤等粉尘；金属性粉尘，如铅、锰、铁、锡、铅等粉尘；人工无机性粉尘，如金刚砂、水泥、玻璃粉尘等。

2）有机粉尘，包括植物性粉尘，如棉、麻、谷物、作物秸秆、茶等粉尘；动物性粉尘，如皮毛、骨质、角质等粉尘；人工有机粉尘，如有机染料、农药、橡胶等粉尘。

3）混合型粉尘，在生产环境中，一种粉尘单独存在的情况较为少见，大多数情况为两种或多种粉尘的混合物，称为混合性粉尘，如使用砂轮机磨削金属时产生的粉尘，既有金刚砂粉尘，又有金属粉尘。

（2）按粉尘颗粒大小分类，可分为：

1）可见粉尘，粒径大于 10μm 的粉尘。

2）显微粉尘，在普通显微镜下可以分辨的粉尘，粒径为 0.25 ~10μm。

3）超显微粉尘，在超倍显微镜或电子显微镜下才可以分辨的粉尘，粒径小于0.25μm。

（3）按燃烧和爆炸性质分类，可分为：

1）易燃易爆粉尘，如煤粉尘、亚麻粉尘等。

2）非易燃易爆粉尘，如石灰石粉尘等。

（4）环境卫生学分类，可分为：

1）降尘，指粒径大于10μm，在重力作用下，能在较短时间内沉降到地面的粉尘微粒。

2）飘尘，又称可吸入颗粒物（PM10），指粒径小于10μm，能长期悬浮于大气中的粉尘微粒。飘尘能够通过人的细支气管到达肺泡，并沉积在肺部，对人的健康危害更大。

2.3.2 粉尘理化特性及卫生学意义

粉尘的理化特性决定其对人体的危害程度。从卫生学角度考虑，粉尘的理化特性如下所述。

2.3.2.1 粉尘的化学成分

粉尘的化学成分直接决定其对人体的危害程度。根据化学成分的不同，粉尘对人体有致纤维化、刺激、中毒和致敏等作用。如粉尘中游离二氧化硅（指不与其他元素的氧化物结合在一起的二氧化硅）的含量越高，则引起病变的程度越重，病变发展的速度越快。游离二氧化硅含量在70%以上的粉尘，往往形成以结节为主的弥漫性纤维病变，进展较快，且易融合；而含游离二氧化硅低于10%时，肺内病变则以间质纤维化为主，发展较慢，且不易融合。铅及其化合物的粉尘可以通过肺组织吸收，进入血液循环而引起中毒。铍、铝等金属粉尘可导致过敏性哮喘和肺炎。

2.3.2.2 粉尘的粒径

粉尘的颗粒大小不同，对人体和环境危害程度也不同。粉尘的粒径对于大小均匀球形颗粒而言，是指其直径，但现实中尘粒的形状多为不规则形状，因此通常采用“粒径”衡量其大小。尘粒只能根据所赋予的定义，用某一个有代表性的尺寸作为它的粒径。同一粉尘按不同定义所得的粒径，数值不同、应用场合也有不同。较常使用的粒径是空气动力粒径，指与被测尘粒在空气中的沉降速度相同，密度为1000kg/m^3 的球形粒子的直径。一般认为，粉尘的空气动力粒径大于10μm的粒子在上呼吸道沿途均被阻留，小于10μm的粒子有可能进入下呼吸道，5μm以下的粒子可到达呼吸道深部和肺泡区。

2.3.2.3 粉尘的分散度

粉尘的粒径分布，也称粒径的频率分布，叫做分散度。分散度可用分组（按粉尘粒径大小分组）的质量百分数或个数百分数来表示。前者称为质量分布，后者称为粒数分布。由于质量分布更能反映不同粒径的粉尘对人体的影响，故多采用质量分布。粉尘的分散度高，即表示小粒径粉尘占的比例大；反之则小。粉尘分散度的大小，能够决定其对人体的危害程度。研究表明：用重量相同而分散度不同的粉尘进行动物实验时，尘粒直径愈小，发病愈快，病变也愈严重；而在尘粒数目相同，但重量不同的情况下，则质量愈大，病变愈重。

2.3.2.4 粉尘的溶解性

粉尘溶解度的大小与其对人体的危害有关。铅、砷等有毒粉尘可在呼吸道被溶解吸收，随其溶解度的增加，对人体的作用增强；石英等矿物性粉尘，在人体内溶解较少，可在人体内持续产生危害作用；面粉、糖等粉尘，在人体内易于溶解、吸收、排除，对人体的危害较小。

2.3.2.5 粉尘的形状和硬度

粉尘的稳定程度在一定程度上受粉尘粒子形状的影响，质量相同的尘粒，其形状愈接近球形，沉降时，所受的阻力就愈小，沉降速度就愈快。坚硬的尘粒，能引起上呼吸道损伤；而进入肺泡内的微细尘粒，由于其质量较小，肺泡环境湿润，对肺泡的机械损伤作用并不明显。在尘肺发病早期，由于尘粒的形状和硬度产生的机械刺激，在引起巨噬细胞的增生、聚集和吞噬上可能起一定的作用。

2.3.2.6 粉尘的荷电性

粉尘在其产生和运动过程中，因相互碰撞、摩擦、放射照射、电晕放电及接触带电体等原因而带有一定电荷的性质，称为粉尘的荷电性。粉尘荷电后，其物理性质（如凝聚性、附着性、稳定性）将发生变化，对人体的危害增强。粉尘的荷电量与其粒径大小、比重、作业环境温度及湿度等因素有关，随温度的升高、比表面积的增大、含水率的减小，粉尘的荷电量增大。尘粒的荷电性对粉尘在空气中的稳定程度有一定的影响，同性电荷相斥，增强了尘粒悬浮于空气中的稳定性；异性电荷相吸，促使尘粒在碰撞时凝集沉降。一般认为：荷电尘粒在呼吸道内易被阻留，尘粒的荷电程度能够影响细胞的吞噬速度。

2.3.2.7 粉尘的爆炸性

悬浮在空气中的某些粉尘，当达到一定浓度时，如果存在能量足够的火源，就会发生爆炸，这类粉尘称为有爆炸危险性的粉尘。粉尘爆炸常可导致重大的人员伤亡和财产损失。粉尘爆炸需要具备有两个基本条件：粉尘与空气或氧均匀混合，达到一定的浓度，构成爆炸性混合物；存在有能量足够的火源。

具有爆炸危险性的粉尘在空气中的浓度只有在一定的范围内才可能发生爆炸，这个爆炸浓度范围称作爆炸极限；其中，最低浓度称爆炸下限，最高浓度称爆炸上限。由于一些粉尘的爆炸上限数值过大（糖粉的爆炸上限为 $13.5kg/m^3$），通常情况下均无法达到，故一些设计资料中，只提供粉尘爆炸下限的数据。

2.3.3 粉尘对人体健康的影响

2.3.3.1 粉尘在呼吸道的沉积

粉尘可随呼吸运动进入呼吸道，由于尘粒的物理特性以及和呼吸有关的空气动力学条件（如流速、流向）的不同，粒径不同的粉尘在呼吸道沉积的部位和比例也有不同。尘粒在呼吸道内运动的机理有如下几个方面的形式：

（1）惯性冲击。在呼吸道随气流运行时，由于鼻咽腔通道弯曲以及气管分支，含尘气流的方向经常改变；当气流方向改变时，尘粒可因惯性作用而沉积于气管分支处表面，这种作用与气流流速、尘粒的空气动力粒径有关。含尘气流愈深入呼吸道，其气流速度愈慢，惯性冲击作用愈小，故在气道上部，尤其是在支气管干支与分支连接处，能使较大的尘粒沉积在气管壁的表面。

（2）重力沉降。因重力作用能够在呼吸道表面沉降，沉降率与尘粒的密度和直径的平方成正比，沉降速度还受呼吸道气流的干扰。在鼻咽部、气管和较大支气管中，气流速度较大，除较大的尘粒外，其余尘粒不易发生沉降。

（3）截留作用。纤维状（如石棉）或不规则形状（如云母）的粉尘，沿气流的轨道前进时，常因截流而沉积。

（4）热动力冲击（布朗运动）。颗粒愈小，布朗运动的速度愈快，平均运动距离愈远，愈容易碰撞呼吸道壁而附着。2μm 以下的尘粒，具有典型的布朗运动。小于 0.5μm 的尘粒主要因布朗运动而沉积。

尘粒在呼吸系统的沉积可分为：上呼吸道区（包括鼻、口、咽和喉部）、气管支气管区、肺泡区三个区域。尘粒在各种作用力的作用下，空气动力粒径在 10μm 以上的尘粒大部分沉积在鼻咽部，10μm 以下的尘粒可进入呼吸道的深部，在肺泡内沉积的粉尘大部分是 5μm 以下的尘粒。

2.3.3.2 人体对粉尘的清除功能

人体呼吸道的防御作用十分完善，能通过多种途径将大部分吸入的尘粒清除。人体可通过滤尘、运送和吞噬功能防御和清除粉尘。

粉尘进入呼吸道时，由于呼吸道的生理解剖特点，气流方向改变，含尘气体经过鼻腔、咽部和气管时，由于沿途的碰撞作用，使粒径大于 10μm 的粉尘沉积下来，被鼻腔和气管黏膜分泌物粘住，随上皮的纤毛运动向外传送，排出体外。鼻腔的滤尘效能与鼻腔的状态、鼻腔解剖结构的个体特性有关；同时，粉尘的理化特性对其也具有一定的影响。据报道，鼻腔滤尘效能约为吸入粉尘总量的 30% ~50%，滞留在气管、支气管的粉尘颗粒，绝大部分是通过上皮纤毛运动，伴随黏液向外运送，并由咳嗽反射排出体外的。

粒径在 2 ~10μm 的粉尘，随空气进入下呼吸道。由于支气管的逐级分支，气流速度减慢或方向改变，使粉尘沉积黏着在各级气管壁上。粒径小于 2μm 的粉尘沉积在呼吸性细支气管壁和肺泡上。粉尘进入肺泡后，除一部分随呼气排出，另一部分黏着在肺泡表面的液体上被肺巨噬细胞吞噬，并通过巨噬细胞移送到细支气管表面，与黏液混在一起通过纤毛运动排出。其余一部分粉尘被巨噬细胞吞噬后，通过肺泡间隙进入淋巴管，流入肺门淋巴结。粒径小于 2μm 的粉尘，80% 是通过巨噬细胞的作用而被清除的。

人体通过防御清除功能，能使进入肺部的 97% ~98% 的粉尘排出体外，进入及残留在肺部的粉尘，仅占粉尘吸入量的 2% ~3%。然而，人体虽具有较好的防御能力，但仍会有小部分粉尘蓄积于肺部；同时，呼吸道由于粉尘的长期刺激和反复损伤，防御功能会逐渐减退甚至丧失，从而使粉尘在肺部蓄积的条件发生了变化，危害严重的就可能导致尘肺的发生。

2.3.3.3 生产性粉尘对人体的病理作用

进入到人体呼吸道深部的生产性粉尘，根据其理化特性和作用特点的不同，可引起机体不同程度的病理改变。

（1）全身作用。吸入较高浓度的粉尘可能引起尘肺；吸入铅、砷等有毒粉尘，能在支气管壁上溶解，从而被吸收引起全身中毒。

（2）局部作用。粉尘首先作用于呼吸道，早期引起鼻腔机能亢进，毛细血管扩张，大量分泌黏液，以阻留更多的粉尘，此为人体的保护性反应，久之形成肥大性鼻炎，最终由于细胞营养供应不足而致萎缩，形成萎缩性鼻炎。还能引发咽炎、喉炎、气管炎及支气管炎等。经常接触生产性粉尘，还可引起皮肤、耳、眼的疾病。

（3）变态反应。麻、棉花、对苯二胺等粉尘能引起支气管哮喘、哮喘性支气管炎、湿疹及偏头痛等。

（4）光感作用。沥青粉尘在日光照射下产生光化学作用，可引起光感性皮炎、结膜炎以及全身症状等。

（5）致癌作用。放射性矿物粉尘、金属粉尘（如镍、铬酸盐等）的工人易发生肺癌。

（6）感染作用。谷物等粉尘可携带病菌（如丝菌、放射菌属等），其随粉尘进入人体肺部，可引起肺霉菌病等。

（7）其他特异作用。如铍及其化合物粉尘进入呼吸道，除能引起急慢性炎症外，还能引发肺的纤维增殖而致肉芽肿及肺硬化。

2.3.4 粉尘职业接触限值

《工作场所有害因素职业接触限值　化学有害因素》（GBZ 2.1—2007）规定的工作场所粉尘容许浓度如表 2－4 所示。

表 2－4　工作场所粉尘职业接触限值

粉尘类型		时间加权平均容许浓度/$mg \cdot m^{-3}$	
		总尘	呼尘
电焊烟尘		4	—
煤尘（游离 SiO_2 含量小于 10%）		4	2.5
木粉尘		3	—
石棉粉尘（石棉含量大于 10%）		0.8	
矽尘游离 SiO_2 含量	10% ~50%	1	0.7
	50% ~80%	0.7	0.3
	>80%	0.5	0.2
其他粉尘		8	

2.3.5 职业病危害作业分级及管理

《工作场所职业病危害作业分级　第 1 部分：生产性粉尘》（GBZ/T 229.1—2010）依据粉尘中游离二氧化硅含量、工作场所空气中粉尘的职业接触比值和体力劳动强度将生产性粉尘作业危害程度分为相对无害作业（0 级）、轻度危害作业（Ⅰ级）、中度危害作业（Ⅱ级）和高度危害作业（Ⅲ级）四级（见表 2－5）。

分级管理原则是：

（1）轻度危害作业（Ⅰ级），在目前作业条件下，可能对劳动者的健康存在不良影响，应该改善工作环境，降低劳动者实际接触水平，并设置粉尘危害和防护标识，对劳动者进行职业卫生培训，采取职业健康监护、定期作业场所监测等行动。

表2-5 生产性粉尘作业分级表

游离二氧化硅含量/%	体力劳动强度	粉尘的职业接触比值						
		<1	~2	~4	~6	~8	~16	>16
<10	Ⅰ	0	Ⅰ	Ⅰ	Ⅰ	Ⅱ	Ⅱ	Ⅲ
	Ⅱ	0	Ⅰ	Ⅰ	Ⅱ	Ⅱ	Ⅱ~Ⅲ	Ⅲ
	Ⅲ	0	Ⅰ	Ⅰ~Ⅱ	Ⅱ	Ⅱ	Ⅲ	Ⅲ
	Ⅳ	0	Ⅰ	Ⅰ~Ⅱ	Ⅱ	Ⅱ~Ⅲ	Ⅲ	Ⅲ
10≤*M*≤50	Ⅰ	0	Ⅰ	Ⅰ~Ⅱ	Ⅱ	Ⅱ	Ⅲ	Ⅲ
	Ⅱ	0	Ⅰ	Ⅱ	Ⅱ~Ⅲ	Ⅲ	Ⅲ	Ⅲ
	Ⅲ	0	Ⅰ	Ⅱ	Ⅲ	Ⅲ	Ⅲ	Ⅲ
	Ⅳ	0	Ⅰ	Ⅱ~Ⅲ	Ⅲ	Ⅲ	Ⅲ	Ⅲ
50<*M*≤80	Ⅰ	0	Ⅰ	Ⅱ	Ⅲ	Ⅲ	Ⅲ	Ⅲ
	Ⅱ	0	Ⅰ	Ⅱ~Ⅲ	Ⅲ	Ⅲ	Ⅲ	Ⅲ
	Ⅲ	0	Ⅱ	Ⅲ	Ⅲ	Ⅲ	Ⅲ	Ⅲ
	Ⅳ	0	Ⅱ	Ⅲ	Ⅲ	Ⅲ	Ⅲ	Ⅲ
>80	Ⅰ	0	Ⅰ	Ⅱ~Ⅲ	Ⅲ	Ⅲ	Ⅲ	Ⅲ
	Ⅱ	0	Ⅱ	Ⅲ	Ⅲ	Ⅲ	Ⅲ	Ⅲ
	Ⅲ	0	Ⅱ	Ⅲ	Ⅲ	Ⅲ	Ⅲ	Ⅲ
	Ⅳ	0	Ⅱ	Ⅲ	Ⅲ	Ⅲ	Ⅲ	Ⅲ

注：职业接触比值是指工作场所劳动者接触某种职业性有害因素的实际测量值与相应职业接触限值的比值。

（2）中度危害（Ⅱ级），在目前作业条件下，很可能引起劳动者的健康危害。应在采取上述措施的同时，及时采取纠正和管理行动，降低劳动者粉尘实际接触水平。

（3）高度危害作业（Ⅲ级），在目前作业条件下，极有可能造成劳动者的严重健康损害。应立即采取整改措施。作业点设置粉尘危害和防护的标识，劳动者应使用工人防护用品，使劳动者的实际接触水平达到职业卫生标准的水平。对劳动者及时进行体检。整改完成后，应重新对作业场所进行职业评价。

应根据分级结果对生产性粉尘作业采取适当的控制措施。一旦作业发生或防护效果发生变化，应重新分级。

2.4 物理性有害因素

生产环境中与人体健康密切相关的物理因素包括气象条件（如气温、气湿、气流、气压）、噪声和振动、各种电磁辐射（如X射线、γ射线、可见光、紫外线、红外线、射频辐射、激光）等。在《职业病危害因素分类表》中，物理因素包括以下15类：噪声、高温、低气压、高气压、高原低氧、振动、激光、低温、微波、红外线、紫外线、工频电磁场、高频电磁场、超高频电磁场、可导致职业病的其他物理因素。

物理因素对人体的作用，常表现为在一定强度范围内对人体无害，但超过一定的限度，则会对人体产生不良的影响，甚至引起病损。在一般情况下，多为功能性改变，脱离接触后常可恢复，但严重时也将造成永久性病损。物理因素的生物学作用特点，除了非特异性作用外，由于这些因素具有各自的物理特性，故表现出的生物学作用也不同。

2.4.1 高温

2.4.1.1 高温作业

依据《防暑降温措施管理办法》，高温作业（Heat Stress Work）是指有高气温、或有强烈的热辐射、或伴有高气湿（相对湿度≥80% RH）相结合的异常作业条件、湿球黑球温度指数（WBGT 指数，Wet-bulb Globe Temperature Index）超过规定限值的作业。

依据《工作场所有害因素职业接触限值　第 2 部分：物理因素》（GBZ 2.2—2007），高温是指生产劳动过程中，工作地点平均 WBGT 指数≥25℃的作业。

WBGT 指数是综合评价人体接触环境热负荷的一个基本参量，单位为℃。它采用自然湿球温度（t_{nw}）、黑球温度（t_g）和干球温度（t_a）三种参数计算。

$$\mathrm{WBGT}_{室外}=0.7\times t_{nw}+0.2\times t_g+0.1\times t_a \tag{2-1}$$

$$\mathrm{WBGT}_{室内}=0.7\times t_{nw}+0.3\times t_g \tag{2-2}$$

高温作业按其气象条件的特点，可分为三种基本类型，即高温、强热辐射作业，高温、高湿作业和夏季露天作业。

在绝大多数高温作业中，高温与热辐射经常同时存在。如冶金工业的炼焦、炼铁、轧钢等；机械制造工业的铸造、锻造、热处理等车间；陶瓷、玻璃、搪瓷、砖瓦等工业的炉窑车间；火力发电厂和轮船的锅炉间等。在上述环境中，同时存在着两种性质不同的热：对流热（来自被加热的空气）和辐射热（来自生产设备的热源及其周围物体表面二次热辐射源）；这类高温车间中夏季气温可高达 40 ~ 50℃，且具有强烈的热辐射，此时机体只能依靠排汗和汗液蒸发散热，如通风不良，机体蒸发散热困难，有可能发生蓄热和过热。

高温、高湿作业的特点是高气温、高气湿，但热辐射强度不大。主要是由于生产过程中产生大量水蒸气或生产上要求车间内保持较高的相对湿度所致。如在深井煤矿中，由于煤层产热、空气的压缩热以及水分蒸发，可使矿井气温升高至 50℃以上，气湿达到 90%以上；印染、造纸等工业中液体加热或蒸煮时，车间气温可达 35℃，相对湿度达到 90%以上。在这种情况下，汗液蒸发极为困难，机体大量出汗，而汗液的有效蒸发率较低，散热量小于蓄热量，导致机体体温调解与水盐代谢功能障碍。

夏季露天作业的高气温和热辐射主要来源于太阳辐射以及地表被加热后形成的二次热辐射源。露天作业中的热辐射强度虽比高温车间低，但其作用的持续时间较长，中午前后气温升高，往往高出皮肤温度。这种情况下，如劳动强度过大，极易因蓄热而出现过热。

2.4.1.2 高温作业对机体的影响

高温作业时，人体生理机能会出现一系列改变，这些变化在一定程度内是适应性反应，但若超过一定的限度，则可能会对机体产生不良影响。

A 体温调节

机体与环境的热交换可用热平衡公式表示：

$$S=M-E\pm R\pm C_1\pm C_2 \tag{2-3}$$

式中 S——热蓄积变化，W/m^2；

M——代谢产热，W/m^2；

E——蒸发散热，W/m^2；

R——经辐射的获热或散热，W/m^2；

C_1——对流的获热或散热，W/m^2；

C_2——传导的获热或散热，W/m^2。

人体通过蒸发将热量传给水分子，气流速度加快可增强对流和蒸发；辐射热总是由温度高的物体传向温度低的物体，人体经对流将热量传递给空气分子，气温过高时则相反；传导是指热由一个物体直接传给另一物体。通过上述传热方式，人体与环境不断进行热交换，并将中心体温保持在37℃左右，其正常变动范围较窄，热蓄积的变化几乎为零。

在高温环境下作业时，气象条件和劳动强度共同影响人体的体温调节。在气象条件的众多因素中，气温和热辐射起主要作用。气温以对流热作用于人体体表，通过血液循环加热全身；热辐射以辐射热作用于体表，并加热于深部组织。体力劳动时，随劳动强度的增加和劳动时间的延长，代谢产热量不断增加。机体在内外环境热负荷的作用下，依靠体温调节中枢和众多器官、系统的协同作用，尤其是循环系统和汗液分泌机能的作用，使人体受热、产热和散热之间保持相对平衡，以维持体温在正常的范围内。当生产环境的温度低于体表温度（一般以平均皮肤温度35℃为界）时，机体主要以辐射和对流散热方式与周围环境进行热交换；当生产环境温度高于或等于体表温度时，机体无法通过辐射和对流方式散热，此时，主要依靠汗液蒸发散热。在生产环境气象条件的众多因素中，除气温、热辐射起主要作用外，气湿和气流对人体散热也有一定的影响。高气湿对蒸发散热不利；风速增大有利于传导、对流和蒸发散热。

高温作业过程中，人体从高热环境获得的对流和辐射的热量、劳动代谢的产热量以及高热环境促使代谢亢进而增加的产热量之和大于散热量时，热平衡被破坏，机体出现蓄热。但在中枢神经系统调节下，参与体温调节的各系统生理热应激反应加强，使得人体的深度体温在整个工作日内能够维持在38℃以下或稳定于38℃；如能及时改善气象条件，安排工间休息，减轻劳动强度，则能有效地减少机体热负荷和蓄热。反之，由于人体的体温调节能力是有一定限度的，当人体受热、产热量持续大于散热量时，易发生机体蓄热过度。

在正常气象条件下，皮肤温度较稳定。高温作业时，由于对流热和辐射热的直接作用，机体受内外环境的热刺激，激发温度感受器发放神经冲动，刺激体温调节中枢，反射性引起散热反应，皮肤血管扩张，血液重新分配，大量血液流向体表，代谢热从深部组织迅速向体表转移，皮肤温度升高。当皮肤温度接近内脏温度时，体表甚至可完全丧失散热作用。然而，皮肤血流量增加的同时，也为汗腺分泌提供了必要的水分，随汗液的蒸发，也可使皮肤温度下降。

B 水盐代谢

环境温度越高，劳动强度越大，人体出汗量就越大。汗的有效蒸发率在干热、有风的环境中高达80%以上，大量出汗若能及时蒸发，则散热作用良好。但于湿热、风小的环境中，汗的有效蒸发率经常不足50%，汗液难于蒸发，不利于体温调节。汗液中水分占99%以上，其余大部分为氯化钠，还有少量的氯化钾、钙、镁、维生素B1、维生素C等。

高温作业人员大量出汗时，损失的水分远远高于损失的盐分，因此可能导致高渗性脱水，使血浆渗透压升高，尿量减少。如不能及时补充水分，机体将发生严重脱水，引起水盐平衡失调。一般认为，以一个工作日出汗量6L为生理最高限度，失水不应超过体重的1.5%。

大量出汗时，也会损失氯化钠，如不及时补充，将导致机体缺盐，造成细胞外钠离子浓度降低，影响水分在体内的储存，致使摄入的水分迅速经肾脏排出，细胞外液容量减少，血液浓缩，加重心脏和肾脏负担。大量水盐损失，常引发循环衰竭和热痉挛。体内缺盐时，尿中盐量亦减少，因此可通过测定尿盐量判断人体是否缺盐。

C 循环系统

高温作业时，皮肤血管扩张，腹腔内脏血管收缩，心脏活动增强，血液重新分配，大量血液流向体表，使体内温度容易向外发散。高温条件下，因大量水分丧失，有效血容量减少；同时，由于作业需要，肌肉血流量增加，还需向高度扩张的皮肤血管网内输送大量血液以散热，使得循环系统处于高度应激和高负荷状态。心脏向外周输送血液的能力取决于心输出量，而心输出量又依赖于最高心率和血管血容量。如高温作业人员作业时已达到最高心率，机体蓄热又不断增加，则不可能通过增加心输出量来维持血压和肌肉灌流，就有可能导致热衰竭。

高温对心血管的影响，在血压方面也有体现。在热环境里皮肤血管扩张，末端阻力下降，可使血压轻度下降，但体力劳动又可使血压升高。一般情况下，重体力作业时出现收缩压升高，但升高程度不如常温下同等劳动时明显。舒张压一般不升高，脉压有增大的趋势。在高温下体力劳动时间过长或劳动强度过大时，将会导致体温过度升高、血压下降。长期在高温环境下作业，心血管系统经常处于紧张状态，久之能使心肌发生生理性肥大，也可能转为病理状态。

D 消化系统

高温作业时，胃肠道活动出现抑制反应，消化液分泌减弱，胃液酸度（游离酸和总酸）降低。胃的收缩和蠕动减弱，排空速度减慢。唾液分泌也明显减少，淀粉酶活性降低。高温还能抑制小肠的运动，使其吸收速度减慢，消化道血液减少等因素可能导致食欲减退和消化不良，胃肠道疾患增多，且工龄愈久，患病几率愈高。

E 神经系统

高温作业时，神经系统可受到抑制，使肌肉工作能力降低，机体产热量因肌肉活动减少而下降，从而减轻热负荷，故可将这种抑制作用视为保护机制。但是，正是由于这种抑制作用，使得作业人员的注意力、肌肉工作能力、动作准确性和协调性以及反应速度降低，易于发生工伤事故。

F 泌尿系统

高温作业时，大量水分经汗腺排出，经肾脏排出的水分大大减少，有时仅占排出全部水分的10%～15%。如不及时补充水分，可使尿液浓缩，肾脏负担加重，也可能导致肾功能不全，尿中出现蛋白、红细胞等。

2.4.1.3 高温作业职业接触限值

《工作场所有害因素职业接触限值 第2部分：物理因素》（GBZ 2.2—2007）规定的

高温作业职业接触限值如表2－6所示。

接触时间率是指劳动者在一个工作日内实际接触高温作业累计时间与8小时的比率。

表2－6 工作场所不同体力劳动强度WBGT限值 （℃）

接触时间率/%	体力劳动强度			
	Ⅰ	Ⅱ	Ⅲ	Ⅳ
100	30	28	26	25
75	31	29	28	26
50	32	30	29	28
25	33	32	31	30

2.4.1.4 高温作业分级

《工作场所职业病危害作业分级 第3部分：高温》（GBZ/T 229.3—2010）依据劳动强度、接触高温作业时间、WBGT指数及服装阻热性，高温作业分为轻度危害作业（Ⅰ级）、中度危害作业（Ⅱ级）、重度危害作业（Ⅲ级）及极重度危害作业（Ⅳ级）四个级别（见表2－7）。

表2－7 高温作业分级

劳动强度	接触高温作业时间/min	WBGT指数/℃						
		29～30（28～29）	31～32（30～31）	33～34（32～33）	35～36（34～35）	37～38（36～37）	39～40（38～39）	41～（40～）
Ⅰ 轻劳动	60～120	Ⅰ	Ⅰ	Ⅱ	Ⅱ	Ⅲ	Ⅲ	Ⅳ
	212～240	Ⅰ	Ⅱ	Ⅱ	Ⅲ	Ⅲ	Ⅳ	Ⅳ
	241～360	Ⅱ	Ⅱ	Ⅲ	Ⅲ	Ⅳ	Ⅳ	Ⅳ
	361～	Ⅱ	Ⅲ	Ⅲ	Ⅳ	Ⅳ	Ⅳ	Ⅳ
Ⅱ 中劳动	60～120	Ⅰ	Ⅱ	Ⅱ	Ⅲ	Ⅲ	Ⅳ	Ⅳ
	212～240	Ⅱ	Ⅱ	Ⅲ	Ⅲ	Ⅳ	Ⅳ	Ⅳ
	241～360	Ⅱ	Ⅲ	Ⅲ	Ⅳ	Ⅳ	Ⅳ	Ⅳ
	361～	Ⅲ	Ⅲ	Ⅳ	Ⅳ	Ⅳ	Ⅳ	Ⅳ
Ⅲ 重劳动	60～120	Ⅱ	Ⅱ	Ⅲ	Ⅲ	Ⅳ	Ⅳ	Ⅳ
	212～240	Ⅱ	Ⅲ	Ⅲ	Ⅳ	Ⅳ	Ⅳ	Ⅳ
	241～360	Ⅲ	Ⅲ	Ⅳ	Ⅳ	Ⅳ	Ⅳ	Ⅳ
	361～	Ⅲ	Ⅳ	Ⅳ	Ⅳ	Ⅳ	Ⅳ	Ⅳ
Ⅳ 极重劳动	60～120	Ⅱ	Ⅲ	Ⅲ	Ⅳ	Ⅳ	Ⅳ	Ⅳ
	212～240	Ⅲ	Ⅲ	Ⅳ	Ⅳ	Ⅳ	Ⅳ	Ⅳ
	241～360	Ⅲ	Ⅳ	Ⅳ	Ⅳ	Ⅳ	Ⅳ	Ⅳ
	361～	Ⅳ	Ⅳ	Ⅳ	Ⅳ	Ⅳ	Ⅳ	Ⅳ

注：括号内WBGT数值适用于未产生热适应和热习服的劳动者。

根据不同等级的高温作业进行不同的卫生学监督和管理。分级越高，发生热相关疾病的危险度越高。

轻度危害作业（Ⅰ级）：在目前的劳动条件下，可能对劳动者的健康产生不良影响。应改善工作环境，对劳动者进行职业卫生培训，采取职业健康监护和防暑降温防护措施，保持劳动者的热平衡。

中度危害作业（Ⅱ级）：在目前的劳动条件下，可能引起劳动者的健康危害。在采取上述措施的同时，强化职业健康监护和防暑降温等防护措施，调整高温作业劳动休息制度，降低劳动者热应激反应及接触热环境的单位时间比率。

重度危害作业（Ⅲ级）：在目前的劳动条件下，很可能引起劳动者的健康危害，产生热损伤。在采取上述措施的同时，强调进行热应激监测，通过调整高温作业劳动－休息制度，进一步降低劳动者接触热环境的单位时间比率。

极重度危害作业（Ⅳ级）：在目前的劳动条件下，极有可能引起劳动者的健康危害，产生严重的热损伤。在采取上述措施的同时，严格进行热应激监测和热损伤防护措施，通过调整高温作业劳动－休息制度，严格限制劳动者接触热环境的时间比率。

2.4.2 低温

2.4.2.1 低温作业

低温作业是指生产劳动过程中，工作地点平均气温等于或低于5℃的作业。

2.4.2.2 低温作业对机体的影响

（1）体温调节。寒冷刺激皮肤冷感受器，反射性地引起皮肤血管收缩、寒战、立毛及动用储存的脂肪和糖，中心血液温度降低又可加剧这一反应。这使得机体散发到环境中的热减少，同时代谢产热增加，从而维持体温恒定。人体的适寒能力具有一定的限度，如在寒冷（－5℃以下）环境下工作时间过长，体温调节发生障碍，则体温降低，甚至出现体温过低（指中心温度降低到35℃或以下）。体温过低时，寒战则停止，体温达34℃时，意识受到一定程度的影响；32.2～31.1℃时，呈半昏迷状态；28℃时，出现心室纤颤；27℃时，自发动作停止，瞳孔对光反应消失；26℃时，意识完全丧失；24℃时出现肺水肿；23～21℃时室颤加重；20℃时心脏停止跳动；体温达18℃时，一般来说恢复的可能性很小。

（2）中枢神经系统。低温条件下，脑内高能磷酸化合物代谢降低，出现神经兴奋与传导能力减弱，并与体温有依赖关系：当体温降至35～32.2℃范围内，可出现手脚不灵、运动失调、反应减慢以及发声困难。寒冷引发的这些神经效应使低温作业人员易受事故伤害。

（3）心血管系统。低温作用初期，心率加快，心输出量增加，后期则心率减慢，心输出量减少。体温过低并不降低心肌收缩力而是影响心脏的传导系统，表现为进展性心动过缓，继而出现心收缩不全。

在低温环境中，大量血液由外周流向内脏器官，中心和外周之间形成较大的温度梯度，当中心体温尚未过低时，即有可能出现四肢和面部的局部冻伤。

2.4.2.3 低温作业分级

依据《低温作业分级》（GB/T 14440—1993），按照工作地点温度和低温作业时间率，将低温作业分为四级，级别高者，冷强度大（见表2－8）。

表2-8 低温作业分级

低温作业时间率/%	温度范围/℃					
	≤5~0	<0~-5	<-5~-10	<-10~-15	<-15~-20	<-20
≤25	Ⅰ	Ⅰ	Ⅰ	Ⅱ	Ⅱ	Ⅲ
>25~50	Ⅰ	Ⅰ	Ⅱ	Ⅱ	Ⅲ	Ⅲ
>50~75	Ⅰ	Ⅱ	Ⅱ	Ⅲ	Ⅲ	Ⅳ
≥75	Ⅱ	Ⅱ	Ⅲ	Ⅲ	Ⅳ	Ⅳ

低温作业时间率是指在低温净劳动时间占工作日总时间的百分率。

凡低温作业地点空气相对湿度平均等于或大于80%的工种，应在本标准基础上提高一级。

2.4.3 高气压

2.4.3.1 高气压作业种类

高气压作业包括潜水作业、潜涵作业及高压氧仓等作业。

潜水作业指在水下施工、打捞沉船，以及其他潜水工作人员经常要进行的作业。水面下的压力与水的深度成正比，即每下沉10.3m，增加101.33kPa（1个大气压），该压力称为附加压，附加压与地面大气压之和，称为总压或绝对压。潜水员在水下工作时，需穿特制的潜水服，并通过一条空气导管将压缩空气送入潜水服内，潜水员下潜和上升到水面时，要随时调节压缩空气的阀门，使其压力等于从水面到潜水员工作地点的绝对压。

潜涵作业指在地下水位以下深处的潜涵内进行的作业。如建筑桥墩时，先将地面表土挖掉，然后潜涵慢慢下沉，到一定深度，为排出潜涵内的水需用与地下水压力相等或大于地下水压力的高气压通过，以保证水不进入潜涵而便于进行工作。近年来技术革新后，多采用常压的沉井。但在水下、隧道等工程中仍存在类似潜涵的高气压作业。

其他有加压治疗仓、高压氧舱和高气压科学研究仓等环境下的作业等。

2.4.3.2 高气压对机体的影响。

人体对高气压的耐受有一定的限度，健康人耐受范围约在303.98k~405.30kPa之间，若超过该限度，就可能导致机体的功能障碍。

高气压对机体的影响主要发生在加压与减压的过程中。在加压过程中，外耳道可受压，使鼓膜内陷，故有内耳充塞感，并出现耳鸣及头晕等症状，甚至有可能压破鼓膜。在高气压下，可能发生神经系统和循环系统功能改变。在709.28kPa以下时，高氧分压引起心脏收缩节律和外周血流速度减慢。709.28kPa以上时，主要表现为氮的麻醉作用，呈酒醉样、意识模糊、有幻觉等。高气压对血管运动中枢的刺激，能引起心脏活动增强、血压升高和血流速度加快。

2.4.3.3 影响减压病的发病因素

（1）可使机体溶解氮量增多的因素，如急流、劳动强度大、延长作业时间、低能见度等。

（2）减压时可使氮排出量减少的因素，如低水温、反复潜水（12h内重复潜水）。

（3）个体易感性。

2.4.4 低气压

2.4.4.1 低气压作业

高空、高山与高原均属于低气压环境。高空作业是指高空飞行、宇宙飞船等作业。高山作业是指在高原地区修路、探矿、登山等。高山与高原是指海拔在3km以上的地点,海拔愈高,氧分压愈低,当海拔达3km时,气压为70.66kPa,氧分压为14.67kPa,海拔8km时,气压35.99kPa,氧分压仅为7.47kPa,此时肺泡气氧分压和动脉血氧饱和度仅及前者的一半。在高山与高原作业,还存在强烈的紫外线照射、日温差大、气候多变等不利气象因素。

2.4.4.2 低气压对机体的影响。

低气压环境对人体的影响主要包括缺氧、低温低湿和太阳辐射。

A 缺氧对人体的影响

低气压环境特有的诸因素中,缺氧的影响最大,特别是呼吸和循环系统受到的影响更为明显。在高原地区,大气中氧气含量随高度的增加而减少,直接影响肺泡气体交换、血液携氧和结合氧在体内释放的速度,使机体供氧不足,产生缺氧。初期大多数人肺通气量增加,心率加快,部分人血压升高;适应后,心脏每分钟输出量增加。由于肺泡低氧引起肺小动脉和微动脉的收缩,造成肺动脉高压,使右心室肥大,这是心力衰竭的基础。血液中红细胞和血红蛋白有随海拔升高而增多的趋势,血液容积和血液黏滞度的增加也是加重右心室负担的因素之一。此外,初登高原由于外界低气压,而致腹内气体膨胀,胃肠蠕动受限,消化液如唾液、胃液和胆汁减少,常见腹胀、腹泻、上腹疼痛等症状。轻度缺氧可使神经系统兴奋性增高,反射增强,海拔继续升高,会出现抑郁症状。

人对缺氧的适应个体差异很大,一般来说在海拔3000m以内,能较快适应:3000~5330m时部分人需较长时间适应,5330m为人适应的临界高度。在高原低氧环境下,人体为保持正常活动和生产作业,在细胞、组织和器官首先发生功能的适宜性变化,约需1~3个月,逐渐过渡到稳定的适应称为习服。

B 低温与低湿的影响

太阳辐射对大气的直接加热作用是微不足道的,大气的热量主要来源于地面接受太阳辐射后的二次辐射;故在自由大气中和高山地区,一般海拔每增加1km,平均气温约下降6℃。在高山和高原地区,特别是某些季节里,气温常急骤下降,很容易导致局部受冷或冻伤;衣着调整稍一疏忽,极易引起感冒及呼吸道感染等。

随海拔高度增加,绝对湿度也迅速减小,造成人体皮肤干燥,血管收缩,感觉迟钝;由于人体水分极易蒸发,小便浓缩,易患呼吸道疾病;水分大量丧失,尽管大量饮水,也会产生口渴等主观不良的感觉。

C 太阳辐射的影响

主要指过量的红外线和紫外线照射,由于湿度低和辐射强的影响,使高原居民皮肤糙黑,且易患雪盲、日晒性皮炎等疾病。

2.4.5 噪声

2.4.5.1 噪声基本概念

声音由物体机械振动产生。物体振动时,其能量可以在弹性介质中以波的形式向外传播，因此声音本质上是一种波动，故又称声波。发声物体称为声源。振动在媒质中传播的速度是声速。声波通过一个波长的距离所用的时间，称为周期。波长是指振动经过一个周期声波传播的距离。物体在1秒钟内振动的次数称为频率，单位为赫兹（Hz）。声源振动的频率决定了音调的高低，由于振动频率在传播过程中不发生改变，故声音的频率就是指声源振动的频率。人耳能够听到的声音频率为20～20kHz。小于20Hz的声波称为次声，大于20kHz的声波称为超声，这些频率的声音作用于人的听觉器官时都不能引起声音的感觉，故人耳听不到。

物理学所说的噪声是指频率、振动上杂乱、间歇或随机的声音；生理学、心理学所说的噪声，是指足以干扰人们心理或生理、影响人们生活和健康的一切声音；广义噪声就是指人们不需要的一切声音。判断一个声音是否是噪声，主观因素起决定作用，即使是同一个人对同一声音，在不同的时间、地点等条件下，经常会有不同的判断。如思考问题时，谈话的声音或者音乐也可能成为噪声。

生产过程中产生的声音的频率、强度变化没有规律，易使人产生厌烦感，故称之为生产性噪声。此外，交通噪声和生活噪声，在其波及的范围内（如办公楼或写字楼），作业人员亦会受到影响，甚至造成伤害。

2.4.5.2　噪声分类

噪声的分类方法很多，按照发声体（声源）的特点，生产性噪声可分为：

（1）空气动力性噪声：是指气体压力或体积的突然变化所产生的声音，如通风机、鼓风机、空气压缩机运转时，进排气口的噪声。按其发声机理，又可细分为喷射噪声、涡流噪声、旋转噪声、燃烧噪声等。

（2）机械动力性噪声：是指机械设备运转时，各零部件之间的相互撞击、摩擦产生的交变机械作用力使设备金属板、齿轮、轴承或其他运动部件发生振动而辐射出的噪声。机械动力性噪声又可细分为撞击噪声、激发噪声、摩擦噪声、结构噪声、齿轮噪声、轴承噪声等等。

（3）电磁动力性噪声：是指利用电磁工作的组件，由于磁场脉动、磁致伸缩、电磁涡流等因素发生振动而辐射出的噪声。如发电机、变压器等设备开动时，所发出的噪声。

按照噪声的频率成分分布可将其分为：低频噪声（低于500Hz）、中频噪声（500～1kHz）、高频噪声（高于1kHz）；或分为宽频带噪声（从低频到高频较为均匀的噪声）、窄频带噪声（主要成分集中分布在狭窄的频率范围内的噪声）、有调噪声（既有连续噪声，又有离散频率成分存在的噪声）。

2.4.5.3　声压及声压级

声波在空气中传播时，引起介质质点的振动，使空气产生疏密变化，即在原来的大气压上又叠加了一个由于声波而引起的压强变化，称为声压，用p表示，衡量声压大小的单位是帕斯卡（Pa）。

声压的大小表示了声波的强弱。正常人在1kHz时能听到的最弱的声压为2×10^{-5}Pa，称为人耳的“听阈”，即正常人耳刚能引起音响感觉的声压。当声压达到20Pa时，人耳就会产生疼痛感觉，称为“痛阈”。可见，声音的强弱变化和人耳的听觉范围很宽，“听阈”和“痛阈”相差100万倍，故采用声压的绝对值衡量声音的强弱并不直观。同时由于人耳对声音大小的感受不是线性的，即主观感觉到的声音强度不是正比于声压绝对值的大小，而是同它的对数近似成正比。因此将两个声音的声压之比用对数的标度来表示，不仅应用简单，也接近于人耳的听觉特性。这种用对数标度来表示的声压称为声压级，用 L_p 表示，单位为分贝，记作 dB。声压级定义是，一声音的声压 p 与某一参考声压 p_0 的比值取以 10 为底的对数再乘以 20，即 $L_p = 20\lg(p/p_0)$ （dB）。国际标准化组织和我国都规定 $p_0 = 2\times10^{-5}$Pa。分贝就是这样采用对数标度的一种无量纲单位，当声压用分贝表示时，巨大的数字可大大简化，听阈和痛阈的声压之比，就从 100 万倍的变化范围“缩小”到了 0 ~ 120dB 的变化范围。

在生产或工作场所中，经常存在一个以上的声源，这些声源既可以是强度大小相同的，又可以是强度大小不同的。由于声源的声压级是按照对数计算的，不能将两个声压级进行简单的代数加减，只能用声音的能量相加来进行声波的相加运算。

2.4.5.4 倍频程、频谱、频谱分析。

音调的高低主要是由声源振动的频率即声波的频率决定的。可听声的频率范围从 20 ~ 20k Hz，最高可听音和最低可听音的频率相差 1000 倍。实际应用中，不需要也不可能对其中每一频率成分进行具体的测量和分析，故通常人为地把这一宽广的频率变化范围划分为一些较小的单位，这就是频带（或频程）。其中，倍频程是最常使用的，是将可听声的频率范围划分为 10 段（10 个频段）：31.5、63、125、250、500、1k、2k、4k、8k、16k（Hz，为倍频程中心频率）。每段有一定宽度，但每段的宽度不同，宽度数值随频率高低而不同。每段各存在一个最高的和最低的频率，分别称为上限频率和下限频率。

只有单一频率的声音称为纯音。实际生活中，物体常发生复杂的振动，即由各种不同频率的许多简谐振动所组成，因而所产生的声音是由强度不同的许多频率的纯音所组成的，称为复音。复音在听觉上能引起一个以上的音调，将组成复音的各种频率由低到高进行排列而形成的连续频率图形称为频谱。

对于某一声源发出的声音，将其声压级、声强级或声功率级按频率顺序展开，使声音的强度成为频谱的函数并观察其变化规律，称为频谱分析。对复杂的声音进行频率分析，并用横轴代表频率，纵轴代表各频率成分的强度（声压级、声强级或声功率级），这样做出来的图形叫频谱图。

2.4.5.5 噪声的传播特性

传播声波的空间称为声场，声场分为自由声场、扩散声场及半自由声场等。声波的传播方向称为声线或波线。某一时刻声波到达各点所连成的曲面称为波阵面，按照波阵面的形状，典型声波可分为平面波、球面波和柱面波等。声波传播过程中存在着衰减、反射、折射、绕射和干涉等现象。

（1）噪声在传播过程中的衰减。声源发出的噪声在媒介中传播时，其声压或声强将随着传播距离的增加而逐渐衰减。造成这种衰减的原因通常有两个：一是扩散衰减，二是空气对声波的吸收衰减。由于波阵而扩展引起的声强随距离减弱的现象称为扩散衰减。由于空气对声波能量的吸收而引起声强的减小与传播距离和声波的频率有关。距离愈远，空气的声吸收愈大；声波的频率愈高，空气的吸收就越多。

（2）声波的反射。噪声声波在传播中经常会遇到障碍物，这时声波将从一个媒质（空气）传播到另一介质中去。由于这两种媒质的声学性质不同，一部分声波从障碍物表面上反射回去，而另一部分声波则透射到障碍物里面去。

（3）声波的干涉。如果两列声波的频率相同、振动方向相同、位相相同或位相差固定，那么这二列波叠加时在空间某些点上振动加强，而在另一些点上振动减弱或相互抵消，这种现象称为声波的干涉现象。

（4）声波的折射。声波的折射是由声速决定的。除在不同的介质上能产生折射现象外，即使在同一介质中，如果存在着声速梯度，也会产生折射现象。

（5）声波的绕射。当声波遇到障碍物时除了发生反射和折射外还会产生绕射现象。绕射现象与声波的频率、波长及障碍物的大小等因素都有关系。

2.4.5.6 噪声的危害

噪声的危害体现在以下方面：

（1）造成听力损失。噪声引起的听觉敏感度下降、听阈升高、听觉功能障碍甚至听力丧失，总称为听力损失。可分为暂时性和永久性两种。

1）暂时性听力损失。在强噪声环境中短时间引起的耳鸣和听力下降，听阈升高，休息一定时间后听力能够恢复，这种情况称为噪声所致暂时性阈移或暂时性听力损失。

2）永久性听力损失。在噪声作用下引起听力的不可恢复的损伤，称永久性听阈迁移，也叫永久性听力损失。

（2）噪声可能诱发疾病。暴露在噪声环境中的人，易出现神经衰弱的症状，导致胃病及胃溃疡发病率的增高。噪声可以导致冠心病、动脉硬化和高血压。此外，噪声对视觉器官产生不良影响，噪声影响胎儿的正常发育。

（3）噪声影响正常生活。在喧哗的噪声环境里，人们的睡眠、谈话等活动都会受到严重的干扰。

（4）噪声降低劳动生产率并影响安全生产。在噪声环境中，人们由于心情烦躁，身体不适，而使注意力不易集中，反应迟钝，这样工作起来很容易出差错，不仅会影响工作速度，而且还会降低工作效率，甚至会引起工伤事故，特别是对那些要求注意力高度集中的复杂作业和脑力劳动，噪声的影响更大。

2.4.5.7 噪声评价量

对噪声进行评价，是一个涉及主观和客观两方面的复杂问题。此外，各种不同的噪声有各自的物理特性；不同环境下，人们对噪声控制的目的也不同，如为了保护人体健康、语言的传递和机器的质量控制等。要根据不同情况，拟定不同的噪声评价量，以制定不同的噪声控制标准。目前，噪声评价量很多，下面介绍几种最基本和最常用的噪声评价量。

A 等响曲线、响度和响度级

人耳对声音的感觉不仅与声压或声压级有关，而且也与频率有关，人耳对于高频声比较敏感，对低频声比较迟钝。然而，声压或声压级只能表示声音在物理上的强弱，不能表示人对声音的主观感觉。不同频率的声音，尽管其声压级相同，但人耳对其主观感觉是不同的。为了既能表示出声音客观上的大小，又能反映声音主观感觉上的强弱，人们创造出了响度级的概念。即选取 1kHz 的纯音作为基准音，凡是听起来和该纯音同样响的声音，不论其声压级和频率为多少，其响度级在数值上等于该纯音的声压级。用响度级表示声音的大小，可以将声压级与人的主观感觉联系并统一在一起，响度级是对噪声进行主观评价的一个基本量。

利用与基准音比较的方法,把各个频率的纯音与一定响度的 1kHz 纯音一一进行比较,当听者感觉两者为一样响时,把该频率的声压级标在图上,最后便可画出一条曲线,表示该线上各点的响亮程度都与 1kHz 的声音相同,这条曲线就叫等响曲线,见图 2－1。把 1kHz 纯音时声强的 dB(分贝)数称为这条等响线的响度级,单位用“phon”(方)表示。

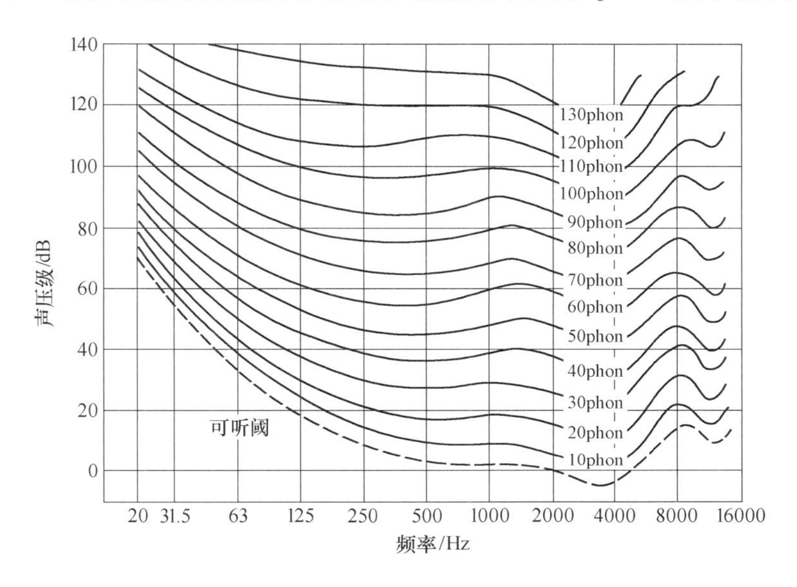

图 2－1 等响曲线

从等响曲线图可以看出：人耳对高频声，尤其是 3～4kHz 的声音最为敏感；而对低频声，尤其是 100Hz 以下的低频声，则较为迟钝。如响度级同为 40phon，对 1kHz 的声音而言，声压级是 40dB，对于 3～4kHz 的声音，声压级是 33dB，而对 100Hz 的声音，声压级为 51dB，若频率低至 30Hz，声压级将升高到 73dB。尽管其声压级不同，但由于其均在 40phon 的等响曲线上，听者感觉同样响。由此可见，人耳对声音的敏感程度随频率的不同差别很大。

响度级只能反映不同频率声音的等响感觉，度量单位“phon”，不能表示一个声音比另一个响多少倍的那种主观感觉。而“响度”是用来描述声音相差多少的主观感觉量，其单位是“sone”（宋）；定义 1kHz（千赫）纯音声压级为 40dB 时的响度为 1sone。研究表明，响度级的大小与响度并不成正比关系，即响度级增加 1 倍，声音的响亮程度增加不止 1 倍。为了建立响度的标度和单位，取 40phon 为 1sone。经测定发现，响度级每增加 10phon 时，响度加倍（主观感觉声音增大了 1 倍），即 40phon 的响度为 1sone，50phon 的响度为 2sone，60phon 的响度为 4sone，可见响度 N（sone）与响度级 L_w（phon）之间的关系为：$N = 2 \times 0.1(L_w - 40)$。

B 计权声级

噪声测量中，为了使声音的客观物理量与人耳听觉的主观感受近似取得一致，需要在测量仪器中，对不同频率的客观声压级人为的给予适当的增减；这种对不同频率给以适当增减，从而使仪器反映的读数与人的主观感觉相接近的方法称为频率计权。实现这种频率计权的电网络（电路）称为计权网络；经频率计权后测量得到的声级称为计权声级。如果不进行频率计权，即仪器对不同频率的响应是相同的，测得的声级称为线性声级。

常用的有A、B、C三种计权网络，其频率响应特性的国际规定和我国规定如图2-2所示。这三条曲线是根据人耳对不同纯音的三种声压级的频率响应设计的。A计权网络的频率曲线近似于响度级为40phon等响曲线的倒置。用A计权曲线测量的dB读数称A计权声级，简称A声级，用dB(A)表示。B计权曲线近似于70phon等响曲线的倒置。C计权曲线近似于100phon等响曲线的倒置。测得的dB读数分别为B声级和C声级。D网络曲线对高频成分作了较大的补偿，是模拟噪度为1noy的等噪度曲线的倒置设置的，主要用于航空噪声噪度的评价。

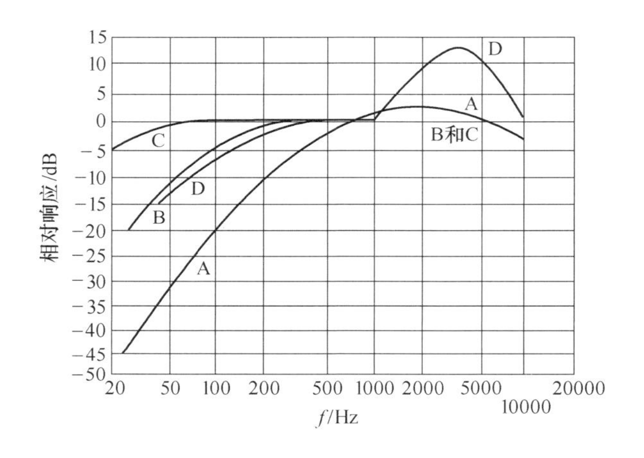

图2-2 计权网络的频率响应曲线

经验表明，时间上连续、频谱较均匀、无显著纯音成分的宽频带噪声的A声级，与人们的主观反映有良好的相关性，即测得的A声级大，人们听起来也觉得响；用A声级大小对噪声排次序时，与人们主观上的感觉是一致的。同时，A声级的测量，只需一台小型化的手持仪器即可进行；所以，A声级是目前广泛应用的一个噪声评价量，已成为国际标准化组织和绝大多数国家用做评价噪声的主要指标。许多环境的允许标准和机器噪声的评价标准都采用A声级或以A声级为基准。

现场噪声较少稳定地保持在同一声级上，对于起伏变化的噪声，通常采用等效连续A声级进行评价。

用某一段时间内能量平均的方法，将间隙暴露的几个不同的A声级，以一个A声级表示该段时间内噪声大小，这个声级即为等效声级，记作L_{eq}或LA_{eq}。

$$L_{eq} = 10\lg\left(\frac{1}{t_1 - t_2}\int_{t_1}^{t_2} 10^{0.1L_{PA}}\mathrm{d}t\right) \tag{2-4}$$

式中 L_{PA}——A计权声压级，dB。

2.4.5.8 接触生产性噪声的机会

在生产作业中，能够产生噪声的作业种类很多，受强烈噪声作用的主要工种有：铸件清理工、凿岩工、纺织工、发动机试验员、飞机、火车驾驶员等。

2.4.5.9 影响噪声对机体作用的因素

影响噪声对机体作用的因素有：

（1）噪声的强度。噪声的强度愈大，听力损伤出现的愈早，损伤愈严重。

（2）噪声的接触时间和接触方式。接触时间愈长，对机体的影响愈大，且连续接触比间断接触的影响大。缩短接触时间或暂时脱离噪声岗位，有利于恢复听觉疲劳以及减轻危害。

（3）噪声的频谱。在相同的噪声强度下，以高频声为主的噪声比以低频声为主的噪声对听力的损害大；窄频带噪声比宽频带噪声危害大。

（4）噪声的类型。脉冲噪声比稳态噪声危害大。接触脉冲噪声的作业人员无论耳聋、高血压，以及中枢神经系统调节功能减弱等异常改变的检出率，均高于接触稳态噪声的作业人员。

（5）其他有害因素的共同作用。如振动、高温、低温以及有毒物质共同存在时，均能加强噪声的不良作用，尤其对听觉器官和心血管系统影响更明显。

（6）个体敏感性。个体健康状况不佳或对噪声敏感的人群，会加重噪声的危害程度。

2.4.5.10 噪声职业接触限值

《工作场所有害因素职业接触限值　第2部分：物理因素》（GBZ 2.2—2007）规定的工作场所噪声职业接触限值和脉冲噪声职业接触限值如表2－9和表2－10所示。

表2－9　工作场所噪声职业接触限值

接触时间	接触限值/dB(A)	备注
5d/w，工作时间＝8h/d	85	8h等效A声级
5d/w，工作时间≠8h/d	85	8h等效A声级
≠5d/w	85	40h等效A声级

注：5d/w表示每周工作5天；8h/d表示每天工作8小时。

表2－10　脉冲噪声职业接触限值

工作日接触脉冲噪声次数 n/次	声压级峰值/dB(A)
$n \leq 100$	140
$100 < n \leq 1000$	130
$1000 < n \leq 10000$	120

脉冲噪声（impulsive noise）：噪声突然爆发又很快消失，持续时间小于0.5s，间隔时间大于1s，声压有效值变化大于40dB的噪声。

2.4.5.11 噪声危害分级及分级管理

《作业场所职业病危害作业分级　第4部分：噪声》（GBZ/T 229.4—2012），根据劳动者接触噪声水平和接触时间，分为四级，见表2－11。

轻度危害（Ⅰ级）：在目前作业条件下，可能对劳动者的听力产生不良影响。应该改善工作环境，降低劳动者实际接触水平，设置噪声危害和防护标识，佩戴噪声防护用品，对劳动者进行职业卫生培训，采取职业健康健康监护、定期作业场所监测等措施。

表2-11 噪声作业分级

分级	8小时等效A声级，$L_{EX,8h}$/dB	危害程度
Ⅰ	$85 \leq L_{EX,8h} < 90$	轻度危害
Ⅱ	$90 \leq L_{EX,8h} < 94$	中度危害
Ⅲ	$95 \leq L_{EX,8h} < 100$	重度危害
Ⅳ	$L_{EX,8h} \geq 100$	极重危害

中度危害（Ⅱ级）：在目前作业条件下，很可能对劳动者的听力产生不良影响。针对企业特点，在采取上述措施的同时，采取纠正和管理行动，降低劳动者实际接触水平。

重度危害（Ⅲ级）：在目前作业条件下，会对劳动者的健康产生不良影响。除了上述措施外，尽可能采取工程技术措施，进行相应的整改，整改完成后，重新对作业场所进行职业卫生评价和噪声分级。

极重危害（Ⅳ级）：在目前作业条件下，会对劳动者的健康产生不良影响。除了上述措施外，及时采取工程技术措施进行相应的整改，整改完成后，对控制和防护效果进行卫生评价和噪声分级。

2.4.6 振动

2.4.6.1 基本概念

振动是指一个质点或物体在外力的作用下，沿直线或弧线围绕于一平衡位置的往复运动。生产过程中产生的一切振动，统称为生产性振动。长期接触生产性振动可对机体产生不良影响。

振动的基本物理参数包括振动频率、振幅、速度、加速度以及振动力等。

（1）振动频率。振动物体单位时间内振动的次数，称为振动频率，单位为Hz（赫兹）。

（2）位移系指振动物体离开平衡位置的瞬时距离。单位为mm（毫米）。振动物体离开平衡位置的最大距离称为振幅。

（3）速度。振动物体单位时间内位移的变化量，即位移对时间的变化率，单位为m/s。

（4）加速度系指振动物体单位时间内速度变化的量，即速度对时间的变化率。单位为m/s^2。

物体振动过程中，位移、速度、加速度之间的变化关系为，当振动体处于平衡位置时，即位移为零时，加速度为零，速度最大；随着位移的增大，加速度也增大，而速度变慢；至最大位移处，加速度也最大，而速度为零。可见，振动体加速度的变化与位移成正比，速度的变化与位移成反比。

在位移、速度、加速度三个物理量中，加速度更能反映振动强度，与人体的作用关系更为密切，故加速度是目前评价振动强度大小最常用的物理量。

生产性振动的分类很多，按照通常的分类方法，可以分为如下几类：

（1）按振动作用于人体的部位，可分为局部振动和全身振动。局部振动系指生产中使用手持振动工具或接触受振工件时，直接作用或传递到人的手臂系统的机械振动或冲击。全身振动系指人体以立位、坐位或卧位接触而传至全身的振动。

（2）按照振动的波形分类，可分为简谐振动、非简谐振动和随机振动。

（3）按照振动的方向，可分为垂直振动和水平振动。

（4）按照振动系统结构参数的特性，可分为线性振动和非线性振动。

2.4.6.2　振动评价的参量

（1）振动加速度和振动级。由于人体最为敏感的是振动的加速度，于是振动的加速度和加速度级便成为工程技术上最常应用的参量。振动加速度级的定义是：振动的加速度 a 与基准振动加速度 a_0 的比值取以 10 为底的对数再乘以 20，即 $L_a = 20\lg(a/a_0)$（dB）。国家标准化组织和我国都规定：$a_0 = 10^{-6}\text{m/s}^2$。

（2）振动频谱。生产中的振动，绝大多数都含有复杂的频率成分，其中不同频率的振动强度也有不同，这些振动的振幅按频率排列的图形称频谱。为详细、具体地了解振源振动的特征，评价其对人体的危害，常需要进行频谱分析，较为常用的有 1/3 倍频带和倍频带频潜分析。

（3）共振频率。物体在外界力的激发下，产生一定频率的振动，该频率称为此物体的固有频率。当外界激发频率与物体同有频率相一致时，振动强度增大，该现象称为共振，将该物体的固有频率称为共振频率。人体的各个部位或器官都具有一定的共振频率，但由于人体对全身振动的频率响应存在明显的个体差异，故其共振频率的范围较大。通过实验得出的人体不同部位或器官的共振频率如表 2－12 所示。

表 2－12　人体不同部位或器官的共振频率

部位或器官	共振频率/Hz	部位或器官	共振频率/Hz
头　部	2～30	前　臂	16～30
眼　部	30～80	腹　腔	10～12
上下颌	6～8	脊　柱	10～12
肩　部	4～5	下　肢	2～20
胸　腔	4～8	神经系统	250

（4）4 小时等能量频率计权振动加速度。振动的不良影响与振动频率、强度和接振时间有关。研究发现，振动的有害作用在振动频率 6.3～16Hz 之间与频率无关，在 16～1500Hz 随频率的增加，有害作用下降。目前，局部振动的评价标准是依据频率计权和接振时间确定的，以 4 小时等能量频率计权振动加速度作为人体接振强度的定量指标。频率计权是根据频率对测定值进行修正，即根据不同频率振动对机体的效应，赋予各频带相应的计权系数。

2.4.6.3　接触振动的机会

接触局部振动的作业，主要是使用或操作振动工具的作业，主要包括：

（1）使用风动工具铆接、清砂、锻压、凿岩等作业，振动源有铆钉机、风铲、锻锤、凿岩机等。

（2）使用电动工具钻孔、割锯、捣固等作业，振动源有电钻、电锯、捣固机等。

（3）表面加工研磨、抛光等作业，振动源有砂轮机、抛光机、铣床等。

全身振动作业主要是振动机械的操作工种，包括：

（1）交通工具驾驶，振动源有汽车、火车、飞机、轮船、摩托车等。

（2）钻井平台。

（3）工程机械，如振动筛、混凝土搅拌机。

（4）农业机械，如收割机、脱粒机、拖拉机。

2.4.6.4 振动对机体的影响

A 局部振动对机体的影响

局部振动虽然主要作用于人体手或足等局部，但其对机体的影响却是全身性的，可引起神经系统、心血管系统、骨骼及肌肉系统、听觉器官、免疫系统和内分泌系统等多方面的改变。

神经系统的响应：振动对末梢神经的不良作用表现为皮肤感觉迟钝，触觉、痛觉和振动感觉功能下降，感觉运动反应时间明显延长，末梢神经传导速度减慢。长期接触振动可导致植物神经功能紊乱，血压和心率异常以及组织营养障碍等。中枢神经系统主要表现为大脑皮质功能低下，易疲劳，注意力不集中，有可能出现脑电图改变，或出现神经衰弱综合征。

心血管系统的响应：40～300Hz 的振动能引起周围毛细血管形态和张力改变。振动使末端血管痉挛、短小、扭曲，肢端皮温较正常人低，上肢血管紧张度升高，脑血管改变，脑血流图异常。心脏方面表现为心动过缓、窦性心律不齐和房内、室内、房室间传导阻滞和 T 波低平。高血压的发生率增高。

骨骼及肌肉系统的响应：可导致手部肌肉萎缩，手握力下降，肌电图异常，可发生肌纤维颤动和疼痛。40Hz 以下的大振幅振动可引起骨和关节的改变，可见囊样变（空泡样变）、骨质增生、骨质疏松、骨关节变形和无菌性骨坏死等。

听觉器官响应；振动对听觉器官的影响不同于噪声，振动引起的听力损失以 125～250Hz 的低频音为主，但早期仍以高频音听力损失严重，而后低频音听力下降。在振动长期作用下，耳蜗顶部受损。由于振动常常与噪声同时产生，振动与噪声共同作用于人体，可加重对听力的损伤。

免疫系统响应：接触振动的作业人员中，发现其血清中自蛋白含量下降，α_2 球蛋白、γ 球蛋白和免疫球蛋白 IgM 含量增高，振动可能是引起超免疫反应的一种因素。内分泌系统响应：振动可以起肾上腺髓质分泌儿茶酚胺增多，甲状腺功能低下，尿中羟脯氨酸含量增高等。还可引起血清中缓激肽含量减少，苯甲酰精氨酸乙酯酶活性增高，对毛细血管的结构、功能和血流速度可发生不良影响。

B 全身振动对机体的影响

全身振动主要是低频率、大振幅的振动，全身振动作用下人的主观感觉因振动频率和振幅的不同而不同。低强度振动主要引起组织和器官的位移、挤压，易引起不舒适感、疲劳、头晕、注意力分散等；高强度振动易引起组织和器官的撞伤、压伤等机械性损伤，出现耳鸣、胸腹痛、注意力难于集中等现象。10Hz 以下的振动主要引起胸腹部症状，10Hz 以上的振动主要引起头部症状。全身振动对机体各系统的影响如下。

神经系统响应：振动对高级神经中枢主要起抑制作用，表现为反应时间延长，闪烁值减少，双手协调、视觉分辨力、计算等能力下降，植物神经功能紊乱等，亦会出现疲劳、失眠等。

心血管系统响应：全身振动可引起心率加快、血压上升、脉压增大，外周血管收缩等。

呼吸系统响应：全身振动对呼吸系统最明显的影响是过度换气，剧烈的振动可引起肺组织撕伤，造成出血，引起呼吸痛、胸痛、窒息等。

消化系统响应：振动可抑制胃肠道蠕动和消化液的分泌，有时发生胃下垂。强烈的振动可引起胃肠道损伤，出现胃肠道出血、腹痛等。

肌肉骨骼系统响应：长期振动作用下易发生肌肉紧张、疲劳、活动能力下降。强烈的振动可引起肌肉萎缩、张力下降等。

听觉器官响应：头部振动可使耳部受损，出现恶心、呕吐、头晕等现象。

C 影响振动作用的因素

（1）振动特性。频率、振幅、加速度等振动物理量是影响振动生物学作用的基本因素。振动的频率对人体有较大的影响。1～1k Hz 的振动给人以振动觉感受。对于 20Hz 以下的低频、大振幅的全身受振时，主要作用于前庭、内脏器官，由于共振作用个别器官系统有可能受到严重的损害；局部振动时，骨关节和局部肌肉组织受损较明显。40～300Hz 的高频率振动对末梢循环和神经功能损害明显。振幅对人的影响的表现形式为，在一定频率下，振幅愈大，对机体的影响愈大。大振幅、低频率的振动作用于前庭器官，并使内脏位移。高频率、低振幅的振动主要对组织内的神经末梢起作用。人对加速度最为敏感，手麻、白指、冷水试验阳性率以及压指试验阳性率均有随振动加速度增大而增多的趋势。

（2）接振时间。接振时间愈长，对机体的不良影响愈大。振动病的发病率有随工龄增加而增加的趋势。

（3）环境条件。寒冷在振动的致病作用上起重要作用，是促使局部振动致病作用的重要条件之一。全身受冷和局部受冷相结合，有促使振动病的患者白指病发作的倾向。振动常常伴随噪声同时产生，噪声除影响听觉系统外，还可通过神经系统，尤其是自主神经系统，促使局部振动病的发生。

（4）体位和姿势。人体对振动的敏感程度和身体所处的位置有关。卧位时，对水平振动较敏感；立位时，对垂直振动较敏感。立位操作的工人由于将胸腹等部位紧贴到振动对象上，不良作用有可能更为严重。

（5）冲击力和静力紧张。冲击力强的振动易导致骨关节的病变，静力紧张可使血管受压、血循环不良，易促使局部振动病的发生。

D 手传振动职业接触限值

手传振动：生产中使用手持振动工具或接触受振工件时，直接作用或传递到人的手臂的机械振动或冲击。

频率计权振动加速度：按不同频率振动的人体生理效应规律计权后的振动加速度，单

位为 m/s^2。

4h 等能量频率计权加速度：在日接振振动不足 4h 或超过 4h 时，将其换算成相当于接振 4h 的频率计权加速度值。

《工作场所有害因素职业接触限值　第 2 部分：物理因素》（GBZ 2.2—2007），规定了工作场所手传振动职业接触限值如表 2－13 所示。

表 2－13　工作场所手传振动职业接触限值

接振时间	等能量频率计权加速度
4h	$5m/s^2$

2.4.7　非电离辐射

电磁辐射由振荡的电磁波产生，在电磁振荡发射过程中，电磁波在自由空间以一定的速度向四周传播，这种以电磁波传递能量的过程或现象称为电磁波辐射，简称电磁辐射。电磁辐射具有波的一切性质，其波长（λ）、频率（f）和传播速度（c）间有关系：$\lambda = c/f$。电磁辐射在介质中传播的波动频率用赫兹（Hz）表示，电常用千赫（kHz）、兆赫（MHz）、吉赫（GHz）等表示，其关系为：$1GHz = 10^3MHz = 10^6kHz = 10^9Hz$。电磁辐射的波长与频率成反比，波长愈短、频率愈高，辐射的量子能量愈高。研究表明，电磁辐射的生物学效应，主要取决于量子的能量水平，而不是量子数量的多少。辐射的量子能量愈大，生物学作用就愈强。量子能量水平达到 12eV（电子伏特）以上时，对生物体有电离作用，可致机体损伤，这类电磁辐射称为电离辐射。量子能量小于 12eV 的电磁辐射不足以引起生物体电离，称为非电离辐射；非电离辐射只能使分子离解。

非电离辐射包括工频电磁场、高频电磁场、超高频电磁场、微波、激光、红外线、紫外线。

2.4.7.1　射频辐射

频率在 100kHz～300G Hz 的电磁辐射称为射频辐射，又称无线电波，按照波长不同可分为高频波、超高频波和微波，其波长及频率见表 2－14。

表 2－14　射频辐射波谱的划分

种　类	频　率	波　长
高频辐射	100kHz～30MHz	8km～10m
超高频辐射	30M～300MHz	10～1m
微　波	300MHz～300GHz	1m～1mm

当辐射频率在 300MHz 以下、波长在 1m 以上时，作业人员处于感应场中；该场区内，电磁能量呈储存状态，对人体的影响为场能作用。由于此场区内电场与磁场强度不成比例关系，故需分别测定电场强度和磁场强度。

通常将波长小于 1m 的电磁波称为微波，以功率密度衡量其辐射作用的强弱。微波辐射场区可细分为辐射的近场区和远场区。

常见高频电磁场、微波技术应用的接触机会及其设备辐射源如表 2－15 所示。

表 2－15 常用射频技术及辐射源

波段	射频技术应用	辐 射 源
高频波	（1）感应加热（淬火、熔炼、焊接、切割等） （2）介质加热（木材、粮食。纸张、茶叶、干燥、塑料热合等） （3）无线电通信、广播 （4）理疗设备	高频振荡管、高频变压器、馈线、感应圈、工作电极、耦合电容器等
超短波	（1）无线电通信、广播、电视 （2）射频溅射等工业应用 （3）医用治疗	振荡回路、工作电路、馈线、天线、电极等
微波	（1）无线电定位（雷达等）、导航 （2）无线电天文学、气象学 （3）无线电通信、电视、食品、热疗	磁控管、速调管、波导管、天线、辐射器等

A 射频辐射对机体的影响

射频辐射的危害主要分为两个方面：非致热作用和致热作用。

（1）非致热作用主要有：

1）对神经系统影响。主要是通过电波作用使生物组织的分子振动、旋转，引起中枢神经和植物神经紊乱，甚至干扰大脑 DNA 排列。主要表现为神经衰弱症、多汗、脱发等。

2）对心血管系统影响。引起植物神经功能紊乱，以副交感神经反应占优势者为多，主要反映在心血管系统，具体表现为心动过缓，血压下降，心率 60 次/min 以下，收缩压低于 13.3kPa。但在大强度影响的后阶段，有的则相反，呈心动过速、血压波动及高血压的倾向。

3）对其他器官和系统的影响。微波辐射除上述症状外，还会导致白细胞总数的下降。

（2）致热作用主要有：

1）会导致体温升高、呼吸和心率加快。

2）微波的物理效应主要表现为热作用。微波对机体各个部位的危害程度对随着受照组织的水分含量、血液循环、组织对微波能量的吸收及反射等因素而不同。微波对人体健康的影响甚至比高频电磁场还要重要，除对神经系统造成危害，还可以引起眼睛和血液系统的改变，造成不可逆损伤。

当微波不直接照射眼睛时，功率达 5000mW/cm^2，暴露两个月，可导致白内障。而长期接触大强度微波的工人，可发现眼晶状体点状或小片状混浊、视网膜改变，也会有白内障病例的个案发生。

微波作用下，外周血白细胞计数、血小板计数下降，此外，还可引起男性性功能减退，女性月经周期紊乱等。作为一般规律，无线电波的生物学活性随波长的缩短而递增，即微波 > 超短波 > 短波 > 中长波，但在微波波段以厘米波危害最大，场强越大，作用时间越长，作用间歇期越短，对机体影响越严重。脉冲波对机体的不良影响比连续波严重。

B 射频辐射职业接触限值

《工作场所有害因素职业接触限值 第 2 部分：物理因素》（GBZ 2.2—2007）规定的

超高频辐射和微波职业接触限值如表2-16和表2-17所示。

表2-16 超高频辐射职业接触限值

接触时间/h	连续波		脉冲波	
	功率密度/mW·cm^{-2}	电场强度/V·m^{-1}	功率密度/mW·cm^{-2}	电场强度/V·m^{-1}
8	0.05	14	0.025	10
4	0.1	19	0.05	14

表2-17 工作场所微波职业接触限值

类型		日剂量/μW·h·cm^{-2}	8h平均功率密度/μW·cm^{-2}	非8h平均功率密度/μW·cm^{-2}	短时间接触功率密度/μW·cm^{-2}
全身辐射	连续波	400	50	400/t	5
	脉冲波	200	25	200/t	5
肢体局部辐射	连续波或脉冲波	4000	500	4000/t	5

注：表中t为受照射时间，单位为h。

2.4.7.2 红外辐射

A 红外辐射及其接触机会

红外辐射即红外线，亦称热射线。温度高于绝对零度（-273K）的一切物体，均是红外线的辐射源。红外辐射可分为长波红外线（远红外线）、中波红外线和短波红外线（近红外线）。长波红外线波长为3μm~1mm，能被皮肤吸收，只产生热的感觉；中波红外线波长为1400nm~3μm，能被角膜和皮肤吸收；短波红外线波长为760~1400nm，能被组织吸收并引起灼伤。物体的温度越高，辐射强度越大，其辐射波长越短。自然界的红外辐射以太阳辐射最强烈。生产环境中，炼钢、铸造、轧钢、锻钢、玻璃熔吹、焊接等工艺过程均可受到红外线照射，尤其是在加料、取样、测温等操作过程中接触最多。

B 红外辐射对机体的影响

红外辐射对机体的作用，主要表现在对皮肤和眼睛的危害。

（1）皮肤。红外线照射皮肤时，只有1.4%左右被反射。较大强度短时间红外线照射时，皮肤局部温度升高，血管扩张，出现红斑反应；反复照射时，局部可出现色素沉着。过量红外线照射时，可引起皮肤急性灼伤，短波红外线的作用比长波红外线的作用强，直接照射头部或照射面积较大时，人体因过热而出现全身症状，甚至发生中暑。

（2）眼睛。红外线照射眼睛时，长、中波红外线多被角膜吸收，短波红外线可透过角膜被晶状体及其周围组织吸收，亦可被视网膜吸收。被吸收的红外线转变为热能，导致热损伤，过量时可引起眼睛损害。

过度接触波长为3~1000μm的红外线，能完全破坏角膜表皮细胞，因蛋白质变性而使基质不透明，引起眼睛不适或疼痛，出现瞳孔痉挛、双眼集合作用减退，阅读困难等症状。

接触波长为0.8~1.2μm的红外线长期照射时，因晶状体及其周围组织吸收辐射能，导致晶状体温度升高，晶状体混浊，可发展为白内障。

波长小于1μm的红外线，可到达视网膜，损伤的程度主要决定于接受照射的强度，此类辐射可折射聚合于黄斑区，损伤黄斑区，而视网膜大部分不受损。可能出现耀光感觉，继之眼前出现不规则云雾样浮动，亦可能出现闪光幻觉和色觉异常，形成暂时性和永久性的中心暗点，影响视力。

2.4.7.3 紫外辐射

A 紫外辐射及其接触机会

波长范围在100~400nm的电磁波称为紫外辐射，又称紫外线，其相应的光子能量为3.1~12.4eV。根据生物学效应，紫外辐射可分为三个区带：远紫外区（短波紫外线，UV-C），波长100~290nm，具有杀菌和微弱致红斑作用，为灭菌波段；中紫外线区（中波紫外线，UV-B），波长290~320nm，具有明显的致红斑和角膜、结膜效应，为红斑区；近紫外区（长波紫外线，UV-A），波长320~400nm，可产生光毒性和光敏性效应，为黑线区。波长短于160nm的紫外线可以被空气完全吸收，而长于此波段的紫外线可以透过真皮、眼角膜，甚至晶状体。物体的温度达到1200℃以上时，辐射光谱中即可出现紫外线，随温度的升高，紫外线的波长变短，强度增大。

从事电焊、气焊、电炉炼钢等工作，利用碳弧灯和水银灯进行制版或摄影工作，利用紫外线进行消毒等工作，均会受到紫外线的照射。生产过程中，较为常见的紫外辐射源及其波长如表2－18所示。

表2－18 生产中常见的紫外辐射源及其波长

紫外辐射源	波长/nm	紫外辐射源	波长/nm
电焊弧	230~280	制版强光灯	230
探照灯	220~280	电弧炉	221
水银石英灯	240		

B 紫外辐射对机体的影响

过量接触紫外线，会对人体造成危害，与红外辐射对机体的作用类似，紫外辐射伤害主要也表现在对皮肤和眼睛的危害。

（1）皮肤。不同波长的紫外线为不同深度的皮肤组织所吸收。波长小于220nm的紫外线，几乎完全被角质层所吸收。波长297~298nm的紫外线对皮肤的作用最强，过量照射时，可产生弥漫性红斑，会出现红肿并可形成小水泡，长期照射可使皮肤干燥、失去弹性、老化，甚至引发皮肤癌。紫外线与石蜡、煤焦油、沥青等同时作用于皮肤，可引起光感性皮炎。

（2）眼睛。波长在250~320nm的紫外辐射可引起急性角膜结膜炎，其中波长为288nm的紫外辐射对角膜的作用最强。因急性角膜结膜炎常由电弧光引起，故称为电光性眼炎，症状为双眼剧烈刺痛和灼痛、有异物感、畏光、流泪及视力减退。检查可见眼睑痉挛、结膜充血、水肿、角膜上皮点状脱落，但晶状体和眼底一般无改变。

C 职业接触限值

8h工作场所紫外辐射职业接触限值见表2－19所示。

表2-19 工作场所紫外辐射职业接触限值

紫外光谱分类	8h职业接触限值	
	辐照度/$\mu W \cdot cm^{-2}$	照射量/$mJ \cdot cm^{-2}$
中波紫外线（$280nm \leq \lambda < 315nm$）	0.26	3.7
短波紫外线（$100nm \leq \lambda < 280nm$）	0.13	1.8
电弧弧光	0.24	3.5

2.4.7.4 激光（laser）

A 激光及其接触机会

激光是波长为200nm~1mm之间的相干光辐射，是一种人造的、特殊类型的非电离辐射。激光具有亮度大、发散角小、单色性及相干性好等特点，在工业、农业、国防、医疗和科学研究等领域，得到了广泛应用。工业生产领域，激光主要用于划线、焊接、切割、打孔以及建筑等领域；医学领域，常用于眼科、皮肤科治疗及手术中；军事领域，多用于激光通讯、测距、追踪、瞄准以及武器制导系统等。

B 激光的生物学效应

激光对机体的损伤机理，通常认为有热效应、光压效应和光化学效应三种。

热效应。激光能量被人体吸收后，通过非辐射跃迁转变为热能，可见光和红外波段的激光，易被视网膜色素上皮的色素颗粒吸收，组织分子发生颤动而产生热量。当局部温度升高10℃时，热量几乎可以传递到整个视网膜。

光压效应。激光于机体某点聚焦时，光能转变为热能，照射部位温度骤升，瞬间产生的热量使组织发生膨胀，受照区压强可达几十到几百个大气压，组织会遭受严重的挤压或撕裂。

光化学效应。组织细胞的色素物质，对激光具有选择性的吸收作用。通常激光对其补色吸收较多，产生的破坏作用相应也较大。

C 激光对机体的影响

激光对人体的危害主要是由于被吸收的光能转变成热能，使局部组织加热，可引起眼睛、皮肤等组织的损伤。

（1）眼睛。激光对于眼睛的伤害与激光的波长、辐射强度、曝光时间、入射角度以及光源类型等因素有关。通常而言，可见光与近红外波段激光主要损伤视网膜；紫外与远红外波段激光不能聚焦到视网膜，在角膜的透过率较低，吸收较多，故主要损伤角膜；在远红外与近红外波段、可见光与紫外波段之间，各有一过渡光谱段，可同时造成视网膜和角膜损伤，并能危及眼睛的其他屈光介质。

眼睛受到激光照射后，可突然出现眩光感、视力模糊或眼前出现固定黑影，甚至视觉丧失。人眼在普通强光照射下，瞳孔会急剧收缩，有疼痛感；但激光对视网膜的损害是无痛的，易被忽视。如激光束的投影不在黄斑区，作业人员可无自觉症状。长期接触小剂量或漫发射激光照射，作业人员不会发现视力损伤，但可能会出现工作后视力疲劳、眼痛等非特异性症状。

（2）皮肤。激光对皮肤的损害比眼睛要轻，多为热效应所致。轻度损伤表现为红斑反应和色素沉着；随照射量增大，可出现皮肤退色、溃疡、结疤。激光辐射剂量较大时，可透过皮肤使深部器官受损。

D 激光的职业接触限值

激光对机体影响因素主要包括照射时间、照射量和辐照度。

照射量是受照面积上光能的面密度，单位为 J/cm^2。

辐照度是单位面积照射的辐射通量，单位为 W/cm^2。

《工作场所有害因素职业接触限值 第2部分：物理因素》（GBZ 2.2—2007）规定了8h眼直视激光束和激光照射皮肤的职业接触限值如表2-20所示。

表2-20 8h眼直视激光束和激光照射皮肤的职业接触限值

光谱范围	波长/nm	照射时间/s	照射量/$J\cdot cm^{-2}$	辐照度/$W\cdot cm^{-2}$
紫 外	200~308	$1\times10^{-9}\sim3\times10^{4}$	3×10^{-3}	
	309~314	$1\times10^{-9}\sim3\times10^{4}$	6.3×10^{-2}	
	315~400	$1\times10^{-9}\sim10$	$0.56\times t^{1/4}$	
	315~400	$10\sim10^{3}$	1.0	
	315~400	$10^{3}\sim3\times10^{4}$		1×10^{-3}
可见光	400~700	$1\times10^{-9}\sim1.2\times10^{-5}$	5×10^{-7}	
		$1.2\times10^{-5}\sim10$	$2.5\times t^{3/4}\times10^{-3}$	
		$10\sim10^{4}$	$1.4C_B\times10^{-2}$	$1.4C_B\times10^{-6}$
		$10^{4}\sim3\times10^{4}$		
红外线	700~1050	$1\times10^{-9}\sim1.2\times10^{-5}$	$5C_A\times10^{-7}$	
	700~1050	$1.2\times10^{-5}\sim1\times10^{3}$	$2.5\times t^{3/4}\times10^{-3}$	
	1050~1400	$1\times10^{-9}\sim3\times10^{-5}$	5×10^{-6}	
	1050~1400	$3\times10^{-5}\sim1\times10^{3}$	$12.5\times t^{3/4}\times10^{-3}$	
	700~1400	$1\times10^{4}\sim3\times10^{4}$		$4.44C_A\times10^{-4}$
远红外	$1400\sim10^{6}$	$1\times10^{-9}\sim1.0\times10^{-7}$	0.01	
	$1400\sim10^{6}$	$1\times10^{-7}\sim10$	$0.56t^{1/4}$	
	$1400\sim10^{6}$	>10		0.1

注：t 为照射时间，C_A、C_B 为校正因子。

2.5 放射性因素

在《职业病危害因素分类》中，放射性因素包括8类，分别是密封放射源产生的电离辐射、非密封放射性物质、X射线装置（含CT机）产生的电离辐射、加速器产生的电离辐射、中子发生器产生的电离辐射、氡及其短寿命子体、铀及其化合物其他放射性因素。

2.5.1 电离辐射

原子由于失去电子或者获得电子成为离子的过程称为电离。它是由直接或间接电离粒子或者两者混合物组成的辐射。放射性元素放射出来的射线有 α 射线、β 射线和 γ 射线。

（1） α 射线是带正电的粒子流。它相当于氦原子核，它的相对原子质量是4，带有两个正电荷，电离作用大，贯穿本领小。10cm 空气、薄玻璃板、外科手套、衣服、一张纸或生物组织的表皮就足以挡住 α 粒子。但是 α 粒子的电离本领特别大。一旦不小心让 α 粒子发射体进入人体，则由 α 粒子内照射所引起的大量电离造成的危害特别大。防护的重点是不要让 α 粒子发射体进入人体内以免造成照射损伤。

（2） β 射线是带有负电的高速电子流。它带一个单位电荷，质量轻。它的电离作用较小，贯穿本领较大，穿透力比 α 射线大得多，可以穿过铝箔。β 粒子能引起内、外照射损伤。对于 β 射线的防护，应采用原子序数较低的材料，如几毫米的铝片、衣服或有机玻璃等能较好地防护 β 射线的外照射。

（3） γ 射线是光子流，它的波长小于 10^{-10}cm，穿通能力最强能贯穿空气达数百米，可以穿透很厚的金属。

（4） X 射线是高真空放电管接通高压时放射出的一种绿光，其穿通力与 γ 射线相当。

2.5.2 接触机会

电离辐射存在于自然界，但目前人工辐射已广泛应用于医学、工业等领域。如核工业系统的原料勘探、开采、冶炼与精加工，核燃料及反应堆的生产、使用及研究；农业的照射培育新品种、蔬菜水果保鲜、粮食贮存，医疗领域的 X 射线透视、照相诊断，放射性核素对人体脏器测定、对肿瘤的照射治疗等；工业生产中的各种加速器、射线发生器及电子显微镜、电子速焊机、彩电显像管，高压电子管等。

2.5.3 电离辐射评价量

（1） 吸收剂量 D：单位质量的物质所接受的电离（电磁）辐射能量。国际单位是 Gy（戈瑞），有时也用 rad（拉德）。

（2） 剂量当量 H：尽管单位质量的生物组织吸收射线的能量相同，但不同类型射线，以及不同照射条件对生物组织的作用效果是不一致的。为便于将各种电离辐射剂量统一衡量，提出了剂量当量，用来反映各种射线或粒子被吸收后引起的生物效应强弱的电离辐射量。国际单位是 Sv（希沃特），有时也用 rem（雷姆），其关系如下：

$$1\mathrm{Sv} = 1\mathrm{J/kg} = 100\mathrm{rem} \tag{2-5}$$

剂量当量的计算公式为：

$$H = DQN \tag{2-6}$$

式中 H——剂量当量，Sv；

D——吸收剂量，Gy；

Q——线质系数；

N——其他修正系数（对于外照射）。

（3） 剂量当量率：单位时间内的剂量当量，单位是 Sv/s。

2.5.4 电离辐射作用于人体的方式

电离辐射对人体照射有外部照射（外照射）和体内照射（内照射）两种。使用封闭源的职业接触属外照射，从事开放源作业的危害主要是内照射。

（1）外照射：外照射指使用封闭型辐射源或射线装置进行工作，辐射源位于人体之外的辐射照射。主要是γ射线的辐射，常见于射线的机械探伤、自动对位、射线自动测厚和测密度。当工作场所有足够数量的放射性物质及足够大的放射性强度时即构成对人的外照射危害。当辐射源距离人体有一定距离时，可造成对人体较均匀的全身照射；辐射源靠近人体，则主要造成局部照射。外照射的特点是只要脱离或远离辐射源，辐射作用即停止。

（2）内照射：内照射指从事开放源作业的工种，接触超常量的液体、粉末或气溶胶状态的放射性核素，经呼吸系统、消化系统，皮肤、黏膜和伤口等途径进入人体后，放射性核素发出的核射线在体内对机体进行照射，常见于矿石的开采、选炼、荧光涂料的制造和使用，以及医院的同位素室内作业。不同于外照射对机体的辐射作用，内照射一直要持续到放射性核素排出体外或经10个半衰期以上的衰变才可停止。

（3）放射性核素体表沾染：所谓放射性核素沾染是指放射性核素沾染于人体表面（皮肤或黏膜）。体表可能是完整的或是创伤的。沾染的放射性核素对受沾染的局部构成外照射，还可以通过体表吸收进入血液而构成内照射。

（4）复合照射：所谓复合照射是指上述一种或一种以上作用方式与其他类型非放射性损伤复合作用于人体，如放射复合烧伤，放射复合创伤等。

2.5.5 电离辐射对机体的危害

电离辐射具有一定的能量和穿透能力，过量照射人体可导致各种疾病的发生。人体受各种电离辐射照射而发生的各种类型和程度的损伤称为放射性疾病。电离辐射对机体的危害体现在以下几方面。

2.5.5.1 外照射对机体的危害

电离辐射作用于机体按躯体症状出现的时间分为急性外照射放射病和慢性外照射放射病。

（1）急性外照射放射病。是指机体一次或短时同内接受大剂量外照射时所引起的严重躯体效应。在大多数情况下，大剂量的急性照射能引起立即损伤，并产生慢性损伤。如大面积出血、细菌感染、贫血、内分泌失调等，后期效应可能引起白内障、癌症、DNA变异，极端剂量的照射能在很短的时间内导致死亡。而大剂量的照射一般由事故、特别的医疗过程、原子武器爆炸、核反应堆及放射治疗设备的意外事故造成。有关全身急性照射的效应摘录于表2－21。

表2－21 全身急性照射可能产生的反应

照射剂量/Gy	临床症状
0～0.25	无可检出的临床症状。可能无迟发反应
0.5	血相有轻度暂时性变化（淋巴细胞和白细胞减少），无其他可查出的临床症状。但可以有迟发反应，对个体不会发生严重的效应
1	可产生恶心、疲劳。受照射剂量达到1.25Gy以上时，有20%～25%的人可能发生呕吐，血相有显著变化，可能致轻度急性放射病

续表2-21

照射剂量/Gy	临 床 症 状
2	受照射24小时内出现恶心及呕吐。经约一周潜伏期后，毛发脱落、厌食、全身虚弱及喉炎、腹泻等症状。如果既往身体健康或无并发感染者，短期内可望恢复
4 （半致死剂量）	受照射几小时内出现恶心及呕吐。潜伏期约一周。两周内可见毛发脱落、厌食、全身虚弱、体温增高。第三周出现紫斑、口腔及咽部感染。第四周，出现苍白、鼻血、腹泻，迅速消瘦。50%受照个体可能死亡。存活者6个月内可逐渐恢复健康
≥6 （致死剂量）	受照射1~2h内出现恶心、呕吐、腹泻。潜伏期短，第一周末出现腹泻、呕吐、口腔咽喉发炎，体温增高，迅速消瘦。第二周出现死亡，死亡率可能达100%

（2）慢性外照射放射病。是指机体在较长时间内，受到超限制剂量的X射线、γ射线或中子的体外照射，当累积剂量达到一定时，将引起慢性外照射放射病的全身症状。有研究认为，每天受到剂量 $1.3\times10^{-3}\sim5.2\times10^{-3}$ C/kg外照射的X射线全身照射，累积达到 7.8×10^{-3}C/kg时，就会明显地出现白细胞减少症。如果经常受到超过允许剂量3~8倍的γ射线的全身照射时，持续2~3年后，受照人员健康状况将恶化。

慢性外照射放射病的临床症状表现为：早期主要以自主神经系统功能紊乱为主，出现倦怠、头昏、头痛，心悸气短、失眠、记忆不佳等神经衰弱症候群，伴有食欲不振、恶心等消化系统方面的症状，症状的严重程度与接触剂量密切相关。内分泌的变化表现为：男性阳痿、性欲减退、精子不成熟等症状；女性月经不调、经期延长或缩短，痛经闭经等。视力的变化表现为少数病人有视力减退、视物模糊、眼睑干燥现象。接触中子，γ射线和X射线工作的人员可发生放射性白内障。机体出血症状多见于牙龈，其次是鼻咽，皮肤及黏膜有出血点、紫癜等出血倾向。此外，毛发脱落、牙齿松动、皮肤褶皱增多、早老早衰、免疫机能降低、易患感冒等也属常见症状。

2.5.5.2 内照射对机体的危害

（1）急性内照射放射病。放射性核素常活留在靶器官成靶组织对机体内照射引起的全身性疾病，称为内照射急性放射病。一次或短期内数次摄入放射性核素的量超过几十至几百个年摄入量限值（ALI），才有可能引起内照射急性放射病。患病初期无明显反应，伴有恶心、呕吐、头痛、腹泻、肝肿大，鼻炎等症状，为轻度急性放射病；随着时间的推移可出现肝功能异常，神经功能紊乱等病症，为中度急性放射病，后期患者会出现鼻出血、便血等现象，为极重度内照射放射病。

（2）主要靶器官损伤。器官损伤主要表现为：骨髓损伤、骨骼损伤、肺损伤、胃肠道损伤、肾脏损伤，肝脏损伤、甲状腺和其他内分泌腺损伤。

（3）物质代谢异常。内照射损伤可导致机体的物质代谢异常，主要表现为：使机体糖代谢发生障碍；使脂肪代谢失常，导致血液内酮体含量增高，严重时可引起碱储减少和酸中毒，出现酮血症和酮尿症；内照射损伤还可能引起水、盐代谢障碍，时机体发生水肿现象。

（4）免疫功能障碍。通常内照射损伤是对免疫系统产生影响，最多见的是淋巴细胞减少，免疫功能受抑制。免疫功能障碍是产生并发症、影响损伤转归和远期病变发展的一个重要因素。

（5）致畸效应。放射性核素内照射致畸效应是妊娠母体摄入放射核素使胚胎受到内照射作用，干扰了胚胎的正常发育所致。由于胎儿的组织器官处于高度分化阶段，故其辐射敏感性较成人高。辐射致畸效应的表现可因辐射作用于胚胎发育的不同阶段而异。在受精卵植入前较植入后最初阶段受到放射性核素的内照射作用，可使胚胎死亡或不能植入。在器官形成期受照射，则可能使主要器官发育异常，易发生畸形。胎儿期受照射，易发生出生后生长发育障碍和畸形。严重者可使儿童随机性效应发生的概率增高。

内照射对机体危害的严重程度取决于进入体内的放射性核素的种类、量的多少、核素在体内滞留的时间、机体的吸收剂量及机体组织的辐射敏感性等因素。放射性核素进入机体后，对机体危害最大的电离辐射是 α 粒子和 β 粒子，穿透能力强的 γ 射线则处于次要地位。同时，各种放射性核素进入体内后，分布和代谢特点各有不同，射线在体内持续地照射，直到放射性核素完全意变成稳定性核素，或完全排出体外时才终止。

2.5.5.3 辐射致癌

无论急性照射还是长期超容许水平的小剂量的内、外照射，都可能诱发癌症，癌症种类有白血病、肺癌、甲状腺癌、乳腺癌、骨癌等。辐射致癌的发生率和剂量大小、剂量持续时间有关。有人调查了曾处在广岛、长崎原子弹爆心投影点 2000m 内的受害者遭受外照射后甲状腺癌的发生率，结果表明甲状腺癌的发生率明显地与受照剂量有关，而且女性的甲状腺癌发生率比男性高。

内照射致癌最典型的事例是某些铀矿工人受矿内高浓度氡及其子体的辐射作用而发生肺癌。例如加拿大的一个萤石矿，由于矿井中氡的浓度较高，1952 ~ 1961 年间在该矿井中工作一年以上的人，有 51 人死亡，其中肺癌占 28 例（占 45%），肺癌的发生率较一般的男性工人高 28.8 倍。

白血病可看作是造血器官的癌症。白血病的发生率也与受照剂量和剂量率有关。例如，在日本的原子弹爆炸受害者中，白血病的发病率明显高于未受照的居民，最高发病率比一般未受照居民的发病率高十倍以上。受照者的吸收剂量在 1 ~ 5Gy 时，白血病的发病率与受照剂量呈线性关系。辐射诱发白血病的剂量下限没有确定，可能低于 4.6Sv；对接受过放射治疗的病人或日本原子弹爆炸受害者进行观察的结果表明：辐射诱发白血病的发病率，在照后几年内达到最高峰，大约经过 25 年后恢复到受照前的水平。

2.5.5.4 遗传效应

电离辐射还能引起生殖细胞的基因突变和染色体畸变，这种变化会形成有害的遗传效应，导致新生一代先天性畸形成各种遗传病的发生率增高。

生殖细胞是具有遗传特性的细胞。每个细胞有一个细胞核，核内有特定数目的染色体。染色体是生物遗传、变异的物质基础，由蛋白质和脱氧核糖核酸、DNA 所组成。DNA 具有修复损伤和复制自己的能力，许多决定着遗传特性的基因定位在 DNA 分子的不同区段上。

电离辐射的作用，可能造成 DNA 分子的损伤（如分子单链、双链的断裂或错误修复）。如果是生殖细胞中的 DNA 分子受损伤，并把这种损伤信息传给后代。后代身上就可能出现某种程度的遗传疾患。

在遗传学上，基因的变化称为突变。在人类的进化过程中，没有任何明确的原因或人为的干扰而自然发生的基因突变，称为自然突变。（虽然自然突变的原因未完全清楚，但宇宙辐射等构成的本底照射，可能是引起缓慢自然突变的因素之一）。

电离辐射所引起的突变的增加和受照剂量有关。使自然突变增加一倍的辐射剂量，称为倍加剂量。人的倍加剂量在0.1~1Gy之间，代表值约为0.7Gy。

目前，有关辐射遗传效应的资料来源有限。除动物实验外，所能得到的资料主要来源于广岛、长崎原子弹爆炸的受害者、核工业事故污染地区、高本底地区及接受医疗照射的人体。

2.5.6 影响辐射损伤的因素

辐射损伤是一个复杂的过程，它与许多因素，如辐射敏感性、剂量、剂量率、照射方式、机体的生理状态等有关。

2.5.6.1 辐射敏感性

细胞、组织、器官、机体或任何有生命物质对辐射损伤作用的相对敏感程度称辐射敏感性或放射敏感性。在受照条件严格一致的情况下，机体不同的器官、组织或全身出现某一效应的时间快、慢及严重程度不同。某种效应出现快而又相对严重的可称之为对辐射的敏感性高，反之对辐射的敏感性低。

人体各类细胞的辐射敏感性是不同的。一般地说，新生而又分裂迅速的细胞（如血细胞）辐射敏感性高，肌肉及神经细胞的辐射敏感性最低。例如，遭受一定剂量照射后，血液中反应最快的是淋巴细胞，其次是红细胞、白细胞、颗粒性白细胞和血小板。受照后，淋巴细胞几乎立即开始减少，其减少速度与受照剂量成正比。对于急性照射，它在照后24~72小时之内降低到最低点。此外，受照后的一段时间内，常见到白细胞和血小板的减少。因此，常用血液中的淋巴细胞、白细胞和血小板的变化来作为受照机体的生物指标。细胞核内的染色体对辐射非常敏感，可通过分析外周血淋巴细胞染色体的畸变程度，定量地估算机体的受照剂量。

在人的个体发育的不同阶段中，辐射敏感性从幼年、少年、青年至成年依次降低，而胚胎期有个关键时期，即受精后约经38天，辐射敏感性最高。因此，妊娠早期的妇女，应避免腹部受照射，年龄未满18岁的青少年不应参加职业性放射性工作。

2.5.6.2 剂量

剂量与辐射效应之间有着复杂的关系。下面按随机性效应与非随机性效应分别进行讨论。

受照剂量在几戈以下，效应的发生率 E 与剂量 D 的关系表示如下：

$$E = aD + bD^2 \tag{2-7}$$

式中，a、b 为常数。在低剂量时，线性项 aD 占主要地位，在高剂量时（1Gy以上），高剂量率（1Gy/min以上）时，第二项占主要地位。

非随机性效应的发生是有剂量阈值的，受照剂量必须大于阈值剂量，效应才会发生，而且其严重程度和剂量大小有关。例如，发生白内障的剂量当量的阈值为15Sv，因此，只要限制职业性工作人员眼晶体的年受照剂量当量在0.15Sv以下，在他的一生中就可以防止白内障的发生。

2.5.6.3 剂量率

由于人体对辐射损伤有着一定的恢复作用，故在受照总剂量相同时，小剂量的分散照射比一次大剂量率的急性照射所造成的辐射损伤要小得多。例如，若一生（50 年）全身均匀照射的累积剂量为 2Gy，并不会发生急性的辐射损伤，如果一次急性照射的剂量为 2Gy，则可能产生严重的躯体效应，在临床上表现为急性放射病。

因此，进行剂量控制时，应在尽可能低的剂量率水平下分散进行。

2.5.6.4 传能线密度（L_{ET}）

一般说来，辐射的传能线密度 L_{ET}愈大，它在物质中的电离密度愈大，因而所产生的生物效应也大。根据辐射的传能线密度的大小，把辐射分为低 L_{ET}辐射和高 L_{ET}辐射。

低 L_{ET}辐射是指在水中的 L_{ET}小于 3500eV/μm 的辐射。X、γ、β 射线属于低 L_{ET}辐射，它们在物质中的电离能力相似，且电离密度比较均匀，约为每微米 8 对离子左右。高 L_{ET}辐射是指在水中的 L_{ET}大于 3500eV/μm 的辐射。α 粒子、质子、快中子及裂变过程中的反冲碎片等属于高 L_{ET}辐射。α 粒子的电离密度很大，在 1μm 的机体组织内可产生 3700 ~ 4500 对离子，致伤集中。

一般地说，在一定的辐射剂量范围内，单位剂量的高 L_{ET}辐射的效应发生率高于低 L_{ET}辐射的效应发生率。对于致癌率来说，单位剂量的高 L_{ET}辐射，其致癌率随剂量、剂量率的降低变化不大。而低 L_{ET}辐射，其单位剂量的致癌率随剂量及剂量串的降低而减小。

2.5.6.5 受照条件

受照条件包括照射方式、照射部位及面积等。

（1）照射方式。在外照射情况下，当人体受穿透力强的辐射（X、γ、中子）照射一定剂量时，可造成深部组织和器官，如造血器官、生殖器官、胃肠道和中枢神经系统等的辐射损伤。

放射性核素进入体内造成的内照射危害，与核素的性质、进入途径及在关键器官中的沉积量有关。例如长期吸入高浓度的氡及其子体产物可诱发肺癌。

各种不同的辐射按其对人体的危害作用大小排列如下：

外照射：$n>\gamma$，$X>\beta>\alpha$

内照射：$\alpha>\beta$，γ，X

（2）照射部位。辐射效应与受照部位有关，受照部位不同，产生的效应也不同。例如以 6Sv 照射全身可引起致死。而同样的剂量照射手或足，甚至不会发生明显的临床症状。在相同剂量和剂量率照射条件下，不同部位的辐射敏感性的高低依次排列为，腹部、盆腔、头部、胸部、四肢。因此，要特别注意腹部的防护。

（3）照射面积。在相同剂量照射下，受照面积愈大，产生的效应也愈大。以 6Sv 照射为例，在几平方厘米的面积上照射，仅引起皮肤暂时变红，不会出现全身症状；受照面积增大到几十平方厘米，就有恶心、头痛等症状出现，但经过一个时期就会消失，若再增大受照面积，症状会更严重，如受照面积达到全身的 1/3 以上，就有致死的危险。因此，应尽量避免大剂量的全身照射。

当然，同时还与照射部位紧密相关，如果受照射部位是重要器官，即使是小面积照射也会造成器官的严重损伤。

2.5.7 电离辐射职业卫生标准

《电离辐射防护与辐射源安全基本标准》（GB 18871—2002）规定了放射工作人员和

公众电离辐射防护剂量限值如下表。剂量限值为内外照射之和，但不包括天然本底照射和医疗照射。电离辐射防护剂量限值如表2－22所示。

表2－22 电离辐射防护剂量限值

受照群体	照射条件	剂量限值
放射工作人员	全身	20mSv（5年平均，但其中任何一年小于50mSv）
	眼晶体	150mSv
	其他单个器官或组织	500mSv
	孕妇	2mSv/余下妊娠期间
	有计划的特殊照射	一次100mSv
一般公众	全身	1mSv（特殊情况下，5年均值为1mSv）
	眼晶体	15mSv
	皮肤	50mSv

2.6 生物性有害因素

2.6.1 致病微生物

2.6.1.1 炭疽杆菌

炭疽杆菌属于需氧芽孢杆菌属，能引起羊、牛、马等动物及人类的炭疽病。

（1）生物学性状。炭疽杆菌为革兰阳性粗大杆菌，长5～10μm，宽1～3μm，两端平切，排列如竹节，无鞭毛，不能运动。在人及动物体内有荚膜，在体外不适宜条件下形成芽孢。该菌种繁殖体的抵抗力同一般细菌，其芽孢抵抗力很强，在土壤中可存活数十年，在皮毛制品中可生存90年。煮沸40min、140℃干热3h、高压蒸汽10min、20%漂白粉和石灰乳浸泡2日、5%苯酚24小时才能将其杀灭。在普通琼脂肉汤培养基上生长良好。该菌致病力较强。炭疽杆菌主要有4种抗原：1）荚膜多肽抗原，有抗吞噬作用；2）菌体多糖抗原；3）芽孢抗原；4）保护性抗原，为一种蛋白质，是炭疽毒素的组成部分。由毒株产生的毒素有3种，除保护性抗原外，还有水肿毒素、致死因子。

（2）致病性。炭疽杆菌从损伤的皮肤、胃肠及呼吸道进入人体后，首先在局部繁殖，产生毒素而致组织及脏器发生出血性浸润、坏死和高度水肿，形成原发性皮肤炭疽、肠炭疽的肺炭疽等。当机体抵抗力降低时，致病菌即迅速沿淋巴管及血管向全身扩散，形成败血症和继发性脑膜炎。皮肤炭疽因缺血及毒素的作用，真皮的神经纤维发生变化，故病灶处常无明显的疼痛感。炭疽杆菌的毒素可直接损伤血管的内皮细胞，使血管壁的通透性增加，导致有效血容量减少，微循环灌注量下降，血液呈高凝状态，出现感染性休克乃至微循环障碍。皮肤炭疽最常见，多发生于屠宰、制革或毛刷工人及动物饲养员。该菌由体表破损处进入体内，开始在入侵处形成水疖、水疱、脓疱、中央部呈黑色坏死，周围有浸润水肿、如不及时治疗，细菌可进一步侵入局部淋巴结或侵入血流，引起败血症死亡。肺炭疽是由吸入病菌芽孢所致，多发生于皮毛工人，病死率高。病初似感冒，进而出现严重的支气管肺炎；肠炭疽是由人食病兽肉制品所致，以全身中毒症状为主，并有胃肠道溃疡、出血及毒血症。上述疾病若引起败血症时，可继发“炭疽性脑膜炎”。炭疽杆菌的致病性取决于荚膜和毒素的协同作用。

（3）接触机会与进入人体的途径。传染源主要为患病的食草动物，如牛、羊、马、骆驼等，其次是猪和狗，它们可因吞食染菌食物而得病。人体直接或间接接触其分泌物及排泄物口感染。从事畜牧、兽医、屠宰、检疫、毛纺及皮革等职业人群感染机会较多。炭瘟杆菌进入人体的途径有三种：经皮肤进入，指由于伤口直接接触病菌而致病，病菌毒力强，可直接侵袭完整皮肤；经呼吸道进入，系指吸入带炭疽芽孢的尘埃、飞沫等而致病；经消化道进入，摄入被污染的食物或饮用水等而感染。

2.6.1.2 布鲁氏菌

布鲁氏菌属是一类革兰氏染色呈阴性的短小杆菌，牛、羊、猪等动物易感，引起母畜传染性流产。人类接触带菌动物或食用病畜及乳制品，均可被感染。布鲁氏菌属分为羊、牛、猪、鼠、绵羊及犬布鲁氏菌 6 个种，20 个生物型。

（1）生物学性状。布鲁氏菌属初次分离培养时多呈小球杆状，毒力菌株有微荚膜，经传代培养渐呈杆状，革兰氏染色呈阴性，该菌为严格需氧菌。牛布氏杆菌在初次分离时，需在 5% ~10% 的 CO_2 环境中才能生长，最适温度 37℃，最适宜的 pH 值为 6.6 ~ 7.1，营养要求高，生长时需硫胺素、烟草酸、生物素、泛酸钙等，实验室常用肝浸液培养基或改良厚氏培养基。该菌生长缓慢，培养 48 小时后才出现透明的小菌落，鸡胚培养也能生长。在自然界中抵抗力较强，在病畜的脏器和分泌物中，一般能存活 4 个月左右，在食品中约能生存 2 个月。对低温的抵抗力也强，对热和消毒剂抵抗力弱。对链霉素、氯霉素和四环素等均敏感。

（2）致病性。布鲁氏菌侵入人体后，被吞噬细胞吞噬，由于该菌具有荚膜，能抵抗吞噬细胞的吞噬销毁，并能在该细胞内增殖。经淋巴管至局部淋巴结，待繁殖到一定数量后，突破淋巴结屏障而进入血流，反复出现菌血症。由于内毒素的作用，病人出现发热、无力等中毒症状，以后本菌随血液侵入脾、肝、骨髓等细胞内寄生，血流中细菌逐步消失，体温也逐渐消退。细菌在细胞内繁殖至一定程度时，再次进入血流又出现菌血症，体温再次上升，反复呈波浪热型。本菌多为细胞内寄生，治疗难以彻底，易转为慢性及反复发作，在全身各处引起迁徙性病变。

（3）接触机会。牧民、饲养工、屠宰工、肉品包装工、卫生检疫人员、兽医等职业人群有较多的机会接触、感染布鲁氏菌。饮用布鲁氏菌污染的生奶或奶制品可染病。

2.6.1.3 森林脑炎病毒

森林脑炎病毒（简称森脑病毒）由蜱传播，在春夏季节流行于森林地带。

（1）生物学症状。森脑病毒属 RNA 病毒，形态结构、培养特性及抵抗力均类似于乙脑病毒。对乙醚和脱氧酸钠敏感。本病毒储存宿主为蝙蝠等哺乳类野生动物，动物受染后为轻症感染或隐性感染。蜱是森脑病毒传播的媒介，又是长期宿主，其中森林硬蜱的带病毒率最高，成为主要的媒介。当蜱叮咬感染的野生动物，吸血后病毒侵入蜱体内增殖，在其生活周期的各阶段，包括幼虫、稚虫、成虫及卵都能携带本病毒，并可经卵传代。牛、马、狗、羊等家畜在自然疫源地受蜱叮咬而传染，并可把蜱带到居民点，成为传染源。

（2）致病性。森脑病毒的致病性与乙脑病毒相同，非疫区易感人被带有病毒的蜱叮咬后，易感染发病，另可因喝感染该病的生羊奶而感染，约经 8 ~14 天潜伏期后发生脑炎，出现肌肉麻痹、萎缩、昏迷致死，少数痊愈者也常遗留肌肉麻痹。居住在森林疫区的人，因受少量病毒的隐性感染，血中有抗体，对病毒有免疫力。病愈后皆产生持久的牢固免疫力。

（3）接触机会。森脑病毒主要寄生于俄罗斯及我国东北森林地带。在疫区从事林业、勘探、捕猎的职业人群，以及进驻森林区的部队人员、旅游者均有机会接触或感染该病毒。

2.6.1.4 真菌

（1）生物学性状。真菌形态分单细胞和多细胞两类。单细胞真菌主要为酵母和类酵母菌（如隐球菌、念珠菌），呈圆形或椭圆形。多细胞真菌由菌丝和孢子组成，菌丝分枝交织成团形成菌丝体，并长有各种孢子，这类真菌一般称为霉菌。真菌细胞结构比细菌复杂，细胞壁缺乏构成细菌胞壁的肽聚糖，其坚韧性主要依赖于多聚N－乙酰基葡萄糖构成的甲壳质，并含葡聚糖、甘露聚糖及蛋白质，某些酵母菌还含类脂体。细胞内有较为典型的核结构和细胞器。真菌易发生变异，在人工培养基中多次传代或孵育过久可出现形态结构、菌落性状、色素及毒力等改变，用不同的培养基或不同温度培养真菌，其性状都有改变。真菌对干燥、阳光、紫外线及一般化学消毒剂有耐受力，但充分暴露于阳光、紫外线及干燥环境情况下，大多数真菌可被杀死；对2.5%碘酒、10%福尔马林都敏感，一般可用福尔马林熏蒸被真菌感染的房间。对热敏感，一般60℃、1h即可杀死真菌菌丝和孢子。

（2）致病性。真菌引起的疾病包括：1）真菌性感染。主要是外源性感染，浅部真菌可侵犯皮肤、指甲及须发等组织，顽强繁殖，发生机械刺激损害，同时产生酶及酸等代谢产物，引起炎症反应和细胞病变。可侵犯脾下、内脏及脑膜等处，引起慢性肉芽肿及坏死；2）条件性真菌感染。主要是内源性感染（如白色念珠菌），亦有外源性感染（如曲霉菌）。此类感染与机体抵抗力，免疫力降低及菌落失调有关，常发生于长期应用抗生素、急速、免疫抑制剂、化疗和放疗的患者；3）过敏性真菌病。是在各种过敏性或病态反性疾病中，由真菌性过敏原（如孢子抗原）引起过敏症，如哮喘、变态反应性肺泡炎和癣菌疹等；4）真菌毒素中毒症。真菌毒素已发现100多种，可侵害肝、肾、脑、中枢神经系统及造血组织。如黄曲霉素可引起肝脏变性，肝细胞坏死及肝硬化，并致肝癌。实验证明，用含0.045×10^{-6}黄曲霉素饲料连续喂养小白鼠、豚鼠、家鼠等可诱发肝癌，桔青霉素可损坏肾小管、肾小球导致急、慢性肾病。黄绿青霉素引起中枢神经损害，包括组织变性，出血或功能障碍等。某些镰刀菌素和黑葡萄穗素主要引起造血系统损害，导致造血组织坏死或造血机能障碍，引起白细胞减少症等。

（3）接触机会。饲养员、兽医、检疫员、皮毛处理者、农民、谷物处理人员、蘑菇栽培工，以及畜牧、造纸、皮毛加工人员均有机会接触和感染真菌。

2.6.2 寄生虫

2.6.2.1 钩虫

钩虫病是我国五大寄生虫病之一，对人危害极大。感染人体的钩虫主要有两种：即十二指肠钩虫和美洲钩虫；此外，锡兰钩虫可寄生人体，危害与前两种钩虫相似。古犬钩虫和巴西钩虫的幼虫可引起人皮肤幼虫移行症。

（1）致病性。钩虫的丝状蚴和成虫两个虫期均可致病，可引起的疾病如下：

1）钩蚴性皮炎。多见于与泥土接触的手指、足趾间，也可见于手、足的背部。主要症状是皮肤有针刺、灼烧感，奇痒难忍，进而可有丘疹出现，1～2日内出现红肿及水疱；继发感染后可形成脓疱，最后结痂愈合。

2）钩蚴移行至肺部时可引起肺局部出血及炎症。患者症状有咳嗽、痰中有血，并伴有畏寒、发热等全身症状，严重时可持续干咳和哮喘。

3）钩虫病。病人可有消化道症状和贫血症状。成虫以口囊咬附肠，造成肠壁的出血、溃疡等损伤；消化道症状初期为上腹不适及隐痛，后发展为恶心、呕吐、腹泻等；食欲增加而体重却渐轻，少数患者有异食症，喜食一些不能吃的东西如生米、泥土、煤渣、破布等。长期失血造成低色素、小细胞型贫血，主要症状有：皮肤蜡黄、苍白、头晕、气短乏力和心慌等。有的病人有面部及全身浮肿、以下肢多见，所以中医又称本病为黄胖病、黄肿病等。

4）婴儿钩虫病。患儿可有腹泻、黑便、严重贫血及肝、脾肿大等症状，死亡率高。

（2）接触机会。农民使用未处理的人粪施肥，赤足下地种植旱地作物如红薯、玉米等时极易感染。条件适宜时，井下矿工及下水道清理工等也有较多机会感染钩虫病。

2.6.2.2　节肢动物

节肢动物为无脊椎动物，是动物界中种类最多的一门（占已知的一百多万种动物的87%左右）。医学节肢动物是指与医学有关，危害人、畜健康的节肢动物，分属于以下5个纲：

（1）蛛形纲：虫体分头胸和腹两部或头胸腹愈合成躯体，有足4对，无触角。能传播疾病或引起疾病的有硬蜱、软蜱、恙螨、疥螨、蠕形螨、尘螨、粉螨等，能毒害人体的有蜘蛛和蝎子等。

（2）昆虫纲：虫体分头、胸、腹3部。头部有触角1对，胸部有足3对。能传播疾病或引起疾病的有蚊、蝇、白蛉、蠓、蚋、虻、蚤、虱、臭虫、蟑螂、锥蝽、桑毛虫、松毛虫、毒隐翅虫等。

（3）甲壳纲：虫体分头胸部和腹部，有触角2对，步足5对，大多数种类水生，有些是蠕虫的中间宿主。例如淡水蟹或蝲蛄是并殖吸虫的第二中间宿主；淡水桡足类中的剑水蚤、镖水蚤是阔节裂头绦虫、曼氏迭宫绦虫、棘颚口线虫及麦地那龙线虫等的中间宿主。

（4）唇足纲：虫体窄长，腹背扁，多节，由头及若干形状相似的体节组成。头部有触角1对，每一体节各有足1对。第一体节有1对毒爪，蜇人时，毒腺排出有毒物质伤害人体，如蜈蚣。

（5）倍足纲：体呈长管形，多节，由头及若干形状相似的体节组成。头部有触角1对，除第一体节外，每节有足2对，所分泌的物质常引起皮肤过敏。

许多节肢动物传播的传染病如：疟疾（按蚊）；黄热病、登革热和登革出血热（伊蚊、趋血蚊等）；病毒性脑炎（库蚊及按蚊、蜱），包括乙型脑炎；丝虫病（伊蚊、按蚊、库蚊及曼蚊）。一些节肢动物的叮咬及接触可引起不适甚至危险的后果：如水疱甲虫、蚤、螨（恙螨）、臭虫、蝎和蜘蛛。此外，有些节肢动物可在受害者毫无感觉的情况下叮咬并传播疾病。

2.6.3 动物和植物

蚕可致过敏性哮喘；松毛虫、桑毛虫以及某些蛾类幼虫体表面上的毒毛刺入皮肤时可以释放出有毒物质引起皮炎。许多哺乳类动物是一些职业传染性疾患的中间宿主，与其接触的作业就可能感染而发病。

某些树木、花草、蔬菜，其根、茎、叶或树枝、花粉等具有刺激性、毒性或致敏性，有些甚至具有致癌性。直接接触或吸入其气溶胶，可引起接触性皮炎、湿疹、荨麻疹、过敏性鼻炎和过敏性哮喘等。

粮食作物、蔬菜、水果等种植、加工人员，林业、木材加工、园林园艺、绿化人员等均有机会接触到动物、植物性有害因素。

复习思考题

2－1　简述职业病危害因素的概念、分类。

2－2　毒物进入人体有哪些途径？简述常见生产性毒物的来源、性质和危害。

2－3　什么是毒物的蓄积作用？什么是毒物的联合作用？影响毒物毒作用的主要因素有哪些？

2－4　依据《工作场所职业病危害作业分级》，化学性毒物分级依据是什么？如何分级？

2－5　粉尘有哪些基本性质？其危害体现在哪些方面？

2－6　《工作场所职业病危害作业分级　第1部分：生产性粉尘》分级依据是什么？分为哪几级？

2－7　何为高温作业？高温作业对人体有什么影响？高温作业分级依据是什么？

2－8　何为低温作业？常见的低温作业有哪些？低温作业对人体有什么影响？

2－9　异常气压条件下作业人员常有哪些不适？会导致哪些类型症状和疾病？

2－10　何为噪声？噪声对人体的危害有哪些？噪声的职业限值是多少？影响噪声对机体作用的因素有哪些？

2－11　振动对人体有什么影响？影响振动对机体作用的因素有哪些？

2－12　可影响人体健康的作业环境下的非电离辐射有哪些？对人体各有哪些不良影响？

2－13　能够影响人体健康的作业环境电离辐射有哪些？电离辐射对机体的损伤体现在哪些方面？影响电离辐射损伤的因素有哪些？

2－14　生物性有害因素有哪些？

第 3 章　职业性病损

学习目标：本章对尘肺等 10 类职业病进行概要性描述。通过本章的学习，熟悉各种职业病，特别是尘肺和职业中毒这两类多发的职业病。掌握尘肺和职业中毒的概念、类别及发病机制；了解我国现行的 10 类职业病的类别和名称及造成这些职业病发病的主要原因。

3.1　职业性尘肺病及其他呼吸系统疾病

3.1.1　尘肺病

尘肺病是由于在职业活动中长期吸入生产性粉尘，粉尘在肺内潴留而引起的、以肺组织弥漫性纤维化为主的全身性疾病。《职业病目录》中规定了矽肺、煤工尘肺、石墨尘肺、炭黑尘肺、石棉肺、滑石尘肺、水泥尘肺、云母尘肺、陶工尘肺、铝尘肺、电焊工尘肺、铸工尘肺，根据《尘肺病诊断标准》和《尘肺病理诊断标准》可以诊断的其他尘肺病，共计 13 种尘肺病。

3.1.1.1　*矽肺*

硅元素的旧称为矽，矽肺即硅肺。矽肺是尘肺中最为严重的一种类型，是由于作业人员长期吸入游离二氧化硅含量较高的粉尘所引起，肺部有弥漫性纤维化，进而影响肺功能，引发全身疾病，丧失劳动能力。

A　接触机会

二氧化硅在自然界分布很广，95% 的矿石中均含有各种形态的石英，石英中游离二氧化硅的含量达 97% 以上。因此，采矿、采石、凿岩、爆破、开山筑路、挖掘隧道和涵洞等作业均有机会接触到石英粉尘；此外，铁合金冶炼中的硅铁冶炼、铬铁冶炼、钛铁冶炼，炼钢中的炼钢铸模、炼钢砌炉，铸造业中的碾砂、拌砂、造型、砌炉、喷砂和清砂，以及制造玻璃、搪瓷、陶瓷和耐火材料等工种，亦会接触到石英粉尘。

B　发病机制

矽肺的发病机制尚未完全清楚，有多种学说，如机械刺激学说、硅酸聚合学说、化学中毒学说、表面活性学说、免疫学说等，但都不能圆满解释发病机制。通常认为，进入肺内的石英粉尘被巨噬细胞吞噬成为尘细胞，石英表面的羟基基团与次级溶酶体膜上脂蛋白中的氢受体形成氢键，改变膜的通透性致其破裂。巨噬细胞受损后能释放出一种致纤维化因子，刺激导致成纤维细胞增生进而胶原纤维增生。此外，受损的巨噬细胞可引起免疫反应，抗原抗体的复合物沉积在胶原纤维上发生透明性变。石英粉尘还能作用于肺泡上皮细胞，增加其表面活性物质的分泌，导致纤维细胞增生。

C 病理及症状表现

矽肺的病理形态可分为结节型矽肺、弥漫性肺间质纤维化型矽肺、矽性蛋白沉积型矽肺和团块型矽肺等四类。

结节型矽肺由长期吸入游离二氧化矽含量较高的粉尘所致。典型病变为矽结节，在结节外围及纤维之间，可见粉尘颗粒、尘细胞、纤维性结缔组织，最终可发展为玻璃样变或钙盐沉着。

弥漫性肺间质纤维化型矽肺多见于吸入游离二氧化硅含量较低的粉尘或游离二氧化硅含量较高，但吸入量较少的粉尘所致。病理特点是肺泡、肺小叶间隔及小血管和呼吸性支气管周围纤维组织呈弥漫性增生。

矽性蛋白沉积型矽肺又称急性矽肺，多见于短期内吸入高浓度、高分散度石英粉尘。肺泡内有大量蛋白分泌物，继而纤维化病变发展。

团块型矽肺是上述类型矽肺进一步发展，病灶融合而成。矽结节增多、增大、融合，其间继发纤维化病变，融合扩展而形成团块状。

矽肺的早期症状较轻，常不易察觉；随病情的发展，症状逐渐显现，主要表现为咳嗽、咳痰、胸痛、胸闷、气急等。矽肺常伴有肺结核、肺部感染、自发性气胸、肺心病等并发症。

矽发病一般比较缓慢，其发病工龄多在接触矽尘后5~10年，有的可长达15~20年。

D 矽肺病发病影响因素

（1）粉尘浓度矽肺病发病与进入肺部的粉尘量直接相关。浓度越高，越容易导致矽肺病发生。

（2）游离二氧化硅含量。游离二氧化硅含量越高，矽肺病发病工龄越短，疾病发展速度越快。

（3）粉尘粒径及分散度。粉尘粒径越小，分散度越高，对人体危害性越大。最危险的粉尘是粒径2μm左右的粉尘。

（4）接尘时间。接触粉尘时间越长，吸入的粉尘量越多，越容易发病。

（5）个体条件。粉尘对人体的影响与人的健康程度、营养、生活习惯及卫生习惯有关。体质弱、个体卫生条件差又有吸烟等不良习惯的工人容易患病。

3.1.1.2 煤工尘肺

煤工尘肺是指煤矿工人长期吸入生产性粉尘所引起的尘肺的总称，包括硅肺、煤矽肺和煤肺。在岩石掘进面作业的凿岩工因接触大量含二氧化硅的岩尘而易患矽肺；采煤工、回采工、装卸工等因在采煤工作面工作，主要接触二氧化硅含量较低的单纯性煤尘而易患煤肺；工种不固定，既接触硅尘，又接触煤尘，所患的尘肺多为煤矽肺。

A 接触机会

煤工尘肺主要发生于煤矿，其他行业亦有机会接触到煤尘，如电力、热力生产和供应行业中的上煤、磨煤、司炉作业；炼焦、煤气及煤制品行业中原煤输送、洗选、配合、干馏、熄焦、运焦等工序；石墨及碳素制品行业中的碳素粉碎；炼铁业中的煤粉操作等。

B 病理及症状表现

煤工尘肺的病理因吸入矽尘与煤尘的比例不同而有所差异，多兼有间质性弥漫性纤维化型和结节型两者特征。主要病理改变包括煤斑、灶周肺气肿、煤矽结节、弥漫性纤维化等。

煤斑又称煤尘灶，是煤工尘肺最常见的原发性特征性病变，煤斑主要由煤尘和煤尘细胞聚集而形成。灶周肺气肿随煤尘细胞灶的形成、呼吸性细支气管逐渐肿大形成肺气肿，由于其多见于煤尘细胞灶周边，故称为灶周肺气肿，病变进一步向肺泡管、肺泡道及肺泡发展，波及全小叶，即可引起全小叶肺气肿。煤矽结节，肉眼观察呈圆形或不规则形，大小为2～5mm或略大，色黑、质实、肺切面上稍向表面凸起。弥漫性纤维化，在肺泡间隔、小叶间隔、小血管和小支气管周围以及胸膜下，早期大量煤尘沉积，巨噬细胞集聚增生并吞噬粉尘，随后纤维增生，伴有煤尘和尘细胞沉着，间质增宽变厚，晚期形成粗细不等的条索和弥漫性纤维网架，肺间质纤维增生。大块纤维化或进行性块状纤维化是煤工尘肺的晚期表现。大块病灶周围可见明显的代偿性肺气肿，胸膜呈中度或轻度增厚，肺门和支气管旁淋巴结多肿大，色黑质硬，镜下可见煤尘、煤尘细胞灶和煤硅结节。

煤工尘肺发展较慢，早期多无症状，随病变进展，逐渐出现咳嗽、胸闷、胸痛、气急等症状。

3.1.1.3 硅酸盐尘肺

A 概述

硅酸盐是指由二氧化硅、金属氧化物和结晶水组成的无机物，可分为天然硅酸盐和人造硅酸盐两类，又可分为纤维状硅酸盐和非纤维状硅酸盐。纤维是纵横径比大于3∶1的尘粒，直径小于3μm、长度不小于5μm的纤维称为可吸入纤维。常见的硅酸盐有水泥、石棉、滑石、云母、高岭土、硅灰石、毛沸石等。

在生产环境中长期吸入硅酸盐粉尘所引起的、以肺组织纤维化为主要表现的全身性疾病称为硅酸盐肺，包括石棉肺、滑石肺、云母肺、水泥尘肺等。硅酸盐所引起的尘肺具有如下共同特点：

（1）病理改变主要表现为弥漫性肺间质纤维化；组织切片有硅酸盐小体。

（2）胸部X线改变以不规则性阴影为主。

（3）自觉症状和临床体征一般较明显，肺功能改变出现较早，早期为气道阻塞和进行性肺容量降低，晚期出现“限制性综合症”及气体交换功能障碍。

（4）气管炎、肺内感染、胸膜炎等合并症较多见，合并肺结核概率较硅肺低。

B 石棉肺

石棉是含有铁、镁、镍、铝、钙等硅酸盐的纤维状矿物，其用途较广，如木材加工业中装饰板配料，电力、蒸汽、热水生产和供应业中的保温材料，砖瓦、石灰和轻质建材制造业中防水材料配料等均需使用到石棉；此外，石棉矿开采、石棉制品加工等也会大量接触到石棉。

石棉肺是在生产过程中长期吸入石棉粉尘而引起的以肺部弥漫性纤维化为主的疾病。石棉肺平均发病工龄多在10～15年以上。石棉肺早期症状较轻，仅表现为咳嗽、无痰或少许黏液性痰，随病情加重，出现呼吸困难、气短、胸闷等症状。石棉同时也具有致癌性，因此石棉肺常并发恶性肿瘤。

影响石棉肺发病的主要因素包括石棉种类、纤维尺度、石棉粉尘浓度、接触时间、接触量（浓度×工龄）、接触者个体素质。

C 滑石尘肺

滑石为含水硅酸镁，是一种由含镁硅酸盐蚀变而成的次生矿物。滑石在有机化学产品制造、医药、橡胶、建材、纺织、造纸等领域具有广泛的应用；此外，在滑石开采、运输、加工等过程也会接触到滑石粉尘。

滑石尘肺是指长期吸入滑石粉尘而引起的以慢性肺组织纤维增生为主的疾病，其发病较慢，发病工龄一般为10~35年。早期无明显症状，随病情进展，出现咳嗽、胸痛、气短等症状，常见并发症有呼吸道感染和肺气肿，晚期可并发肺心病。

D 云母尘肺

云母为天然硅酸盐，有白云母、黑云母等。云母具有良好的耐酸、隔热和绝缘性能，在工业上广泛用作绝缘材料。

云母尘肺是指由于长期吸入云母粉尘而引起的以慢性肺组织增生为主的疾病，其发病较缓，临床表现为咳嗽、咳痰、气急、胸痛、胸闷等。

E 水泥尘肺

水泥是由石灰石、黏土、矿渣等原料在一定温度条件下粉碎、煅烧而制成的混合物。生产和使用水泥的行业均有机会接触到水泥粉尘。

水泥尘肺是指长期吸入较高浓度水泥粉尘而引起的尘肺，其发病较慢，发病时间一般多在15年以上。病情进展也较慢，主要表现为咳嗽、咳痰、气短、胸痛、鼻腔充血、萎缩等。

3.1.1.4 其他尘肺

A 石墨尘肺

石墨是一种结晶型碳，呈银灰色，具有金属光泽。在石墨矿的开采、石墨制品（如电极、电刷、石墨炉、石墨坩埚、铅笔等）的制造、钢铁浇铸、机械润滑、铸膜涂料等过程中，均有机会接触到石墨粉尘；此外，石墨还可用作原子反应堆的减速剂。

石墨尘肺是由于作业人员长期吸入较高浓度的石墨粉尘而引起的、以肺部弥漫性纤维化和肺气肿病变为主的疾病，发病较慢、症状较轻，部分患者出现咳嗽、轻度咽部发干、咳黑色黏痰，劳动后可出现胸闷、气急等症状。

B 炭黑尘肺

炭黑是由液态或气态的碳氢化合物不完全燃烧或裂解而制得的产物，主要应用于橡胶、油墨、颜料、油漆、印刷、塑料、造纸、唱片、电池、冶金等行业；此外，还可应用于脱色剂、净化剂、助滤器、炭黑纸的制造，从事上述作业的人员均有机会接触炭黑粉尘，作业人员长期吸入较高浓度的炭黑粉尘可发病，发病较慢、病程较缓。症状常不明显，主要表现为咳嗽、咳痰、胸闷、气短等，少数会出现肺功能减退。

C 陶工尘肺

陶工尘肺是指陶瓷制造或陶瓷采矿工人长期吸入大量陶土粉尘而引起的尘肺。其临床症状较轻，早期出现轻度咳嗽，咳少量痰，劳动时可出现胸闷、气急。病情加重时，出现呼吸困难、紫绀、心慌等症状。陶工尘肺易并发肺结核和肺炎。

D 铝尘肺

铝是银白色轻金属，金属铝及其合金主要应用于航空、船舶、建材、电器等工业。铝尘肺是指长期吸入金属铝尘或氧化铝粉尘而引起的尘肺。铝粉尘主要导致肺部弥漫性纤维化，可有咳嗽、咳痰、气短、胸痛、胸闷、心悸、乏力等症状。

E 电焊工尘肺

焊条由焊芯和药皮组成，焊芯是焊条内的金属丝，药皮是压涂在焊芯上的涂料层，由矿石粉、有机物粉、铁合金粉和黏结剂按一定比例配制而成。焊接过程中，焊条和被焊物体会在高温下生成大量混合物烟尘和气溶胶，焊接烟尘的种类I因焊条的差异而有所不同。电焊工尘肺由长期吸入高浓度的电焊烟尘而引起以慢性肺组织纤维增生为主的疾病，发病慢，临床症状较轻，如胸闷、胸痛、咳嗽、咳痰、气短等，可出现肺部感染或肺气肿等并发症，呼吸系统症状明显。还可合并氟中毒、金属烟热等职业病。

F 铸工尘肺

铸工尘肺是指铸造作业中的翻砂、造型作业人员长期吸入游离二氧化硅含量较低的黏土、石墨、煤粉、石灰石、滑石粉等混合性粉尘而引起的尘肺。发病较缓、初期常无自觉症状；随病情进展，出现咳嗽、咳痰、气短、胸闷等呼吸系统症状，易并发慢性支气管炎和肺气肿。

3.1.2 其他呼吸系统疾病

（1）过敏性肺炎。过敏性肺炎，又称外源性过敏性肺泡炎，是易感人群反复吸入各种具有抗原性的有机粉尘、低分子量化学物质，引起的一组弥漫性间质性肉芽肿性肺病。过敏原为含有真菌孢子、细菌产物、动物蛋白质或昆虫抗原的有机物尘埃颗粒。急性型常在接触抗原后4~8h发病，可有发热、畏寒、咳嗽和呼吸困难，也可出现厌食、恶心和呕吐。肺部听诊有细中吸气相湿性啰音，哮鸣音不常见。脱离抗原之后，症状一般在几小时内改善，但完全恢复需几周，反复发作可致肺纤维化。亚急性者可隐袭发病，咳嗽和呼吸困难持续数日至数周，病情不断发展者需要住院治疗。对于慢性者，进行活动后呼吸困难、咳嗽，乏力和体重下降可达数月至数年，疾病可发展为呼吸衰竭。

（2）棉尘病。棉尘病（byssinosis）是由于长期吸入棉、麻等植物性粉尘所引起的，具有特征性的胸部紧束感或胸闷、气短等症状，并有急性通气功能下降的呼吸道阻塞性疾病。患者主要表现为在休息24h或48h后，第一天上班接触棉麻粉尘数小时后，出现胸部紧束感、气急、咳嗽、畏寒、发热等症状，又称“星期一症状”。

（3）哮喘。职业性哮喘属于支气管哮喘的一种，是由于生产过程中接触职业性致喘物而引起的气道疾病。

（4）金属及其化合物粉尘肺沉着病（锡、铁、锑、钡及其化合物等）。

（5）刺激性化学物所致慢性阻塞性肺疾病。慢性阻塞性肺疾病是一种具有气流阻塞特征的慢性支气管炎和（或）肺气肿，可进一步发展为肺心病和呼吸衰竭的常见慢性疾病，与有害气体及有害颗粒的异常炎症反应有关，致残率和病死率很高。

（6）硬金属肺病。接触或吸入含碳纤维的金属如钨、钛等粉尘，粉尘通过呼吸系统沉积变成了硬金属，如人造金刚石，硬度很大，引起呼吸系统症状、肺功能损害和影像学弥漫性肺病变，称为硬金属肺病，临床表现于矽肺病相仿。

3.2 职业性皮肤病

职业性皮肤病是指由于生产过程中接触化学、物理、生物等有害因素而引起的皮肤及皮肤附属器官的急、慢性疾患。

3.2.1 职业性皮肤病的致病因素

（1）化学因素。化学因素是引发职业性皮肤病的主要原因，90%以上的职业性皮肤病是由化学因素所引起的。

按化学物的作用机制，可分为原发性刺激物、致敏物和光敏物三种。原发性刺激物是指对皮肤能产生刺激作用的物质，主要包括酸类（如硫酸、磷酸、甲酸等）、碱类（如氢氧化钠、乙二胺等）、金属及类金属（如铜粉、重铬酸盐等）、溶剂类（如氯仿、二氯乙烯等）等。致敏物是指能引起皮肤过敏反应的物质，其特点是初次接触时无反应，再次接触时则出现炎症反应，主要包括染料、颜料及其中间物，显影剂，橡胶制品的促进剂及防老剂，天然树脂及合成树脂等。光敏物是指能引起皮肤光敏反应的物质，其特点是与皮肤接触时无反应，但在特定波长的光线照射后，能引起皮肤的炎症反应，常见的光敏物主要有煤焦油、焦油沥青、酚类化合物等。

（2）物理因素。由物理因素单独引发的职业性皮肤病的发病率较低，多与化学因素共同作用而致皮肤病。常见的物理因素有机械作用（反复或持续的机械摩擦和压迫）、极端温湿环境条件的作用、紫外线以及放射线等。

（3）生物因素。某些植物（如荨麻）、动物（如海蜇）、致病微生物（如炭疽杆菌）以及寄生虫（如螨类）等均会引发职业性皮肤病。

3.2.2 常见的职业性皮肤病

（1）接触性皮炎。生产过程中因直接或间接接触具有刺激性或致敏作用的有害因素而引发的皮肤炎症反应，包括以下几类典型疾患。

原发刺激性接触性皮炎，简称刺激性皮炎，主要发生在直接接触刺激物的皮肤裸露部位，常表现为红肿、皮肤变厚、脱皮、龟裂等皮损症状；变应性接触性皮炎，简称变应性皮炎，由致敏物引起，具有明显的个体差异，过敏反应可能扩展到未接触致敏物质的部位。

（2）光敏性皮炎。在生产过程中接触了光敏物，同时又受到了日光照射而引起的皮肤炎症反应。分光毒性皮炎和光变应性皮炎两种。

（3）电光性皮炎。在生产过程中由于接触人工紫外线光源（如电焊器、水银石英灯）而引起的皮肤急性炎症。皮肤损害只限于光照部位，具有明显的光照界限。

（4）黑变病。职业性黑变病属于职业性色素异常中的一种，其病因尚未阐明，一般认为内分泌紊乱和神经精神因素是可能的诱因。

（5）痤疮。因职业原因接触致病物而引起的毛囊、皮脂腺发生的慢性炎症。由煤焦油、沥青等引起的称为油痤疮或油疹；由氯的有机化合物引起的称为氯痤疮。

（6）溃疡。在生产过程中接触铬、铍、砷等化合物而引起的慢性皮肤溃疡，多呈鸟眼状，故又称鸟眼状溃疡。

（7）化学性皮肤灼伤。为化学物直接对皮肤的刺激、腐蚀作用以及化学反应热引起的皮肤损伤，其灼伤程度与化学物的性质、状态、浓度、温度、剂量、作用方式、接触时间、接触面积、个体差异等诸多因素有关。

3.3　职业性眼病

职业性眼病是指作业人员在生产过程中由于接触化学物质或受到射线辐射等原因造成的眼部疾患。我国法定职业病包括化学性眼部烧伤、电光性眼炎和白内障（含放射性白内障和三硝基甲苯白内障）三种。

职业性化学性眼灼伤主要是由于工作中眼部直接接触碱性、酸性或其他化学物的气体、液体或固体所致眼组织的腐蚀破坏性损害，临床可表现为化学性结膜角膜炎、眼睑灼伤或眼球灼伤。

电光性眼炎是指紫外辐射对眼部造成的损伤，常见于电焊操作以及产生紫外辐射的场所，如高原多雪场合的“雪盲”。

放射性白内障是指由电离辐射引起眼晶状体损害而诱发的白内障；三硝基甲苯白内障是指由于三硝基甲苯的局部或全身作用而诱发的白内障。非电离辐射也可致白内障，由各类射线（电磁波）引起，常见的有微波、红外线、激光等。

3.4　职业性耳鼻喉口腔疾病

职业性耳鼻喉口腔疾病是指生产过程中由于接触各种职业性有害因素而引起的耳鼻喉口腔疾病。法定职业病有噪声聋、铬鼻病、牙酸蚀病和爆震聋4种。

在接受强烈噪声后，人的听阈（人们能听到最轻声音的能力）会暂时性抬高，经过休息听阈可以恢复到原来的程度，这种现象称为暂时性听阈迁移。恢复所需的时间和恢复的程度取决于噪声暴露的时间、噪声的强度、噪声的频率、暴露者是否接受了药物、暴露者的个体差异等因素。长期暴露在强噪声环境下，听阈将永久性抬高，即使经过休息，听阈也不能恢复到原来的程度，这种现象称为永久性听阈迁移，又称为噪声聋。国际标准化组织规定，用500Hz、1000Hz和2000Hz三个频率上的听力损失平均值来表示听力损失。

听力损失在15dB以下属正常，15～25dB属接近正常，25～40dB为轻度聋；40～65dB为中度耳聋；65dB以上为重度耳聋。

噪声性耳聋是指500Hz、1000Hz和2000Hz三个频率的平均听力损失超过25dB，此时在安静的环境中进行语言交流开始发生轻度障碍。

一般来说，职业性噪声聋呈现持续渐进性，即潜伏期长，累积的过程常常以年计甚至十年计；其次是低毒性，即仅仅会导致听力损伤，不会导致其他器官、组织的显著变化，更不会导致死亡；另外的一个特点是不可逆性，即这种听力损伤是无法恢复的。

爆震聋是因暴露在强度超过120～140dB(A)噪声时，出现的耳朵鼓膜破裂、听骨断裂、内耳损伤性变化、听觉皮质损伤等症状。

职业性铬鼻病是指生产过程中由于接触铬酐、铬酸、铬酸盐及重铬酸盐等六价铬化合物而引起的以鼻中隔糜烂、溃疡、软骨部穿孔等为主要症状的鼻部损害。

职业性牙酸蚀病是指长期接触各种酸雾或酸酐所引起的牙齿硬组织脱矿缺损，其临床表现除前牙牙冠有不同程度的缺损外，还表现有牙齿对冷、热、酸、甜等刺激敏感，常伴有牙龈炎、牙痛、牙松动感等，严重者牙冠大部分缺损，或仅留下残根，可有髓腔暴露和牙髓病变。

3.5 职业性化学中毒

中毒是指毒物进入人体后与组织发生化学或生物物理学变化，在一定的条件下破坏人体正常的生理机能，导致某些器官和系统发生暂时性或永久性的病变的现象。

职业中毒是指作业人员在生产过程中，由于接触生产性毒物引起机体一定程度的损害而出现的疾病状态。

3.5.1 常见类型

职业中毒可分为如下三种类型：

急性中毒，指毒物一次或短时间内大量进入人体后引起的中毒；

慢性中毒，指长期少量接触毒物而引起的中毒；

亚急性中毒，介于急性、慢性之间，在较短时间内接触较大剂量毒物而引起的中毒。

职业中毒的类型不同，其临床表现也会出现差异。

3.5.2 主要临床表现

3.5.2.1 神经系统

慢性中毒早期常出现神经衰弱综合征和精神症状，多属功能性改变。接触毒物后可出现头痛、头晕、失眠、多梦等症状，脱离毒物后，可逐渐恢复；严重中毒时，可引起中毒性脑病和脑水肿；此外，毒物还可损伤运动神经、感觉神经等，引起周围神经炎。

3.5.2.2 呼吸系统

一次大量吸入某些气体可引起窒息；长期吸入刺激性气体能引起慢性呼吸道病变，严重时可引起化学性肺炎或呼吸窘迫综合征；某些毒物对呼吸道的原发刺激以及对机体的致敏作用可诱发过敏性哮喘；呼吸道毒物长期持续作用，可引起肺组织破坏，甚至导致肺功能不全。

3.5.2.3 血液系统

许多毒物对血液系统具有毒作用，常表现为贫血、出血、溶血、形成变性血红蛋白以及白血病等。如铅可引起低血色素贫血；苯及三硝基甲苯等毒物可抑制骨髓的造血功能，表现为白细胞和血小板减少，甚至全血减少成为再生障碍性贫血；亚硝酸盐类以及苯的氨基和硝基化合物可引起高铁血红蛋白症；一氧化碳与血液中的血红蛋白结合形成碳氧血红蛋白，导致组织缺氧。

3.5.2.4 消化系统

毒物对消化系统的损害主要表现为急性胃肠炎（多见于汞盐、砷等毒物大量经口进入时)、腹绞痛(多见于铅及铊中毒时)、口腔征象以及中毒性肝损伤等。

3.5.2.5 泌尿系统

能引起泌尿系统损害的毒物较多,主要表现为急性中毒性肾病、慢性中毒性肾病、泌尿系统肿瘤以及其他中毒性泌尿系统疾病。

3.5.2.6 循环系统

毒物可引起心血管系统的损害,表现为心肌损害、心律失常、肺原性心脏病等。

3.5.2.7 生殖系统

毒物对生殖系统的毒作用包括对接触者本人生殖功能的不良影响,即生殖毒性;以及对其子代发育过程的不良影响,即发育毒性。

3.5.2.8 皮肤

毒物可对皮肤造成溃疡、皲裂、变色、化学性灼伤、接触性皮炎、光接触性皮炎、痤疮等多种损害。

3.5.2.9 眼部

毒物可直接作用于眼组织,也可通过血液循环引起眼损害,主要表现为刺激性炎症、化学性灼伤、白内障、视网膜血管异常等。

3.5.2.10 其他系统

某些毒物(如氟)可引起骨骼病变;吸入氧化锌等金属烟尘可引起金属烟热。

3.5.3 常见职业中毒

3.5.3.1 金属及类金属中毒

常见的金属和类金属中毒主要包括铅、汞、镉、锰、铍、砷、磷等的中毒。

A 理化特性

这类物质的理化特性各异。

(1)金属。金属中,铅(Pb)为柔软浅蓝白色或银灰色固体;加热到400~500℃时,有大量铅蒸气逸出,在空气中迅速氧化、冷凝为铅烟。汞(Hg)又称水银,为银白色液态金属;不溶于水和有机溶剂,易溶于硝酸,能溶于类脂质,可与金、银等贵重金属混合生成汞;汞在常温中即可蒸发,其表面张力大,洒落在地或桌面上,立即形成许多小汞珠,能增加蒸发的表面积,也易沉积于衣服、毛发及面部等皮肤,形成持续二次汞污染源。镉(Cd)是一种质软、具有延展性的蓝白色柔软金属块或灰色粉末;不溶于水,易溶于稀硝酸。锰(Mn)是一种浅灰色有光泽的硬脆金属,易溶于稀酸。铍(Be)为银灰色轻金属,不溶于水,可溶于硫酸、盐酸及硝酸。

(2)类金属。砷(As)和磷(P)都是类金属。砷有灰、黄、黑三种同素异构体;其中灰色结晶具有金属性,不溶于水,溶于硝酸和王水,在潮湿环境中易氧化。磷有4种同素异构体:黄磷(又称白磷),有剧毒;红磷,毒性较小;紫磷与黑磷,少见,毒性小,不易点燃;黄磷是白色至黄色透明的晶形固体,蜡状外观,遇光时变暗;室温下可蒸发、自燃或摩擦起火;不溶于水,易溶于油脂、二硫化碳、氯仿及苯。

B 接触机会

接触铅的行业较多,主要包括铅矿的开采和冶炼;含铅金属和合金的熔炼;铅化合物的生产和使用，如制造蓄电池、玻璃、陶瓷、塑料、油漆、颜料等。

汞矿开采及冶炼，含汞仪器、仪表（如温度计、血压计、流量仪、液面计、控制仪、气压表、汞整流器）等的制造、校验和维修，化学工业中作为生产汞化合物的原料，电解食盐生产烧碱和氯气时用汞作阴极，冶金工业用汞齐法提炼金、银，口腔医学中用银汞合金充填龋齿等，都可能接触到汞。

镉的冶炼，电镀，焊接，制造合金、焊条、工业颜料、镍镉电池等作业中，均有机会接触到镉。

生产中接触锰的作业有：锰矿石的外采、运输和加工过程，冶炼锰合金，电焊条的制造及其使用，干电池的生产，以及陶瓷、燃料、玻璃制造等过程工业。

金属铍和氧化铍的冶炼，制造铍合金、耐高温陶瓷、电子子仪表零部件等可能接触到铍；此外，铍在原子能工业方面也有应用。

含砷矿石的外采和冶炼，以及用砷化物做原料生产消毒剂、杀虫剂、防腐剂等作业均可能接触到砷。

黄磷是从磷矿石或磷酸钙中提取而得，用于制造红磷、磷化合物、磷酸、磷合金、烟幕弹、燃烧弹、焰火、爆竹等产品；黄磷在石油化工行业中可作为缩合催化剂、表面活性剂、稳定剂等的原料；黄磷还可应用于制药、电子、染料、农药、化肥等行业。

C 毒理及毒作用表现

铅及其化合物的侵入途径主要是呼吸道，其次是消化道，完整的皮肤不能吸收。铅的吸收和毒性取决于分散度和组织中的溶解度。吸收的铅主要经肾脏排出，少部分可经粪便、唾液、汗液、乳汁等排出。当铅的摄入量超过机体的正常排泄能力和不溶性铅的储存能力时，机体铅负荷增高，会引起铅中毒。铅对血红素合成酶具有抑制作用，可致血管痉挛，对神经系统和肾脏有毒作用。主要症状包括，中毒性类神经症、铅中毒性脑病、肌无力、肌肉麻痹、口内金属味、消化道异常、腹隐痛或绞痛、血尿卟啉代谢产物异常、低色素正常细胞型贫血、肾功能减弱、流产及早产等。分为急性中毒和慢性中毒。急性中毒在生产中较为少见；慢性中毒早期出现乏力、肌肉关节酸痛等，病情加重后，出现四肢远端麻木，触觉、痛觉减退等神经炎表现；少数人牙龈边缘有蓝色“铅线”、贫血，有时伴高血压。

金属汞主要以蒸气形态经呼吸道进入人体，也可经消化道、皮肤侵入。因汞的蒸发性、弥散性及脂溶性很强，进入人体后，可迅速通过肺泡膜弥散，透过肺泡壁被吸收。金属汞在血液内转化为结合型汞或可扩散型汞，随血流分布于各组织器官，并逐渐转移至肾，引起变态反应，出现肾病综合征。职业性急性汞中毒罕见，多见于意外事故，急性期恢复后，可出现类似慢性中毒的神经系统症状。慢性中毒为长期吸入汞蒸气所致，主要靶器官是中枢神经系统，常伴植物神经功能紊乱，表现为情绪易激动、烦躁、胆怯、注意力不集中、记忆力减退及失眠；初期震颤多出现在眼睑、舌及手指的肌肉，随后发展到肢体，较重时全身肢体粗大并出现震颤；口腔炎症主要表现为齿龈炎、溃疡、糜烂、齿松动；少数人出现肾病综合症等。

镉常经呼吸道和消化道进入人体；吸收入血后能迅速与金属硫蛋白结合，部分与血红蛋白结合，主要集中在肝、肾，能引起肾生物化学改变、肾小管细胞损害，还可致肝细胞损害，引起肝功能异常；阻碍肠道对铁的吸收，诱发低色素贫血；可诱发肺气肿；对血管有原发损害，能引起组织缺氧。短时间内吸入高浓度氧化镉烟小可致急性中毒，呈现急性支气管周围炎症状；严重时可导致急性肺炎、肺水肿，甚至急性呼吸窘迫综合征。慢性中毒有尿镉增高、头晕、乏力、嗅觉障甜、腰背及肢体痛等症状；重度中毒时，出现慢性肾功能不全。

锰主要通过呼吸道和胃肠道吸收。初期主要分布于肾、胰、心、肺、脑等脏器的细胞中，后在脑、毛发、骨骼中逐步增加，随粪便缓慢排出。锰可引起神经细胞变性，导致局部血管充血、管壁增厚、血栓形成、周围组织水肿和淋巴细胞浸润等。严重锰中毒可引起肾小管上皮细胞、肝细胞、心肌纤维、肾上腺等变性、缺血甚至坏死。职业性锰中毒多为慢性中毒，主要以神经系统方面改变为主，早期表现为神经衰弱综合征，严重时出现明显的椎体外系统损害症状或中毒性精神病。

铍及其化合物有较强毒性。急性中毒表现为化学性支气管炎和肺炎，多见于吸入高浓度可溶性氟化铍或硫酸铍引起，会发热、全身酸痛、乏力、头痛、头昏、胸闷、咳嗽、肺部有湿啰音，严重时出现肺水肿。慢性中毒可引起肺肉芽肿病变为主的全身性疾病，又称铍病，主要表现为乏力、消瘦、食欲不振、胸闷、胸痛、咳嗽、气急，后期出现肺气肿、缺氧、肺原性心脏病、心衰。

砷化物为细胞原生质毒物（原浆毒），影响 DNA 的合成与修复，可使神经系统和心、肝、肾等脏器受损；其职业中毒时，常经呼吸道进入人体，职业性急性砷中毒少见，经呼吸道进入时有咳嗽、胸痛、呼吸困难、痉挛、昏迷等症状；经皮肤吸收，表现为接触性皮炎；经消化道吸收，有恶心、呕吐等症状。职业性中毒常见于慢性，表现为皮肤病变、多发性神经炎等。砷是确定的致癌物，主要引起皮肤癌和肺癌。

磷及其化合物多以粉尘、烟雾形式吸入，亦可经消化道、皮肤吸收进入体内，主要损害肝、肾、心脏等器官，发生代谢障碍、细胞变性、坏死，还可损害血管导致出血。黄磷属高毒类物质，对人体的主要靶器官是肝脏和骨骼。急性黄磷中毒多发生于生产事故，初期出现头晕、乏力、恶心等症状；随后，出现上腹部疼痛、肝肿大、黄疸、肝功能异常。严重中毒时出现肝功能衰竭、肝昏迷、肾脏损害等。慢性黄磷中毒多因呼吸道长期吸入黄磷蒸气或粉尘而引起，常表现为呼吸道慢性炎症、消化系统症状和口腔损害等。

3.5.3.2 刺激性气体中毒

A 刺激性气体及其分类

刺激性气体是指那些由于自身的理化特性而对眼、呼吸道和皮肤具有刺激作用的一类有害气体，是生产中最常见的有害气体。依据《职业性急性化学物中毒性呼吸系统疾病诊断标准》，刺激性气体可分为以下 12 类：（1）酸类，如硝酸、盐酸、硫酸、铬酸、氯磺酸；（2）氮的氧化物，如一氧化氮、氧化氮、五氧化二氮；（3）氯及其他化合物，如氯、氯化氢、二氧化氯、光气、双光气、氯化苦、二氯化砜、四氯化硅、三氯氢硅、四氯化钛、三氯化锑、三氯化砷、三氯化磷、三氯氧磷、五氯化磷、三氯化硼；（4）硫的化合物，如二氧化硫、三氧化硫、硫化氢；（5）氨；（6）臭氧；（7）酯类，如硫酸二甲酯、甲酸甲酯、二异氰酸甲苯酯、氯甲酸甲酯；（8）金属化合物，如氧化银、硒化氢、波基镍、五氧化二钒；（9）醛类，如甲醛、乙醛、丙烯醛、三氯乙醛；（10）氟代烃类，如八氟异丁烯、氟光气、六氟丙烯、氟聚合物的裂解残液气和热解气；（11）其他，如二硼氯、氯甲甲醚、四氯化碳、一甲胺、二甲胺、环氧氯丙烷；（12）军用毒气，如氮芥气、亚当氏气、路易氏气等。

B 刺激性气体毒作用表现

（1）急性作用。短时间较高浓度吸入或接触刺激性气体，可引起眼和上呼吸道炎症，出现流泪、结膜充血、水肿、咽痛、呛咳、胸闷等症状，还可引起化学性气管、支气管炎及肺炎；吸入高浓度的刺激性气体可引起喉痉挛或水肿，喉痉挛严重者可窒息死亡。

（2）中毒性肺水肿。中毒性肺水肿是指吸入高浓度刺激性气体后所引起的肺间质及肺泡腔液体过多积聚的疾病，最终可导致急性呼吸功能衰竭，是刺激性气体所致最严重的危害和职业病常见的急症之一。到达肺泡的刺激性气体，直接损害肺泡壁及肺泡间隔毛细血管壁，使其通透性增加，肺泡间隔肿胀，形成肺泡性肺水肿；同时，刺激性气体可使体内血管活性物质大量释放，兴奋交感神经，引起淋巴回流受阻，进一步加重了毛细血管的液体渗出；缺氧可进一步引起毛细血管痉挛，增加毛细血管压力，导致肺水肿加速发展。刺激性气体中毒性肺水肿的病程可分四期：刺激期、潜伏期、肺水肿期和恢复期。部分毒物可引起肺纤维化，肺功能障碍。

（3）急性呼吸窘迫综合征（ARDS）。ARDS 常由刺激性气体中毒引起，是一种严重创伤、中毒、休克、烧伤、感染等疾病过程中继发的、以进行性呼吸窘迫、低氧血症为特征的急性呼吸衰竭，死亡率可高达 50%，其病程与化学性肺水肿大体相似，更为严重的是明显的呼吸窘迫、低血糖症。

（4）慢性损害。长期接触低浓度的刺激性气体，可以引起慢性炎症，如慢性结膜炎、鼻炎、咽炎、支气管炎、牙齿酸蚀症等；可能出现类神经症和消化道症状；急性氯气中毒后可遗留慢性喘息性支气管炎；有些刺激性气体具有致敏作用，如甲苯二异氰酸酯等。

氯气（Cl_2）为黄绿色气体，密度为 2.49kg/m^3，易溶于水，形成盐酸和次氯酸。氯气为剧烈刺激性气体，属于高度危害毒物，职业接触限值为 1mg/m^3。用于氯碱工业及制造杀虫剂、漂白剂、消毒剂、颜料、塑料、合成纤维等；可用于制造盐酸、光气、氯化苯、氯乙醇、氯乙烯、三氯乙烯等多种氯化物；此外还应用在制药、造纸、印染以及医院、游泳池、自来水消毒等领域。生产、使用过程中，设备管道密闭不严，液氯灌注、运输和储存过程中钢瓶密封不良或发生故障时，均有机会接触到氯气。

氯气主要由呼吸道吸入，作用于支气管、细支气管和肺泡，透过细胞膜破坏其完整性、通透性及肺泡壁的气－血、气－液屏障，使大量液体渗透至组织，重者形成肺水肿。急性中毒可分为刺激反应、轻度、中度、重度中毒。中度中毒可表现为急性化学性支气管肺炎、局限性肺泡性肺水肿、间质性肺水肿或呈哮喘样发作。重度中毒出现弥漫性肺泡性肺水肿或中央性肺水肿，急性呼吸窘迫综合征（ARDS），严重时窒息或出现气胸、纵膈气肿等严重并发症。慢性影响表现为上呼吸道、眼结膜、皮肤刺激症状及神经衰弱综合征、氯痤疮，牙齿酸蚀症等。

氮氧化物也是常见工业毒物，是氮和氧的一类化合物的总称，包括多种化合物，如氧化亚氮（N_2O）、一氧化氮（NO）、二氧化氮（NO_2）、三氧化二氮（N_2O_3）、四氧化二氮（N_2O_4）和五氧化二氮（N_2O_5）等。除二氧化氮以外，其他氮氧化物均极不稳定，遇光、湿或热后最终变为二氧化氮，故在生产环境中接触的氮氧化物主要是二氧化氮。生产过程中接触氮氧化物的机会主要包括，制造硝酸，用硝酸浸洗金属或硝化有机物，制造硝基化合物，如硝基炸药、硝化纤维、苦味酸等，苯胺染料的重氮化过程，硝基炸药的爆炸、含氮物质和硝酸燃烧，卫星发射、火箭推进所产生的气体以及汽车内燃机排出的废气中也含有氮氧化物，电气焊、割产生的高温能使空气中氧和氮结合生成氮氧化物；此外，某些青饲料和谷物中含有硝酸钾，在通风不良、缺氧条件下发酵，最终转变为氮氧化物和水，形成“谷仓气体中毒”。氮氧化物对机体的损害主要表现在对呼吸系统的损害，尤其是对肺脏的毒害最大，并引起组织缺氧。中度中毒时胸闷，咳嗽加剧，呼吸困难，咳痰或咳血丝痰，轻度紫绀，两肺可闻及干、湿性啰音；重度中毒时呼吸困难，剧烈咳嗽，咳大量白色或粉红色泡沫痰，明显紫绀，两肺满布湿性啰音，胸部 X 线可见两肺野有大小不等、边缘模糊的斑片状或云絮状阴影，有的可融合成大片状阴影，血气分析常呈重度低氧血症，可出现窒息或急性呼吸窘迫综合征。长期低浓度接触氮氧化物气体，可引发支气管炎和肺气肿。

二氧化硫是工业常见的工业毒物，无色，有刺激性气味，易液化（沸点是 -10℃），易溶于水，密度比空气大。生产硫磺、苯酐和含硫燃料燃烧等过程均可以产生二氧化硫。

吸入低浓度二氧化硫可引起胸闷和鼻、咽喉部的烧灼样痛，还会有咳嗽等不适。高浓度二氧化硫吸入可引起肺水肿，甚至立刻死亡。

二氧化硫气体可强烈刺激眼睛。液态二氧化硫溅入眼内可引起眼部灼伤，溅洒在皮肤上可灼伤皮肤。长期吸入低浓度二氧化硫，使人易患呼吸道感染。

光气（$COCl_2$）是一种危害严重的工业毒物，常温下为无色气体，有霉变干草气味，常用于农药、有机化工原料、染料、塑料、催化剂、医药等制造业；此外，金属冶炼，四氯化碳、氯仿等燃烧时也可产生光气。光气属高毒类物质，主要损害呼吸系统。其刺激反应表现为一过性眼、上呼吸道刺激症状；轻度中毒时咳嗽、气短、胸闷或胸痛，肺部可有散在干、湿性啰音；中度中毒出现急性支气管肺炎或急性间质性肺水肿症状，血气分析常为轻度或中度低氧血症；重度中毒有弥漫性肺泡性肺水肿症状，严重时发生急性呼吸窘迫综合征，亦有可能出现窒息、休克、昏迷、严重心肌损害等。

氨（NH_3）是非常常见的工业毒物，为无色气体，有刺激性恶臭味，是化肥原料，如硫氨、碳酸氢铵、尿素等；广泛用于制碱，制药，鞣皮，制造染料、塑料、树脂、炸药、合成纤维等领域。呼吸接触为主，对组织具有刺激作用，严重时可造成组织溶解性坏死，还有神经毒作用。轻度中毒可出现流泪、咳嗽，甚至出现轻度喉水肿；中度中毒时胸闷、呼吸困难、剧烈咳嗽、低氧血症，甚至喉水肿；重度中毒时剧烈咳嗽、咳大量粉红色泡沫痰、胸闷、气急、心悸、呼吸困难、明显发绀、双肺满布干湿啰音，重度低氧血症，可能并发较重气胸或纵隔气肿，甚至发生窒息、急性呼吸窘迫综合征（ARDS）等。眼接触液氨或高浓度氨气可引起灼伤，严重者可发生角膜穿孔；皮肤接触液氨可致灼伤；轻、中、重度急性氨中毒均可能伴有眼或皮肤灼伤。

3.5.3.3 窒息性气体中毒

A 窒息性气体的分类

窒息性气体是指以气态吸入，可以直接对氧的供给、摄取、运输、利用中的任一环节造成障碍，从而直接引起窒息作用的有害气体。

（1）单纯性窒息性气体。是指能引起组织供氧不足而发生窒息的无毒或微毒的一类气体。这类气体在高浓度下使空气氧分压降低，致使机体动脉血氧饱和度和动脉血氧分压降低，导致组织供氧不足，引起缺氧。单纯性窒息性气体所起的作用与氧分压降低的程度成正比。常见的单纯性窒息性气体有氮气、二氧化碳、甲烷等。

（2）化学性窒息性气体。该类气体不妨碍氧气进入肺部，但对血液或者组织会产生特殊的化学作用，影响血液对氧的输送或阻碍组织对氧的利用，引起组织缺氧。主要分血液窒息性气体和细胞窒息性气体两类。前者阻碍血红蛋白与氧的结合或阻碍向组织细胞释放携带的氧气，造成组织供氧障碍，引发窒息，如一氧化碳、一氧化氮等；后者主要抑制细胞内的呼吸酶使其失去活性，阻碍细胞对氧的利用，引起组织细胞缺氧，如氢化氰、硫化氢等。

B 窒息性气体的毒作用表现

这类气体的主要毒作用表现为严重缺氧和脑水肿。

缺氧表现是窒息性气体中毒的共有表现。轻度缺氧时主要表现为注意力不集中、智力减退、头痛、头晕、烦躁、乏力、呼吸加快、血压升高；缺氧较重时出现定向障碍、呕吐、嗜睡、昏迷，呼吸浅促、心律不齐、血压下降，肝肾功能障碍，持续严重缺氧时可出现二氧化碳麻醉现象。

脑水肿表现为头痛、呕吐、抽搐等颅内压升高症状。由于窒息性气体中毒以细胞内水肿为主，颅内压升高速度较缓，早期难以检出视乳头水肿，一般在2~3天后才逐渐显现；心血管系统早期可见血压升高、脉搏缓慢，随后可见血压急剧下降，脉搏微弱、快速；呼吸变化早期表现为呼吸深慢，随后呼吸转为浅慢、不规则，严重时可发生呼吸骤停。

一氧化碳（CO）是无色、无臭、无刺激性的气体。接触机会主要见于冶金工业中如炼焦、炼钢、炼铁、铸造、热处理等，化学工业中使用一氧化碳做原料制造光气、甲醇、甲醛、甲酸、丙酮、合成氨，矿山爆破、炮采、可燃气体制取（如制取煤气、水煤气）等均有机会接触一氧化碳。一氧化碳与血红蛋白的亲和力比氧大240倍，一经呼吸道进入血液循环，即与血红蛋白结合形成碳氧血红蛋白，失去携氧功能，同时还影响氧合血红蛋白的解离，阻碍氧的释放，组织受到双重缺氧作用，导致低氧血症，引起组织严重缺氧。中枢神经对缺氧最敏感，因此首先受损，可引起脑水肿、颅内压增高、脑血液循环障碍和脑功能衰竭等急性中毒性脑病。一氧化碳的中毒程度与血中碳氧血红蛋白浓度有关。初期接触反应为头痛、头昏、心悸、恶心等症状，吸入新鲜空气后症状可消失；轻度中毒出现剧烈的头痛、头昏、四肢无力、恶心、呕吐或出现轻度至中度意识障碍，少见昏迷；重度中毒出现深昏迷或去大脑皮层状态，可合并脑水肿、休克、严重心肌损害、肺水肿、呼吸衰竭、上消化道出血等。急性一氧化碳中毒会出现迟发脑病（神经精神后发症），少数急性一氧化碳中毒患者在意识障碍恢复后，经过2~60天的“假愈期”，又出现严重的精神症状，如呈痴呆状态、谵妄状态、偏瘫、小便失禁、失语、失明、继发性癫痫等。一氧化磷中毒的慢性影响常表现为头晕、头痛、乏力、睡眠障碍、记忆力减退等脑衰弱综合征。

氢化氰（HCN）为无色气体，有苦杏仁特殊气味；接触机会主要是在电镀工业的镀铜、镀金、镀银等工艺，采矿业的氰化法提取金、银等贵金属工艺，化学工业的丙烯腈、甲基丙烯酸甲酯等合成工艺，作熏蒸剂用于灭虫、鼠及制备、使用氰化物时也会接触到该物质。氰化氢主要经呼吸道吸入，高浓度蒸气和氢氰酸液体可直接经皮肤吸收。氰化氢的毒性主要为在人体内释放出的氰离子（CN^-）引起的，氰离子可抑制42种酶的活性，特别是与细胞呼吸酶的亲和力强，引起细胞内窒息，导致呼吸和循环中枢损害。氰化物轻度中毒表现为眼及上呼吸道刺激症状；中度中毒表现呼吸急促、胸前区疼痛、血压下降，皮肤常呈鲜红色；重度中毒表现为剧烈头痛、呼吸困难、瞳孔散大、心律失常、意识丧失，最后因呼吸中枢麻痹和心跳停止而死亡。

硫化氢（H_2S）为无色，气体，低浓度时有臭蛋气味。密度为 1.19kg/m^3，爆炸极限为4% ~46%。易积聚在低洼处，易溶于水、乙醇、汽油、煤油。在石油工业中石油钻探、开采、炼制中脱硫和废气排放；染料工业中含硫染料的合成和使用；化学工业中硫酸、二硫化碳、硫化铵、硫化钠、对硫磷、磺胺的生产；橡胶硫化、造纸、制糖、鞣革以及食品加工等，均可接触到硫化氢；此外，有机物腐败也能产生硫化氢，如污水处理，疏通阴沟、下水道、沟渠以及清除污泥、垃圾、粪便等作业均可接触到硫化氢。硫化氢是剧烈的神经毒物，主要由呼吸道进入。职业接触限值是 10mg/m^3，主要靶器官是中枢神经系统和呼吸系统，对硫化氢最敏感的组织是脑组织。低浓度接触时仅有呼吸道及眼刺激，高浓度时为中枢神经系统症状和窒息症状。硫化氢的毒性主要表现为使组织细胞内出现窒息毒性，以神经系统最为敏感；硫化氢还能使脑和肝中的三磷酸腺苷酶活性降低，造成细胞缺氧窒息而影响脑细胞功能；高浓度硫化氢还可作用于颈动脉窦及主动脉的化学感受器，引起反射性呼吸抑制，也能直接作用于延髓的呼吸、循环中枢，使呼吸、循环麻痹，造成“电击样”死亡。

3.5.3.4 有机溶剂中毒

A 有机溶剂的分类

有机溶剂是指可以溶解不溶于水的某些有机物的液体，其本身也是有机化合物，常温常压下呈液态。常见有机溶剂按其化学结构可分为 10 类：（1）芳香烃如苯、甲苯、二甲苯、乙苯、苯乙烯等；（2）脂肪烃如戊烷、已烷、汽油及各种石油制品等；（3）脂环烃如环戊烷、环已烷、环已烯等；（4）卤代烃如氯苯、二氯苯、二氯甲烷、氯仿、四氯化碳等；（5）醇类如甲醇、乙醇、丙醇、丁醇、苯甲醇、氯乙醇、环已醇等；（6）醚类如甲醚、乙醚、异丙醚、二氯乙醚等；（7）酯类如甲酸酯、乙酸酯、草酸酯等；（8）酮类如丙酮、丁酮、戊酮、甲基正丙酮、甲基丁酮等；（9）二醇类如乙二醇、丙二醇等；（10）其他如二硫化碳、吡啶、乙腈、硝基丙烷、糠醛、二甲基甲酰胺等。

B 有机溶剂的毒作用表现

有机溶剂种类繁多，因绝大部分具有易挥发、较好的脂溶性、易透过血脑屏障等共同特点，故其对人体的毒作用具有如下的共性特征，包括刺激作用、麻醉作用和其他毒作用。

（1）刺激作用。对皮肤而言，绝大多数有机溶剂对皮肤有脱脂、溶脂作用和刺激性。有机溶剂对呼吸道均具有一定程度的刺激作用，可引起呛咳、流涕，严重时可引发支气管炎、肺炎、肺水肿甚至肺出血。

（2）麻醉作用。有机溶剂多数能引起中枢神经系统的抑制，出现头痛、头晕、兴奋不安、恶心等症状，较为严重时可引起狂躁、抽搐、惊厥、昏迷，甚至因心律紊乱、心肌纤颤或呼吸骤停而死亡。

除上述共同毒性作用外，有些有机溶剂还具有特殊毒性，如有些具有致癌性；有些可引起再生障碍性贫血和溶血性贫血；有些具有神经毒性，可引起中毒性脑病、中毒性神经病等；有些可引起中毒性肝病、中毒性肾病、中毒性心肌病等。

苯（C_6H_6）是最常见的芳香烃类有毒化学品，是常温下带有特殊芳香味的有机溶剂，其工业应用极广，因而接触机会很多。如苯的制造，使用煤焦油分馏或石油裂解生产苯及其同系物；制造苯的衍生物，如生产苯酚、苯乙烯、硝基苯、药物、合成橡胶、塑料、染料等；苯用做溶剂及稀释剂，可用于制药、橡胶加工、有机合成及印刷等工业；在粘胶和喷漆制造中用作稀释剂，此外，汽油中往往也含有苯。其急性毒作用主要表现为抑制中枢神经系统；慢性毒作用主要是影响骨髓造血功能。生产环境中常以蒸气状态存在，主要通过呼吸道进入人体，干扰细胞因子对骨髓造血干细胞的生长和分化的调节作用，有骨髓毒性和致白血病作用。苯急性中毒常由短时吸入高浓度苯蒸气引起，主要表现为中枢神经系统症状；重度中毒时表现为烦躁不安、意识模糊、昏迷、抽搐、血压下降，甚至呼吸循环衰竭。慢性中毒以造血系统损害为主要表现，晚期可发生再生障碍性贫血。皮肤经常直接接触苯，可致过敏性湿疹。

甲苯（$C_6H_5CH_3$）与二甲苯［$C_6H_4(CH_3)_2$］性质相似，均为无色、且有芳香气味的挥发性液体。甲苯多从石油和石油产品生产过程中衍生而成，用途很广，如喷漆、涂料、橡胶、皮革、印刷等行业中作为溶剂或稀释剂；是制苯、甲酚、苯甲酸、苯甲醛、混合二硝基甲苯、邻甲苯、磺酰胺及合成树脂、药物、染料、农药、炸药等的原料或溶剂。二甲苯是从煤焦油轻油部分分馏而成，工业上用于制药、染料、涂料、塑料、橡胶和合成纤维、农药等。作为溶剂或稀释剂广泛用于油漆、喷漆、橡胶、皮革等领域。甲苯、二甲苯可经呼吸道、皮肤和消化道吸收，高浓度主要对中枢神经系统产生麻醉作用；对皮肤产生刺激作用，直接接触可引起皮肤红斑、干燥、脱脂及皲裂等；纯甲苯、二甲苯对血液系统的影响不明显。甲苯、二甲苯的急性中毒主要表现为中枢神经系统的麻醉作用和植物神经功能紊乱症状，以及刺激症状。轻度中毒表现为步态蹒跚或意识模糊，可伴有情绪反应；重度中毒出现躁动、抽搐或昏迷等。

二氯乙烷（$C_2H_4Cl_2$）为无色、易挥发、具有氯仿气味的油状液体，溶于乙醇和乙醚；加热分解可产生光气。二氯乙烷主要用作化学合成原料（如制造氯乙烯单体、乙二胺、苯乙烯等）、有机溶剂和黏合剂，纺织、石油、电子工业的脱脂剂，金属部件的清洗剂等。二氯乙烷的对称异构体属高毒化学品，不对称体则属微毒类，以呼吸道和消化道吸收为主，也可经皮肤吸收，对呼吸道、消化道有刺激作用，对中枢神经系统有麻醉作用，代谢产物对肝、肾有毒性作用。急性中毒可出现兴奋、激动、头痛、恶心，重者很快出现中枢神经系统抑制、神智丧失、肝损害、肝坏死以及肾病变。二氯乙烷慢性中毒主要表现是乏力、头痛、失眠、恶心、腹泻、呼吸道刺激症状，有时可出现胃肠道、呼吸道出血，浓度高时可见到肝、肾损害，此外有肌肉、眼球震颤及皮肤病变等。

正己烷（C_6H_{14}）为无色挥发性液体，微带臭味，挥发性强，用于制造胶水、清漆、黏合剂和其他产品，在食品制造工艺中可用作提取食用脂肪、食用油的溶剂，也可用于电子产品的清洗。主要通过呼吸道、皮肤、消化道进入人体，代谢产物2，5己二酮具有神经毒性，可诱发多发性周围神经病变；脂溶性强并有蓄积作用。正己烷急性中毒有呼吸道刺激症状，出现中枢神经系统麻醉性抑制。长期低浓度正己烷接触可致周围神经疾病，其特点是起病隐匿而进展缓慢；重度中毒表现为出现运动型神经病，以运动障碍为主。同时还会出现头晕、头痛、乏力、食欲减退等症状，并伴有自主神经功能障碍。

二硫化碳（CS_2）为无色、易挥发、无异臭液体，工业品微黄色，有烂萝卜气味，易燃、易爆；用于粘胶纤维生产、橡胶硫化、制造四氯化碳、谷物熏蒸、浮选；作为油脂、蜡、清漆、橡胶、硫、碘等的溶剂以及羊毛的去脂剂等；还可用以精制石蜡、石油；经呼吸道吸收，高浓度下可经无损的皮肤吸收。二硫化碳对神经精神毒作用突出；还可抑制血浆中脂蛋白酶和脂质清除因子活性，导致脂蛋白和脂类代谢紊乱。急性中毒主要表现为中毒性脑病症状，重度中毒出现意识混乱、谵妄、异常兴奋、抽搐以至昏迷，甚至因呼吸中枢麻痹死亡。慢性中毒有中枢及周围神经系统损害，早期为精神症状，后可出现多发性神经炎、脑神经病变等。

3.5.3.5 农药中毒

A 农药的概念及其分类

农药是指用于预防、消灭或者控制危害农业、林业的病、虫、草和其他有害生物以及有目的地调节植物、昆虫生长的化学合成或者来源于生物、其他天然物质的一种物质或是几种物质的混合物及其制剂。农药的使用范围很广，在农业、林业、畜牧、卫生等部门中均有广泛的应用。

农药的种类繁多，依分类标准的不同，有不同的分类方法。按其毒性，分为剧毒、高毒、中等毒、低毒、微毒五类。按其成分，分为原药和制剂两类。按用途，分为杀虫剂、杀菌剂、除草剂、杀螨剂、植物生长调节剂、杀线虫剂、杀鼠剂等。其中以杀虫剂的品种最多，用量最大。

杀虫剂包括有机磷酸酯类、氨基甲酸酯类、拟除虫菊酯类、有机氯类等，是用来防治各种害虫的药剂，有的还可兼有杀螨作用，主要通过胃毒、触杀、熏蒸和内吸四种方式起到杀灭害虫的作用。常见的品种有敌敌畏、乐果、甲胺磷、杀灭菊酯等。

杀菌剂包括有机硫类、有机砷类、有机磷类、取代苯类、有机杂环类、抗菌素类等，是用来防治植物病害的药剂，主要起抑制病菌生长，保护农作物不受侵害和渗进作物体内消灭入侵病菌的作用。大多数杀菌剂主要是起保护作用，预防病害的发生和传播。

除草剂包括季胺类、苯氧羧酸类、三氮苯类、苯胺类、酰胺类、氨基甲酸酯类等，是专门用来防除农田杂草的药剂，如除草醚、杀草丹等农药。根据其杀草作用，分为触杀性除草剂和内吸性除草剂，前者只能用于防治由种子发芽的一年生杂草，后者可以杀死多年生杂草。

杀螨剂是专门防治螨类的药剂，如三氯杀螨砜、三氯杀螨醇等。杀螨剂有一定的选择性，对不同发育阶段的螨防治效果不一样，选用时应加以注意。

植物生长调节剂是专门用来调节植物生长、发育的药剂，该类农药具有与植物激素相类似的效应，可以促进或抑制植物的生长、发育，以满足生长的需要。

杀线虫剂包括卤化烃类、二硫代氨基甲酸酯类、硫氰酯类和有机磷类，适用于防治蔬菜、烟草、果树、林木上的各种线虫。目前的杀线虫剂几乎全部是土壤处理剂，多数兼有杀菌、杀土壤害虫的作用，有的还有除草作用。

杀鼠剂按作用方式分为胃毒剂和熏蒸剂；按来源分为无机杀鼠剂、有机杀鼠剂和天然植物杀鼠剂；按作用特点分为急性杀鼠剂及慢性抗凝血剂。

在我国，常将农药混配使用。混配农药的联合作用规律主要有，两种有机磷农药混配，有增毒作用、相加作用、拮抗作用，以增毒作用为多；两种有机氯农药混配，多呈相加作用；有机氯与有机磷农药混配，多呈拮抗作用；有机磷农药与氨基甲酸酯类农药混配，多呈相加作用，但也有部分品种呈拮抗作用；有机磷农药与拟除菊酯类农药混配，多呈增毒作用等。

B 农药的接触机会和毒理

从事农药生产或使用的人员，均有机会接触到农药。在农药厂合成、加工、包装等车间，出料、分装和检修设备时，空气中农药浓度较高，皮肤和呼吸接触的机会较多。在农药施用过程中，配药、喷洒及检修药械时，皮肤和衣服易被污染；此外，日常生活中，由于管理保管不当，亦可能造成误服、误用或污染食物。

农药可经皮肤、呼吸道、消化道进入人体，当进入人体的农药量超过正常最大耐受量时，机体的正常生理功能就会受到影响，出现生理失调、病理改变等一系列临床表现。由于不同农药的中毒作用机制不同，其中毒症状也有所不同。通常，农药可引起如下形式的毒作用：

（1）神经系统。农药能致脑细胞直接受损，干扰神经系统细胞代谢，脑缺氧等，出现中枢神经症状，运动障碍等临床表现；对于周围神经系统而言，农药能干扰膜离子运转，引发髓鞘变性，出现抽搐、震颤、运动障碍等。

（2）呼吸系统。农药可刺激呼吸道，使分泌物增多，造成肺泡、毛细血管间膜损伤及肺泡表面活性物质减少；有些还能引起过敏性支气管痉挛。

（3）心血管系统。农药可致心肌微血管损伤；使机体三羧酸循环受阻导致代谢障碍；发生电解质紊乱、缺氧等。

（4）血液系统。表现为贫血、溶血、形成变性血红蛋白等。

（5）消化系统。农药可引起肠胃刺激性反应，腐蚀性胃肠道反应等。

（6）泌尿系统。引发出血性膀胱炎、弥漫性肾组织损伤、肾小管坏死等。

（7）皮肤。可引起毛囊损伤、角质层损伤、刺激性皮炎和过敏性皮炎。

C 有机磷酸酯类农药

有机磷酸酯类农药是目前我国生产和使用最多的一类农药。我国生产的有机磷农药大多数为杀虫剂，如常用的对硫磷、内吸磷、马拉硫磷、乐果、敌百虫、敌敌畏等，少数可作为杀菌剂、杀鼠剂、除草剂等。

（1）理化特性。有机磷农药分磷酸酯类（敌敌畏、敌百虫），硫代磷酸酯类（对硫磷、辛硫磷），磷酰胺及硫代磷酰胺类（甲胺磷），焦磷酸酯、硫代焦磷酸酯、焦磷酰胺类等。除少数品种外，有机磷农药一般为油状液体，工业品呈淡黄色至棕色，易挥发，有类似大蒜的臭味，易溶于有机溶剂和动植物油，在酸性溶液中较稳定，遇碱则易分解，残效期较短，但敌百虫易溶于水，在碱性溶液中可变成毒性较大的敌敌畏。

（2）毒理。有机磷农药可经消化、呼吸道及完整皮肤，进入人体，进入人体后通过血液、淋巴很快运送至全身各个器官，其中以肝脏含量最大，肾、肺、脾次之，脑内含量则取决于农药穿透血脑屏障的能力。有机磷在体内经氧化和水解两种方式进行生物转化。氧化使毒性增强，如对硫磷在体内被氧化为毒性较大的对氧磷；水解可使毒性降低，如对硫磷在氧化的同时，被水解而失去毒作用。经氧化和水解后的代谢产物，主要通过肾脏随尿排出，小部分随粪便排出。人体内的有机磷农药通常均能迅速代谢转化，体内无明显的物质蓄积。

有机磷农药中毒的主要机理是抑制胆碱酯酶的活性。有机磷与胆碱酯酶结合，形成磷酰化胆碱酯酶，使胆碱酯酶失去催化乙酰胆碱的水解作用，造成乙酰胆碱在神经系统内大量蓄积，产生相应的神经系统功能紊乱。主要表现为毒蕈碱样作用和烟碱样作用。毒蕈碱样作用的机制为乙酰胆碱在副交感神经节后纤维支配的效应器细胞膜上与M受体结合，产生副交感神经末梢兴奋的效应，表现为心血管活动抑制，支气管胃肠壁收缩，瞳孔缩小，呼吸道和消化道腺体分泌增多。烟碱样作用的机制为，乙酰胆碱在交感、副交感神经节的突触后膜和神经肌肉接头的终极后膜上与N受体结合，对节后神经元和骨骼肌神经终板小剂量引起兴奋、大剂量引起抑制作用，该作用与烟碱相似，称为烟碱样作用。乙酰胆碱过多对中枢神经系统的作用，主要是破坏兴奋和抑制的平衡，引起中枢神经调节功能紊乱，大量蓄积主要表现为中枢神经系统抑制，可引起昏迷等症状。此外，有机磷农药可直接作用于胆碱能受体，抑制其他酯酶；亦可作用于心肌细胞造成心肌损害；还可产生迟发性多发性神经毒作用，如敌百虫、敌敌畏、马拉硫磷、甲胺磷、三甲苯磷等，在急性中毒症状消失后，可出现迟发性多发性神经毒作用，其机制尚不完全清楚。

各种有机磷农药的毒性不同，多数属剧毒和高毒类，少数为低毒类。有些品种如马拉硫磷与敌百虫、敌百虫与谷硫磷，混合使用时会出现增毒作用。

（3）毒作用表现，分急性中毒和慢性中毒两种。

急性中毒的毒作用主要表现为，毒蕈碱样症状、烟碱样症状和中枢神经系统症状等。毒蕈碱样症状表现为食欲减退、恶心、呕吐、腹痛、腹泻、多汗、流涎、视力模糊、瞳孔缩小、呼吸道分泌增多、呼吸困难、严重者出现肺水肿、大小便失禁。烟碱样症状表现为全身紧束感、动作不灵活、发音不清、胸部压迫感等，进而可有肌肉震颤，痉挛，多见于胸部、上肢和面颈部，严重时可因呼吸肌麻痹而死亡。中枢神经系统症状常见有头痛、头昏、乏力、失眠或嗜睡、多梦，严重时出现烦躁不安，意识模糊、惊厥、昏迷等，甚至出现呼吸中枢麻痹而危及生命。少数患者在急性中毒恢复后出现迟发性周围神经病变，亦有少数重症患者在症状消失后出现中间型综合征表现。

慢性中毒多见于农药厂作业人员，主要临床表现为神经衰弱症候群和胆碱酯酶活性降低，但症状较轻，以类神经症为主。有机磷农药还可引起支气管哮喘、过敏性皮炎及接触性皮炎等慢性疾病。

D　拟除虫菊酯类农药

除虫菊属天然杀虫剂，拟除虫菊酯类杀虫剂是仿天然除虫菊化学结构的人工合成农药，分子由菊酸和醇两部分组成。该类农药药效高、有光谱杀虫效果，对哺乳类动物毒性常较低，多为中低毒性，环境残留时间短。常用的拟除虫菊酯类农药品种有：溴氰菊酯、氯氰菊酯、氯菊酯、氰戊菊酯、胺菊酯、甲醚菊酯等。

（1）理化特性。拟除虫菊酯类农药绝大多数为黏稠油状液体，呈黄色或黄褐色，易溶解于多种有机溶剂，难溶于水，大多不易挥发，在酸性溶液中稳定，遇碱则易分解失效。拟除虫菊酯有很多异构体，可分为不含氰基的Ⅰ型（多用于卫生杀虫剂）和含氰基的Ⅱ型。

（2）毒理。常用拟除虫菊酯类农药可经呼吸道、皮肤和消化道进入人体，在体内代谢较快，主要通过酯的水解和在芳基及反式甲基上发生羟化两个途径降解，其代谢产物通过肾脏随尿排出。这类农药具有神经毒性，毒作用机制尚未完全阐明，通常认为该类药物能与神经细胞膜受体结合，改变受体通透性；亦可作用于神经细胞的钠离子通道，导致钠离子通道M闸门关闭延缓、去极化延长，产生中枢神经系统兴奋症状。

（3）毒作用表现。急性中毒时眼、皮肤的刺激表现为流泪、眼痛、畏光、眼睑红肿、球结膜充血、皮肤与黏膜水肿等症状，面部皮肤等体表出现异常感觉；全身症状有头晕、头痛、乏力、恶心、食欲不振、呕吐等，较重者可出现呼吸困难、流涎、肌肉抽动，意识障碍或昏迷，常伴有阵发性抽搐，中毒严重者可出现肺水肿，甚至因呼吸循环衰竭而死亡。慢性拟除虫菊酯类农药中毒还未证实。溴氰菊酯还可引起类似枯草热的症状，也有诱发过敏性哮喘的病例发现。

E 氨基甲酸酯类农药

氨基甲酸酯类农药可用作杀虫剂、除草剂、杀菌剂等，杀虫效力高、速效、对人畜毒性较低，已广泛用于农业及卫生杀虫。常用的氨基甲酸酯类农药品种有：呋喃丹、西维因、叶蝉散、异索威、混灭威、涕灭威等。

（1）理化特性。多数氨基甲酸酯类农药为白色晶体，无味，难溶于水，易溶于有机溶剂，酸性溶液中分解较慢，相对稳定，碱性溶液中易于分解。

（2）毒理。氨基甲酸酯类农药的毒作用与有机磷农药相类似，主要是抑制胆碱酯酶，使乙酰胆碱在组织内蓄积。但区别是氨基甲酸酯类农药不需经代谢活化，可直接与胆碱酯酶形成疏松的复合体，分解迅速，抑制胆碱酯酶的持续时间短，恢复较快，因此与有机磷农药相比，其毒性相对较低。

（3）毒作用表现。氨基甲酸酯类农药中毒表现与有机磷农药中毒相似，但程度较轻，以毒蕈碱样症状较明显，出现头昏、头痛、乏力、恶心、呕吐、流涎、多汗、瞳孔缩小、视力模糊症状，血胆碱酯酶活性轻度受抑制，病情常较轻，病程较短，恢复较快。但严重时可发生肺水肿、昏迷或脑水肿等。

3.5.3.6 高分子化合物中毒

A 概述

高分子化合物是指由一种或几种单体，经聚合或缩聚而成的化合物，分子量达数千至数百万，又称聚合物或共聚物。由于高分子化合物具有高强度、耐腐蚀、绝缘性能好、成品无毒或毒性很小等诸多优异性能，应用范围很广；广泛用于农业、化工、建筑、通讯、国防及生活用品。人工合成的高分子化合物有塑料、合成纤维、合成橡胶以及粘胶剂、各类树脂等。高分子化合物的生产过程，一般可分为四部分：基本化工原料的生产、合成单体、单体的聚合或缩聚以及聚合物的塑制成成品。在每一生产过程中，均可接触不同类型的化学毒物，毒物的危害程度取决于原料、单体以及生产聚合过程中使用的助剂的种类和数量。常见高分子化合物毒物有：氯乙烯、丙烯腈、二甲基甲酰胺、二异氰酸甲苯酯等。

B 接触机会和毒理

氯乙烯（C_2H_3Cl）在常温常压下为略呈芳香气味的无色气体，易燃易爆；主要作为制造聚氯乙烯的单体；可与丙烯腈、醋酸乙烯酯、偏二氯乙烯等制成共聚物；还可以作为中间体或溶剂；在化工转化、分馏、储槽、压缩机及聚合釜内清洗或抢修时，有机会接触到氯乙烯。氯乙烯属低毒类化学品，蒸气可经呼吸道吸收，液体可经皮肤吸收。急性轻度中毒出现轻度意识障碍，重度中毒出现中度以上意识障碍或呼吸、循环衰竭。慢性轻度中毒出现乏力、恶心、食欲不振，肝脏胀痛、肿大、肝功能异常；重度中毒时出现肝硬化。

慢性中毒表现为神衰综合征、周围性神经病、肝功异常、血小板减少等。

丙烯腈（C_3H_3N）常温常压下为无色、易挥发液体，有特殊杏仁味。加热或燃烧时可产生氰化氢和氮氧化物；为有机合成工业的重要单体及化工中间体，可用于腈纶纤维、丁腈橡胶、ABS工程塑料及合成树脂的生产制造，从事上述工作的作业人员有机会接触到丙烯腈。丙烯腈属高毒化学品，可经肺或皮肤能很快吸收，体内分布以肝、肾、肺、脑较多，可直接麻醉呼吸中枢，伴上呼吸道和眼刺激症状；液体污染皮肤可导致接触性皮炎。接触反应为头痛、头昏、乏力、咽干、结膜及鼻咽部充血等，脱离接触后在短时间内可恢复。轻度中毒表现为头痛、头昏，上腹不适、恶心、呕吐、手足麻木、胸闷、呼吸困难、腱反射亢进；中度中毒表现为嗜睡状态或意识模糊，可出现血清转氨酶升高、心电异常。重度中毒可出现癫痫大发作样抽搐、昏迷或肺水肿。

二甲基甲酰胺［$HCON(CH_5)_2$］是无色、有鱼腥味的液体，作为溶剂可用于聚氯乙烯、聚丙烯腈等合成纤维工业；在有机合成、染料、制药、石油提炼、树脂、皮革等生产领域有应用，属低毒类化学品，主要由呼吸道吸入或液体污染皮肤进入体内，对皮肤、黏膜有刺激，可损伤中枢神经系统和肝、肾等重要脏器。急性中毒表现为眼和上呼吸道刺激症状，还有头痛、头晕、嗜睡、恶心、上腹部剧烈疼痛症状，可伴消化道出血、肝肿大、肝区痛、肝功能异常和肾功能障碍。长期低浓度接触可出现慢性皮炎、类神经症，少数可见肝、肾功能异常等症状。皮肤污染后可出现皮疹等。

二异氰酸甲苯酯［$CH_3C_6H_3(NCO)_2$］为无色液体或结晶，有强烈刺激性。相对分子质量174.16，沸点250℃。不溶于水，溶于丙酮、乙醚、苯、四氯化碳和油类。制造和使用该化学品过程（如生产聚氨酯树脂和泡沫塑料），使用聚氨酯清漆、粘胶剂、密封剂，以及聚氨酯产品在高温下热解时均可接触到该物质。主要由呼吸道吸入，可与组织内的水分和亲核物质起反应，并分布于全身各器官；对呼吸道、皮肤、眼有显著刺激作用，高浓度吸入可出现不同程度刺激症状；还有致敏作用，可引起皮肤和呼吸道过敏反应。

3.5.4 职业中毒的处理

3.5.4.1 毒物的清除方法

（1）吸入的毒物。应尽快使患者脱离中毒环境，呼吸新鲜空气，解开衣服，必要时给予氧气吸入及进行人工呼吸。

（2）由皮肤和黏膜吸收的毒物。由伤口进入的毒物，应在伤口的近心端扎止血带（每隔15~30min放松1min，以免肢体坏死），局部用冰敷。未被吸收的毒物，可用吸引器或局部引流排毒。

（3）眼内溅入毒物时，应立即用清水彻底扑洗，特别对腐蚀性毒物更须反复冲洗，至少不短于15min。

（4）由消化道进入的毒物。应采取催吐、洗胃和导泻的方法以排除毒物。解毒剂包括物理解毒剂、化学解毒剂和生理拮抗解毒剂。

物理性解毒剂：活性炭可吸附毒物；蛋白、牛乳可沉淀重金属等，并对黏膜起保护润滑作用。

化学性解毒剂：如弱酸能中和强碱；弱碱能中和强酸。二巯基丙醇中的活性巯基，能夺取已与组织中酶系统结合的金属物，使其变成不易分解的配合物，从尿中排出。

生理拮抗性解毒剂：例如阿托品能拮抗有机磷中毒。

3.5.4.2 现场急救

现场急救（on-sitefirstaid）要点：

（1）将伤员移离中毒环境至空气新鲜场所，并脱掉或剪去毒物污染的衣服，用流动清水进行及时有效的冲洗，时间不得少于15min。

（2）保持呼吸道通畅，注意保暖。

（3）群体中毒时，必须对伤员受伤性质和严重程度做好“检伤分类”，做到轻重缓急、分门别类进行分级治疗和管理。

（4）防止毒物继续吸收。气体或蒸气吸入中毒时，可给予吸氧。如经口中毒，须尽早引吐、洗胃及导泻。

（5）采用心肺复苏术。针对呼吸、心搏停止的中毒者，采用心肺复苏术，向心、脑及全身重要器官供氧，延长机体耐受临床死亡时间。若能在心搏骤停后4min内进行心肺复苏，成功率可达32%，如延迟至4min以上，则复苏成功率仅17%，故复苏抢救必须分秒必争。

3.6 物理因素所致职业病

根据《职业病分类和目录》，物理因素所致职业病分为：中暑、减压病、高原病、航空病、手臂振动病、激光所致眼（角膜、晶状体、视网膜）损伤和冻伤。

3.6.1 中暑性疾病

中暑是高温环境下由于热平衡和（或）水盐代谢紊乱等而引起的一种以中枢神经系统和（或）心血管系统障碍为主要表现的急性热致疾病。中暑在临床上可分为三种类型，即热射病、热痉挛和热衰竭。

3.6.1.1 热射病

热射病是由于在热环境下，机体受热和产热大于散热，引起热蓄积，导致体温调节失调所致。出现突然高热，体温可达40℃以上，无汗、干热、意识障碍、嗜睡、昏迷等中枢神经系统症状。该病病情危急、死亡率高。

3.6.1.2 热痉挛

热环境下，氯化钠等过量损失，造成细胞外液渗透压下降，细胞水肿，引起中枢神经系统的机能异常，发生肌肉痉挛，以四肢、腹肌等活动多的肌肉较明显，痉挛呈对称性，时而发作，时而缓解，体温多正常。

3.6.1.3 热衰竭

通常认为是热作用引起外周血管扩张以及失水引起血循环量减少，引发脑部暂时供血减少所致。一般起病较急，表现为头昏、头痛、恶心、呕吐、出汗、面色苍白，甚至晕厥，但体温通常不高。

3.6.2 异常气压所致职业病

3.6.2.1 减压病

减压病是由于高气压作业后减压不当，体内原已溶解的气体超过了饱和界限，在血管内外及组织中形成气泡所致的全身性疾病。在减压后短时间内或减压过程中发病者为急性减压病。主要发生于股骨、肱骨和胫骨，缓慢演变的缺血性骨或骨关节损害为减压性骨坏死。

A 发病机制

在高气压环境下，空气中各成分的分压相应升高，进入人体的气体分压也随之增高，由于肺泡内气体分压高于血液中气体分压，故溶解于血液中的气体也相应增加。高压气体中二氧化碳所占比例极小，机体可对其进行调解，恒定其分压；溶解氧能够被血红蛋白及血浆内成分所吸收，仅少量以物理状态溶解于体液中；而气体氮，在空气中所占比例较大，且不能被机体消耗，仅以物理状态溶解于体液中，由于氮在脂肪中溶解度约为血液中的5倍，所以大部分氮集中于脂肪和神经组织中。人体逐步脱离高压环境时，体内多余的氮由组织中释放而进入血液，并经肺泡逐渐排出，无不良后果。减压过速时，机体内外气压差过大，体内溶解氮无法继续维持溶解状态，迅速转变为气相，聚积于组织和血液中。减压愈快，产生气泡愈快，聚积量也愈多。在脂肪较多而血循环较少的组织中，含氮较多，脱氮困难；在脂肪较少而血流通畅的组织中，气泡多在血管内形成栓塞，阻碍血液循环；气泡还往往聚积于血管壁外，挤压周围组织和血管，并刺激神经末梢；此外，由于血管内外气泡继续形成，造成组织缺氧及损伤，细胞释放出钾离子、肽、组织胺类物质及蛋白水解酶等，后者又可刺激产生组织胺及5羟色胺，这类物质主要作用于微循环系统，致使血管平滑肌麻痹，微循环血管阻塞，进而减低组织内氮的脱饱和速度。

B 临床表现

（1）急性减压病。绝大多数患者症状发生在减压后1~2小时，如减压速度过快，也可能在减压过程中就出现症状。据统计，在减压过程中发病的占发病总数的9.1%。减压结束后30min内发病的占50%，1小时内发病的占85%，3小时内发病的占95%，6小时内发病的占99%。一般将在减压过程中发病或在离开高压环境几个小时内发病的称为急性减压病。急性减压病的临床表现和病情轻重取决于产生气泡的数量和大小，以及气泡栓塞和压迫的部位和范围。

1）气泡产生在皮下脂肪中。主要症状为皮肤瘙痒，常见于胸、背、腹、腰、大腿内侧等皮下脂肪较多之处，可出现皮肤红疹、瘀斑或大理石样斑纹等体征，甚至出现皮下气肿。皮肤瘙痒是由于生成的小气泡刺激皮下神经末梢所致。

2）气泡产生在肌肉关节面。常见症状为疼痛。轻者在劳累后出现酸痛或单纯发酸，重者可呈刀割样、撕裂样的剧痛，以致迫使患者关节呈半屈状态，妨碍肢体活动。肌肉关节疼痛的原因是由于气泡压迫局部神经以及局部血管栓塞和被压迫，而使供血发生障碍所致。

3）气泡压迫、栓塞神经系统或脑部血管。气泡压迫、栓塞神经系统可引起不同程度的脊髓缺血性损害，轻者感觉下肢运动机能障碍、肢体无力，重者可致截瘫等。气泡压迫、栓塞脑部血管可引起头痛、呕吐、运动机能失调、昏迷、偏瘫、失明、听力减退及内耳眩晕综合症等。

4）气泡产生在血管系统和其他组织。可引起心血管机能改变、循环衰竭而导致死亡；淋巴系统受侵，可产生局部浮肿；肺血管被气泡广泛栓塞时，可引起胸闷、胸痛、呼吸困难、剧烈咳嗽以及肺水肿等症状。

根据轻重程度，急性减压病可分为轻型和重型两种。①轻型：四肢麻木、关节痛、肌体无力、疲乏，有水肿。皮肤出现斑点、皮疹、发热、局部肿胀。②重型：心血管及呼吸系统异常，血液循环系统障碍，面部苍白，头晕、恶心、虚脱；发作性咳嗽，严重时出现窒息，呼吸加速。神经系统运动失调，感觉麻痹，视力障碍，头痛、眩晕、定向错觉，意识不清并伴有失语症。

（2）慢性减压病。表现为无菌性骨坏死、中枢神经系统损伤、脊髓性麻痹。

（3）气栓塞。轻型减压病未治愈的情况下，气泡在机体内形成，造成品质性病变；气泡在血管聚积，产生对血管的压迫症状。

3.6.2.2 高原病

高原病是指人体进入高原或由高原进入更高海拔地区的当时或数天内发生的因高原低氧环境引起的疾病，又称高山病。高原低氧环境引起机体缺氧是其病因。高原病共同临床表现有头痛、头昏、心慌、气促、恶心、呕吐、乏力、失眠、眼花、嗜睡、手足麻木、唇指发绀、心律加快等，其他症状和体征则视类型不同而异。高原病可分为急性高原病和慢性高原病，常见的类型有：

（1）轻型急性高原病，又称急性高原反应，多属机体对低氧环境的生理适应反应。发病高峰期是在进入高原后24～48小时，通常1～2周自愈，反应重者可间断吸氧和对症治疗。

（2）高原肺水肿。急性高原病中恶性、严重的类型。其特点是发病急，病情进展迅速，多发于夜间睡眠时，不及时诊断和治疗可危及生命。主要表现呼吸困难、咯泡沫痰、烦躁或嗜睡，合并感染时体温升高、心率快、第二心音亢进或分裂，有的出现心功能不全，两肺听诊可有干、湿罗音，眼底检查可见视网膜静脉弯曲扩张，视神经乳头充血，有出血斑。X射线检查肺部可见散性点片状或云雾状阴影。根据进入高原史和典型临床表现可以诊断，但应注意与肺炎鉴别。患过高原肺水肿的人易再发，故不宜再进入高原。病人应卧床休息、吸氧，重者进行高压氧治疗。药物可用氨茶碱、胆碱能阻断剂及肾上腺皮质激素等。

（3）高原昏迷。又称高原脑水肿，急性高原病的危重类型。其特点是严重脑功能障碍和意识丧失，发病急。有时昏迷迁延较久会留有后遗症，甚至死亡。治疗原则是吸氧，转低地治疗，减轻脑水肿，采用中枢兴奋药。对危重病人可采用能量合剂和降温疗法，注意控制和预防继发感染。

（4）高原红细胞增多症。这是常见的慢性高原病，机体长期慢性缺氧，体内的红细胞和血红蛋白代偿性增高，随之引起一系列缺氧表现。本病应与真性红细胞增多症鉴别。除一般高原病预防原则外，可采用呼吸功能的锻炼方法（呼吸操、气功等）。治疗方法包括吸氧，高压氧、放血以降低红细胞数、放血后输入等量液体（生理盐水等）以促进血液流动，改进循环，也可用补气、活血、化淤中药。最有效的方法是转低地，一般经1～2月可自愈。

（5）高原心脏病。长期处于高原低氧环境发生慢性缺氧，肺循环阻力增加产生肺动脉高压、心肌缺氧导致右心肥大和心力衰竭的一种心脏病。治疗方法为吸氧、抗心力衰竭、降低肺动脉压、镇静、控制呼吸道感染、转低地治疗等，也可用能量合剂。

（6）高原血压异常。包括高原高血压、高原低血压和低脉压。高原高血压的治疗同原发性高血压。高原低血压和低脉压者应加强体力锻炼，提高肌体对高原低氧环境的适应能力，以改善心血管功能状态，提高心排血量，可服用补气活血类中草药，血压过低、症状严重可转低海拔地治疗。

3.6.2.3 航空病

与高原病相似，在缺乏防护的情况下，飞行在4000m以上高度，因低气压、缺氧而引起的一种职业疾患，症状与高原病相似，发病一般较迅速。飞行器进入高空时，大气压力迅速降低，特别是氧分压的下降将导致人体出现缺氧症候群，对缺氧最敏感的中枢神经出现抑制，发生记忆力减退、判断力和注意力下降，反应迟钝、运动共济失调、眩晕、嗜睡等；进一步发展则表现为恶心、呕吐、呼吸变快、心率加速、血压先升高再降低；严重时导致其他并发症甚至死亡。

3.6.3 手臂振动病

手臂振动病是长期从事手传振动作业而引起的、以手部末梢循环和（或）手臂神经功能障碍为主的疾病，并能引起手臂骨关节－肌肉的损伤。其典型表现为振动性白指，又称为“雷诺氏综合症”。

手臂振动病多表现为手部症状，早期出现手痛、手麻、手胀、手僵、手无力等，随病情加重，出现手关节变形、手部肌肉萎缩、手部动作不灵活等。手臂振动病的典型表现是振动性白指，表现为发作性手指发白，受冷时，出现手指发白，由指尖开始逐步发展为全指，界限清晰，严重的可扩及近端指节，甚至手掌、手背，因此有“白手指”、“死手”之称。

3.6.4 冻伤

冻伤是由于寒冷潮湿作用引起的人体局部或全身损伤。轻时可造成皮肤一过性损伤，要及时救治；重时可致永久性功能障碍，需进行专业救治。严重时可危及生命，需紧急抢救。

当身体较长时间处于低温和潮湿刺激时，就会使体表的血管发生痉挛，血液流量因此减少，造成组织缺血缺氧，细胞受到损伤，尤其是肢体远端血液循环较差的部位，如脚趾。

病因：（1）气候因素：寒冷的气候，包括空气的湿度、流速以及天气骤变等。潮湿和风速都可加速身体的散热。（2）局部因素：如鞋袜过紧、长时间站立不动及长时间浸在水中均可使局部血液循环发生障碍，热量减少，导致冻伤。（3）全身因素：如疲劳、虚弱、紧张、饥饿、失血及创伤等均可减弱人体对外界温度变化调节和适应能力，使局部热量减少导致冻伤。

3.7 职业性放射性疾病

电离辐射作用于人体时，与生物大分子和水分子之间发生能量传递和吸收，引起分子激发和电离、化学键断裂和生成自由基等，造成组织细胞的损伤，产生不同程度的临床症状。这种由一定剂量的电离辐射作用于人体而引起的全身性或局部性放射损伤，称为放射病。分为：外照射急性放射病、外照射亚急性放射病、外照射慢性放射病、内照射放射病、放射性皮肤疾病、放射性肿瘤（含矿工高氡暴露所致肺癌）、放射性骨损伤、放射性甲状腺疾病、放射性性腺疾病、放射复合伤和根据《职业性放射性疾病诊断标准（总则)》可以诊断的其他放射性损伤。

3.7.1 外照射急性放射病

外照射急性放射病是指人体一次或短时间（数日）内多次受到来自体外的电离辐射照射，累计吸收剂量达到1Gy以上所引起的全身性疾病。

根据受照剂量的大小，急性放射病分为骨髓型、肠型、脑型三大类型。

（1）骨髓型急性放射病。受照剂量在2.5～5Gy时发生，主要引起骨髓等造血系统损伤，轻度表现为乏力、食欲不振；中度出现白细胞下降，恶心、呕吐等症状；重度表现为呕吐、腹泻、白细胞明显下降；极重度时白细胞急剧下降。

（2）肠型急性放射病。受照剂量在5～12Gy时发生，表现为频繁呕吐、腹泻，水样便或水便，可导致脱水，并发生肠麻痹、肠套叠、肠梗阻。

（3）脑型放射病。受照剂量在100Gy以上时发生，是以中枢神经系统损伤为特征的极其严重的急性放射病，发病很快，病情凶险，主要病变在中枢神经系统，损伤遍及中枢神经系统各部位，尤以小脑、基底核、丘脑和大脑皮层为显著，病变的性质为循环障碍和神经细胞变性坏死，能引起急性颅内压增高、脑缺氧以及运动、意识障碍等一系列神经系统变化。病情发展急剧，受伤后立即发生顽固性呕吐、腹泻、血压下降、抽搐、昏睡，几小时或1～2天内可死于惊厥和休克，除核武器袭击外，平时极少见此类伤害。

3.7.2 外照射亚急性放射病

外照射亚急性放射病是指人体在较长的时间内（数周或数月）受到来自体外的连续或间断的电离辐射照射，累计吸收剂量超过1Gy所引起的全身性疾病，病程较长，多在1年以上，表现为造血组织破坏、萎缩、再生障碍，骨骼细胞异常增生等造血功能障碍症状。

3.7.3 外照射慢性放射病

外照射慢性放射病是指放射作业人员在较长时间内连续或间断受到超剂量外照射而引起的全身性疾病。早期表现为神经衰弱综合症，后期出现神经反射异常。

3.7.4 内照射放射病

内照射放射病是指大量放射性核素进入人体，对机体照射而引起的全身性疾病。内照射放射病较为少见，临床上分期不明显，靶器官（如骨骼、肝、肾等）损伤较为明显。

3.8 职业性传染病

生物因素所致职业病，是指作业人员在职业活动中由于生物因素危害而导致的职业病。《职业病分类和目录》中规定的该类疾病包括：炭疽、森林脑炎和布鲁氏菌病、艾滋病（限于医疗卫生人员及人民警察）和莱姆病。

3.8.1 炭疽

炭疽是一种由炭疽杆菌引起的人、畜共患的急性传染病。人因接触病畜及其产品及食用病畜的肉类而发生感染。临床上主要表现为皮肤坏死、溃疡、焦痂和周围组织广泛水肿及毒血症症状，皮下及浆膜下结缔组织出血性浸润；血液凝固不良，呈煤焦油样，偶可引致肺、肠和脑膜的急性感染，并可伴发败血症。自然条件下，食草兽最易感，人中等敏感，主要发生于与动物及畜产品加工接触较多及误食病畜肉的人员。

3.8.2 森林脑炎

森林脑炎是一种由森林病毒引起的急性传染病，病毒主要侵犯中枢神经系统，蜱为其传播媒介。临床上以突起高热、头痛、意识障碍、脑膜刺激症、瘫痪为主要特征，常有后遗症，病死率较高。本病是森林地区自然疫源性疾病，流行于我国东北，俄罗斯的远东地区及朝鲜北部林区，多发生于春夏季。

3.8.3 艾滋病

艾滋病（限于医疗卫生人员及人民警察）是指医疗卫生人员及人民警察在职业活动或者执行公务中，被艾滋病病毒感染者或病人的血液、体液，或携带艾滋病病毒的生物样本，或废弃物污染了皮肤或者黏膜，或者被含有艾滋病病毒的血液、体液污染了的医疗器械或其他锐器刺破皮肤感染的艾滋病。

3.8.4 布鲁氏菌病

布鲁氏菌病是因感染布鲁氏菌而引发的疾病。牧民接羔为主要传染途径，兽医为病畜接生也极易感染。此外，剥牛羊皮、剪打羊毛、挤乳、切病毒肉、屠宰病畜、儿童玩羊等均可受染，病菌从接触处的破损皮肤进入人体。实验室工作人员常可由皮肤、黏膜感染细菌。进食染菌的生乳、乳制品和未煮沸病畜肉类时，病菌可自消化道进入体内。此外，病菌也可通过呼吸道黏膜、眼结膜和性器官黏膜而发生感染。

3.8.5 莱姆病

莱姆病是一种以蜱为媒介的螺旋体感染性疾病。以神经系统损害为该病最主要的临床表现。其神经系统损害以脑膜炎、脑炎、颅神经炎、运动和感觉神经炎最为常见。其中一期莱姆病仅用抗生素即可奏效，至二期、三期用抗生素无济于事，特别是神经系统损害更乏特效疗法。早期以皮肤慢性游走性红斑为特点，以后出现神经、心脏或关节病变，通常在夏季和早秋发病，可发生于任何年龄，男性略多于女性。发病以青壮年居多，与职业相关密切。以野外工作者、林业工人感染率较高。据报道疫区室外工作人员劳动一天后有40%被蜱叮咬史，或可从其皮肤、衣服等处找到蜱。室外消遣活动如狩猎、垂钓和旅游等均可增加感染莱姆病的危险性。

3.9 职业性肿瘤

3.9.1 职业性致癌因素

生产过程中存在的可引起职业性肿瘤的有害致病因素称为职业性致癌因素，可分为物理因素、化学因素和生物因素。

3.9.1.1 物理因素

电离辐射可引起白血病、肺癌、皮肤癌、骨癌及甲状腺癌等。肿瘤发生率与照射剂量有关，并与个体敏感性相关。紫外线可引起皮肤癌，累积日光照射量、紫外线的强度与照射时间以及遗传因子是主要相关因素。机械性创伤、刺激，特别是多次外伤刺激有引起皮肤癌或骨肉瘤的可能。

3.9.1.2 化学因素

职业性致癌因素中，化学因素所占的比例最大。金属及类金属如砷及其化合物所致肺癌、皮肤癌；镉及其化合物、铍及其化合物可致肺癌；六价铬化合物、镍化合物可致鼻癌和肺癌。无机化合物如石棉所致肺癌、间皮瘤。有机化合物如苯、环氧乙烷可致白血病；联苯胺所致膀胱癌；二氯甲醚可致肺癌；氯乙烯所致肝血管肉瘤；β－萘胺可致膀胱癌等。

3.9.1.3 生物因素

某些霉菌的毒素对人体具有致癌作用，如黄曲霉毒素可致肝癌。我国规定的职业性肿瘤包括：石棉所致肺癌、间皮瘤；联苯胺所致膀胱癌；苯所致白血病；氯甲醚所致肺癌；砷所致肺癌、皮肤癌；氯乙烯所致肝血管肉瘤；焦炉工人肺癌；铬酸盐制造业工人肺癌等。

3.9.2 职业性肿瘤的特点

3.9.2.1 潜伏期

潜伏期是指开始接触致癌因素到出现职业性肿瘤症状的期间。由于肿瘤的发生是从DNA一个碱基对发生突变的非正常细胞引发的，但是否发展为肿瘤，受细胞损伤的修复能力、肿瘤发生的内、外源促进因子及免疫系统的有效性等诸多因素的影响。通常职业性肿瘤的潜伏期多在10年以上，但由于致癌因素的不同，其差别较大，如放射线致白血病，潜伏期一般为4～6年；石棉诱发的间皮瘤潜伏期可达20～60年。

3.9.2.2 阈值

阈值又称为阈剂量，即当有害因素的剂量超过该剂量时就会引起机体的健康损害，对大多数毒物的毒性作用一般存在阈值，但对职业性肿瘤致病因素，是否存在阈值尚未取得统一意见；多数学者认为存在阈值。

3.9.2.3 好发部位

职业性肿瘤大多有同定的发病部位或范围，肺和皮肤是致癌物进入机体的主要途径和直接作用器官，因此职业性肿瘤多见于呼吸系统和皮肤。但也有职业性肿瘤的发生部位与接触部位相距较远的，如芳香胺可导致膀胱癌。少数致癌因素可导致多部位发生肿瘤，如砷可引起的皮肤癌、肺癌、肝癌、淋巴肉瘤等。

3.9.2.4 病理类型

不同致癌因素引起的职业性肿瘤分别具有其特定的病理类型。电离辐射及双氯甲醚引起的肺癌大多为未分化型细胞癌；铬化合物所致肺癌多属鳞状细胞癌。有学者认为，强致癌物接触及高浓度接触所致肺癌多为未分化小细胞癌，反之则为腺癌。

3.9.3 常见职业性肿瘤

3.9.3.1 职业性呼吸系统肿瘤

职业性致癌因素中多数可致呼吸道肿瘤，可致职业性呼吸道肿瘤的因素主要有：铬、砷、镍、煤焦油、氯甲醚、芥子气、放射性物质等。此外，吸烟对呼吸道肿瘤致癌因素具有明显的防同作用。

3.9.3.2 职业性皮肤癌

职业性皮肤癌是发现最早、病例数较多的一种职业。能引起皮肤癌的化学物主要有煤焦油、沥青、蒽、木馏油、页岩油、杂酚油、蜡、氯丁二烯、砷化物等；此外，电离辐射、紫外线亦能引发皮肤癌。

通常，以煤焦油类物质所致接触工人的皮肤癌最多见，在煤焦油类物质中，苯并芘的致癌性最强，多环芳烃的致癌性较之为弱；此外，紫外线对多环芳烃类的致癌性具有协同作用；出现皮肤癌变前常出现前期性皮损，表现为色素沉着过度（又称焦油黑变病）、油性痤疮和乳头瘤等。职业性皮肤癌以原位癌为主，多见于面、颈、前臂及阴囊等处。接触无机砷化物可致四肢及面部皮肤出现过度角化、色素沉着、溃疡形成，进而转化为皮肤癌。

3.9.3.3 职业性膀胱癌

职业性膀胱癌在职业性肿瘤中也占相当的地位，其发病率仅次于皮肤癌和肺癌。主要致癌物是芳香胺类，包括4－氨基联苯、联苯胺、2－萘胺等。生产和使用这类化合物的化工、染料、橡胶、电缆、印染、印刷等行业或作业，接触工人的膀胱癌发病率很高；此外，金胺、品红制造及橡胶工业也是膀胱癌高发行业。

3.9.3.4 其他职业性肿瘤

接触苯可引起白血病，白血病的类型以急性粒细胞型白血病为主，也有少数急性红白血病；接触氯乙烯可引起肝肿瘤，氯乙烯是合成聚氯乙烯塑料的单体，长期接触氯乙烯单体可致肝血管肉瘤。

3.10 其他职业性病损

我国法定职业病目录中还规定了不便分类的其他职业病，包括金属烟热、滑囊炎（限于井下工人）和股静脉血栓综合症、股动脉闭塞症或淋巴管闭塞症（限于刮研作业人员）。

3.10.1 金属烟热

指因吸入新生成的金属氧化物烟所引起的典型性骤起体温升高和血液白细胞数增多等

为主要表现的全身性疾病。

能引起金属烟热的金属主要是锌、铜、镁，此外铬、锑、砷、铁、铅、锰、汞、镍、硒、银、铰、锐、锡等也可引起，但较少见。

发生金属烟热的人群主要是金属加热作业人员和金属焊接作业人员。金属熔炼、铸造、锻造、喷金等作业都需要对金属加热，由于锌的熔点和沸点较低，金属加热时首先逸出大量锌蒸气，成为金属烟热常见的原因。

金属焊接和气割的高温可使镀锌金属或镀锡金属释放出氧化锌烟或氧化锡烟。焊接或气割合金也可释放出金属烟。

3.10.2 煤矿井下工人滑囊炎

指煤矿井下工人在特殊的劳动条件下，致使滑囊急性外伤或长期摩擦、受压等机械因素所引起的无菌性炎症改变。通常发生在薄煤层作业、机械化程度低、劳动保护条件不良的煤矿工人身上。

3.10.3 股静脉血栓、股动脉闭塞或淋巴管闭塞症

刮研是利用刮刀、基准表面、测量工具和显示剂，以手工操作的方式，边研点边测量，边刮研加工，使工件达到工艺上规定的尺寸、几何形状、表面粗糙度和密合性等要求的一项精加工工序。手工刮研作业在机床生产、精密加工和维修中十分普遍，具有一定暴露人群。由于刮研作业长期压迫，一些劳动者出现股静脉血栓、股动脉闭塞或淋巴管闭塞的症状。

复习思考题

3-1 尘肺主要有哪几种？简述矽肺的发病机制及影响矽肺病发生的因素。

3-2 职业性皮肤病包括哪些？

3-3 职业性眼病有哪些？

3-4 职业性耳鼻喉口腔疾病有哪些？

3-5 何为职业性噪声聋？什么是轻度噪声聋？何为爆震性耳聋？

3-6 最常见的职业中毒被分为六种类型，这六种类型的职业中毒分别是什么物质造成的？

3-7 简述铅中毒机理及中毒表现。

3-8 何为刺激性气体？刺激性气体毒作用表现有哪些？

3-9 何为窒息性气体？分为哪几类？刺激性气体毒作用表现有哪些？

3-10 有机溶剂毒作用表现有哪些？

3-11 物理因素职业病共分几类？这几类分别是什么职业病？

3-12 何为中暑性疾病？中暑在临床上可分为哪几种类型？

3-13 什么是高原病？

3-14 什么是减压病？简述减压病的致病机理。

3-15 何为手臂振动病？

3-16 何为放射病？职业放射病通常分为几种类型？

3-17 职业性肿瘤有哪些发病特点？常见职业肿瘤有哪些？

第4章 职业病危害因素识别及评价

学习目标：职业病危害因素识别的方法包括调查、监测与评价等。建设项目职业病危害评价是目前职业卫生监管的重要手段。通过职业健康监护，及时了解工人健康状况，可以控制职业病发生。本章重点掌握作业环境有害因素存在的特点、监测方法及职业健康检查种类、建设项目职业病危害评价的意义、种类与管理，熟悉职业卫生调查类别及各类调查的目的，了解职业病危害因素接触评定的内容、方法。

4.1 工作场所职业卫生调查

生产过程、劳动过程和生产环境中存在的各种职业性有害因素，在一定条件下，可对劳动者的身体健康产生不良影响。职业卫生调查是识别和评价职业性有害因素、实施职业卫生服务与监督管理的重要手段。对职业性有害因素的识别和评价，首先需通过对生产工艺过程、劳动过程和作业环境进行调查，以确切了解职业性有害因素的性质、品种、来源及职业人群的接触情况。但是，职业性有害因素是否对劳动者的健康造成损害以及损害的程度，则取决于作用条件，包括接触机会、接触方式、接触时间和接触强度等。因此，对职业性有害因素的强度及其对健康可能造成的损害及其危险程度，还必须通过环境监测、生物监测和建康监护等进行综合分析评价和估测来确定。这样，可以为及时采取相应的防治措施、制定和修订卫生标准以及指导职业病预防工作提供可靠的依据。

4.1.1 调查类别

职业卫生调查大致分为基本情况调查、专题调查及事故调查三类。

4.1.1.1 职业卫生基本情况调查

(1) 调查目的。其目的为掌握所辖地区或系统内的企业职业卫生状况和需求，建立辖区用人单位的职业卫生档案。

(2) 调查对象及要求。对辖区所有工矿企业按单位逐一调查，填写格式统一的表格并复查；调查资料需逐级汇总上报、定期复核。在日常的职业卫生监督管理工作中，随时将作业环境监测和健康检查的结果、职业病的发病情况、企业生产状态和规模变迁等情况记入职业卫生档案，以备查阅和分析。

(3) 调查内容。职业卫生基本情况调查主要包括如下内容：

1) 被调查单位的基本情况。包括单位名称、地址、历史、隶属、性质、机构、职工情况、产品、产率、有害作业情况、接触有害因素的人数等。

2) 主要产品和工艺流程。包括使用的原辅材料的情况，如名称、中间产品、成品及年产量；生产设备情况，如机械化、自动化的程度、工艺流程图等。

3）作业场所和劳动条件。包括车间、工段和工种的布局、采光、照明、车间微气候情况，相邻车间有无相互影响及是否按卫生要求进行合理配置。

4）劳动组织情况。包括劳动者与用人单位的关系，每周工作日数、每日工作时间、加班状况等。

5）职业性有害因素种类及其接触的人数。

6）作业环境及接触者的健康状况。包括职工对职业性有害因素的早期表现，职业病、工作有关疾病和工伤的发生频率和分布情况，以往作业环境监测和健康监护的资料等。

7）防护设备及使用、维护状况。包括对职业性有害因素采取的建筑设计和工程技术防护设施、措施，如通风、除尘、排毒系统或噪声等物理因素的防护，高温作业的防护，个人防护用品的使用与维护状况。

8）生活福利和职业卫生服务情况。包括生产场所是否包含必要的更衣室、休息室、浴室、厕所、医疗室、女工卫生室等设施。

9）劳动者对危害因素的反应。需听取劳动者对职业性有害因素危害身体健康的反应，特别是对具有刺激性或易于引起急性反应的毒物的反应，现场作业人员一般能够提供有价值的第一手情况和线索。

（4）调查方法。职业卫生基本情况调查一般采用听、看、问、测、查、算等形式进行，即听取介绍、现场观察和查看有关的资料、口头询问、进行作业环境监测和生物监测、开展健康检查、进行资料分析计算。最后，对调查取得的资料进行综合评价，提出改进建议，记录并完善职业卫生档案。

4.1.1.2 职业卫生专题调查

（1）调查目的。是针对某一行业、某工艺系统或某一有害因素的职业卫生基本情况的调查，目的在于了解有害因素对职工健康的影响，或进行病因探讨、患病率分析、早期监测的指标筛选、预防措施效果评价、卫生标准制定等研究。当某工艺系统或行业在区域内占有较大比重，某有害因素的危害较突出、接触人数多，采用了新技术、新工艺而可能出现新的有害因素时，或者现存的有害因素可能导致新的职业性病损发生时，就应考虑进行专题调查。

（2）调查项目。专题调查的项目一般需要进行选择。主要包括：有害因素与健康关系的调查，便于揭示接触水平与反应的关系；关于工作有关疾病做调查，探讨某些有害因素与导致非特异性职业疾患高发或加剧的因果关系；作业环境监测方法的研究，以确定分析测定方法的灵敏度、特异度及质量控制要求等；进行生物监测的研究，阐明指标的敏感性、特异性、预示值、符合率及职业性病损早期检测的意义；进行预防措施、控制效果的卫生学评价，对采取措施前后的作业环境、职工健康状况做分析比较，分析效果与效益等。

4.1.1.3 职业卫生事故调查

职业卫生事故调查属于应急性调查的范畴。发生急性职业卫生事故时，职业卫生医师应同临床医师参加抢救；医疗卫生机构（包括厂矿医疗机构）应按《企业职工伤亡事故报告和处理规定》、《职业病危害事故调查处理办法》等法规，立即向所在地人民政府卫生行政部门和法律、法规规定的其他部门报告，深入现场调查，查明事故原因，提出抢救和预防的对策，防止类似的事故再次发生。

现场应急工作应详细了解事故全过程情况，搜集相关规章制度，调查记录事故时的气象、设备、作业等的状态，搜集操作规程，调查防护措施；通过受伤害作业人员或班组人员了解事故发生过程及细节，调查同类生产作业场所的事故情况。当现场未经清理时，应迅速检测生产环境中各种可疑有害因素的浓度或强度；如现场已遭破坏，可采用模拟现场试验估测接触浓度或强度。对可经皮肤吸收的毒物，应立即做皮肤污染的测定，或及时检测生物监测指标。最后提出处理意见及对策措施，以利于汲取教训，防止或杜绝类似的事故再次发生。

4.1.2　调查步骤

职业卫生调查的步骤主要包括调查的准备、调查的实施、调查的分析总结等。

其中，调查的准备阶段主要包括计划的制定、文献资料的检索、调查对象的确定、调查表格的设计及进行试点调查等。文献检索的目的为充分掌握现有资料，借鉴前人的经验，使调查工作高效。对象选择的一般原则包括确定样本大小、决定抽样方法、选择对照组等。职业卫生调查有很强的实践性，常需借鉴前人有益经验，同时须以可靠的理化分析测试结果作为分析的基础。

4.2　作业环境职业病危害因素监测

4.2.1　作业环境职业病危害因素存在的特点

生产环境中职业病危害因素种类繁多，同一作业环境中可能存在多种有害因素。由于生产过程、操作方式以及外界环境条件的差异，作业场所中职业性有害因素的强度及其在时间、空间的分布经常会发生变动，在同一工厂，不同作业场所、不同工种所接触的职业性有害因素及其接触水平也有较大差异。因此，生产环境中职业性有害因素具有种类的多样性、接触的变动性和间断性等特点。

4.2.2　作业环境职业病危害因素监测周期

职业性有害因素因种类繁多、接触变动性大等特点，不同职业性有害因素，监测周期不同。以下列举常见有害因素的监测周期：

（1）毒物。一般毒物，每季度监测一次，高毒物每月一次。

（2）粉尘。无毒粉尘，每季度一次，一般只测浓度。有毒粉尘，按照毒物监测周期进行。

（3）噪声。每半年监测一次。

（4）振动、微波等。每年监测一次。

4.2.3　作业环境职业病危害因素监测的分类

根据检测的目的不同，监测可分为以下 4 种情况：

（1）评价监测。适用于建设项目职业病危害因素预评价、建设项目职业病危害因素控制效果评价和职业病危害因素现状评价等。

（2）日常监测。是用于对工作场所空气中有害物质浓度进行的日常的定期监测。

（3）监督监测。适用于职业卫生监督部门对用人单位进行监督时，对工作场所空气中有害物质浓度进行的监测。

（4）事故性监测。适用于对工作场所发生职业病危害事故时进行的紧急采样监测。

用人单位应根据监测的目的，选择相应的监测频次和监测样本数量。例如，日常监测在评价职业接触限值为时间加权平均容许浓度时，应选定有代表性的采样点，在空气中有害物质浓度最高的工作日采样1个工作班，而评价监测在评价职业接触限值为时间加权平均容许浓度时，应选定有代表性的采样点，连续采样3个工作日，其中应包括空气中有害物质浓度最高的工作日。

根据监测方式的不同，监测可以分为区域监测和个体监测：

（1）区域监测又叫定点监测，是对以监测点为代表的区域作为监测对象，对工作场所危害因素浓度或强度进行判断和评价。

（2）个体监测是以接触和可能接触有害物质的劳动者作为监测对象，判定劳动者接触有毒有害物质浓度或强度的方法。

4.2.4 监测采样点的选择原则

采样点选择合理，才能够正确、真实地反映工作场所的有毒有害物质水平，所以，无论哪种类型的监测，都应该科学地确定采样点，使获取的监测数据具有代表性。

在选择采样点时应遵循以下原则：

（1）选择有代表性的工作地点，其中应包括空气中有害物质浓度最高、劳动者接触时间最长的工作地点。

（2）在不影响劳动者工作的情况下，采样点尽可能靠近劳动者，空气收集器应尽量接近劳动者工作时的呼吸带。

（3）在评价工作场所防护设备或措施的防护效果时，应根据设备的情况选定采样点，在工作地点劳动者工作时的呼吸带进行采样。

（4）采样点应设在工作地点的下风向。

4.2.5 监测采样点数目的确定

（1）工作场所按产品的生产工艺流程，凡逸散或存在有害物质的工作地点，至少应设置1个采样点。

（2）一个有代表性的工作场所内有多台同类生产设备时，1～3台设置1个采样点；4～10台设置2个采样点；10台以上，至少设置3个采样点。

（3）一个有代表性的工作场所内，有2台以上不同类型的生产设备，逸散同一种有害物质时，采样点应设置在逸散有害物质浓度大的设备附近的工作地点；逸散不同种有害物质时，将采样点设置在逸散待测有害物质设备的工作地点，采样点的数目参照有关规定确定。

（4）劳动者在多个工作地点工作时，在每个工作地点设置1个采样点。

（5）劳动者工作是流动的时，在流动的范围内，一般每10m设置1个采样点。

（6）仪表控制室和劳动者休息室，至少设置1个采样点。

4.2.6 监测采样时段的选择

（1）采样必须在正常工作状态和环境下进行，避免人为因素的影响。

（2）空气中有害物质浓度随季节发生变化的工作场所，应将空气中有害物质浓度最高的季节选择为重点采样季节。

（3）在工作周内，应将空气中有害物质浓度最高的工作日选择为重点采样日。

（4）在工作日内，应将空气中有害物质浓度最高的时段选择为重点采样时段。

4.3 接触评定与危险性评定

4.3.1 职业病危害因素接触评定

4.3.1.1 概述

接触是指职业人群接触某种或某几种职业病危害因素的过程。接触评定是通过询问调查、环境监测、生物监测等方法，对职业病危害因素接触情况进行的定性和定量评价。生产环境中的有害因素种类繁多，会对暴露者造成各种不良影响，引发职业病、造成工伤或工作有关疾病；为了有效地预防、控制和消除职业性有害因素，需进行职业病危害因素的接触评定，以了解职业人群接触职业病危害因素的程度或可能的程度，为危险度评定提供可靠的接触数据和接触情况。

职业性病危因素接触评定包括如下内容：

（1）接触人群的特征分析，如接触人群的数量、性别、年龄分布。

（2）接触途径及方式评定，如鉴定有害因素进入机体主要途径及时间分布。

（3）接触水平的评估，除通过作业环境监测和生物监测等资料预测接触水平外，还通过对其他方式的接触，如食物、饮水及生活环境等的观察进行评定。

4.3.1.2 接触评定的方法

（1）询问调查。接触评定的最常用手段，也是接触评定的重要依据。询问的内容包括职业史、接触人群特征、接触方式、接触途径、接触时间等。

（2）环境监测。主要是对职业病危害因素的种类、途径、方式、水平的测定和评估。如了解职业病危害因素的种类，鉴定其进入人体的主要途径和方式，说明接触的时间分布以及测定接触水平的高低等。

（3）生物监测。环境监测仅仅能反映作业场所空气中有害物质的浓度（外剂量），不能反映人体组织实际吸收的有害物质的量（内剂量）。实际上对机体真正起作用的并不是机体的接触量，而是进入靶组织、器官、细胞或靶作用部位的有害物或其代谢产物的浓度（生物效应剂量）。因此，仅依靠环境监测数据进行职业病危害因素的接触评定存在局限性，生物监测可弥补环境监测的不足。

（4）接触水平评定。接触水平的估计是接触评定的重要环节。通常而言，作业环境监测中区域定点采样获得的有害物质的浓度，并不真正代表作业人员的接触水平，更不能反映实际吸入量。为估算作业人员的接触水平，可采用个体采样器计算出时间加权平均浓度进行估算。而对于作业人员的实际吸入量，与作业环境空气中有害物质的类别、浓度、接触时间以及有害物质的吸收系数等诸多因素有关；有害物质由于其理化特性的差异，吸收系数也具有较大的波动，其波动范围在 0 ~ 1 之间。由于实际工作中，确定有害物质的吸收系数具有较大的难度，因此通常将吸收系数假定为 1，而一个工作班（8 小时）中吸收的空气量按 $10m^3$ 进行估算。但该估算只能反映有害物质经呼吸道进入人体的量，不能反映经其他途径进入人体的量。

4.3.2 职业病危害因素危险度评定

危险度，又称危险性，是指按一定条件、在一定时期内接触有害因素和从事某种活动所引起的有害作用的发生概率。如疾病发生率、损伤发生率、死亡率等。

职业病危害因素的危险度评定是通过对工业毒理学测试、环境监测、生物监测、健康监护和职业流行病学研究等资料进行综合分析，定性和定量的认定和评定职业病危害因素的潜在不良作用，并对其进行管理。危险度评定的作用包括估测职业病危害因素可能引起健康损害的类型、特征及其发生的概率；估算和推断其在何种剂量（浓度或强度）和何种条件下可能造成损害，并提出安全接触限值的建议；有针对性地提出预防的重点，寻求社会可接受的危险度水平，最大限度地减低职业病危害因素的不良作用。包括评定所需资料、危险度评定和危险度管理。

4.3.2.1 评定所需资料

危险度评定所需的资料主要包括职业病危害因素的毒理学资料，环境监测、生物监测和健康监护的资料，职业流行病学研究资料等；实际应用时，应确保上述资料的完整、准确和客观。

4.3.2.2 危险度评定

危险度评定的内容由危害性鉴定、剂量－反应评价、接触评定和危险度特征分析四个步骤组成。

（1）危险度定性评定。危险度定性评定即危害性鉴定，是在研究职业病危害因素自身性质、毒理学资料、流行病学资料的基础上，对职业病危害因素进行鉴定，确定需评定的对职业病危害因素对接触人群能否引起职业性损害及其发生的条件，接触与职业性损害之间是否存在因果关系，估算对职业病危害因素的危害程度，以确定对该种因素进行危险度评定的必要性及可能性。

（2）危险度定量评定。危险度定量评定包括剂量－反应评价、接触评定和危险度特征分析。

剂量－反应关系评定是危险度评定的核心，通过对职业流行病学资料和动物接触定量研究资料进行分析，以确定不同接触水平所致效应的强度和频率。评定剂量－反应关系的步骤是：先选择适宜的临界效应指标，以临界效应指标为依据，通过职业流行病学调查或动物实验，获得可见有害效应最低剂量水平（是指在一定的接触条件下，引起接触机体有害效应的最低剂量）和未观察到的有害效应剂量水平（是指在一定的接触条件下，对靶机体未引起任何可检查出的有害变化的最高剂量水平）。然后，进行动物实验，确定该有害因素所致损害效应的不确定因素，最后明确剂量－反应关系。

接触评定要确定人体通过不同的途径接触外源化学物的量及接触条件，是危险度评价中最重要部分，同时也是危险度评价中最不确定部分。剂量－反应关系评定的结果必须结合有关人群的接触评定结果，才能获得危险度的定量评定。接触评定首先要确定化学物在各种环境介质中的浓度及人群的可能接触途径，然后估算出每种途径的接触量，再得出总的接触量。在实际工作中，由于条件限制，利用接触评定方法无法获得全部监测数据时，常采用接触估测的方法，即从被评定的总体人群中随机抽取一定数量具有代表性的样本，做有限数量的分析，估测出总体人群或职业接触人群的接触水平及有关的状况。

危险度特征分析是危险度评定的最后阶段，是将危害性鉴定、剂量－反应关系评定、接触评定中所得结论进行综合、分析、判断，获得职业接触人群由于接触职业性有害因素可能导致某种健康不良作用的危险度，说明并讨论各阶段评价中的不确定因素及其对最终评价结果的定量影响，为管理部门进行职业性有害因素危险度管理提供依据。

（3）危险度评定中的不确定因素。危险度评定的依据是充分而可靠的流行病学和毒理学资料、正确的假设以及合理的推导模式等，但是由于认识水平、技术、经济等各方面的原因，往往难以对职业性有害因素可能对人体的损害及其危险度做出确切的结论，这就造成了危险度评定中的不确定因素。对于存在的不确定因素，在危险度评定过程中，应尽可能的给予识别，并将其缩小到最低限度；对仍存在的不确定因素，应明确指出，并详细讨论其特征，以便利用其评定结果时，可以进行适当的取舍。

4.3.2.3　危险度管理

危险度管理是指管理部门根据某种职业病危害因素危险度评定的结果，为控制其对人体及环境造成的危害所采取的一系列管理措施。管理部门依据危险度评定的结果，综合技术、社会、经济等因素，对危险度进行利弊权衡和决策分析，确定一个可接受的危险度水平，提出相应的控制管理措施，包括制定、执行卫生标准，开展环境监测、生物监测和健康监护，提出预防措施，颁布限制或禁止接触的法规、条例、管理办法等。在实际工作中，绝对安全的“零危险度”是不存在的。因此，在对职业病危害因素，尤其是致癌物质等进行危险度管理时，应抛弃“零危险度”的观念，多采取“社会可接受危险度”或“一般认为安全水平”指标。

4.4　建设项目职业病危害评价

4.4.1　概述

职业病危害评价（Assessment of Occupational Hazard）是指对建设项目或用人单位的职业病危害因素、职业病危害程度、职业病防护设施及其他职业病防护措施与效果、对劳动者健康影响等做出的综合评价。职业病危害评价是针对建设项目的职业病危害实施管理的根本措施，是项目建设单位对职业病危害进行预防、控制的基础性技术资料，也是安监部门对建设项目实施卫生监管的重要依据和主要内容之一，是预防、控制和消除职业病危害的根本途径，体现了“预防为主、防治结合”的卫生工作方针，是社会发展的客观要求。

实施建设项目职业病危害评价制度是保证建设项目职业卫生管理工作进一步科学化、

规范化的重要举措，将大大提高建设项目职业卫生管理工作的质量和科学水平。通过评价，贯彻国家和地方职业卫生法规、标准和规范，采取积极有效的措施，把职业病危害因素控制或消除在设施投入使用之前，提高企业职业病危害防控水平，防患于未然，保护劳动者健康及其职业卫生权益，促进生产力和经济的发展。

贯彻“预防为主、防治结合”的卫生工作方针，以法治手段强化建设单位职业病防治意识，积极预防、控制和消除建设项目产生的职业病危害；实施评价是预防、控制和消除职业病危害的最佳途径，有利于职业卫生监督管理工作的科学化、规范化。

建设项目职业病危害工作有较强的工程技术特点和政策性，因此，评价工作的原则是：以建设项目实际为基础，以国家职业卫生法规、标准为依据，严肃、科学地开展工作，始终遵循科学、公正、可行和有针对性的方针。

4.4.2 职业病危害评价的分类

依据《职业病危害评价通则》（AQ/T 8008—2013），根据评价的对象、评价的时机和评价的目的的不同，职业病危害评价可分为职业病危害预评价、职业病危害控制效果评价和职业病危害现状评价三类。

（1）职业病危害预评价（Pre-assessment of Occupational Hazard）。针对可能产生职业病危害的建设项目，在其可行性论证阶段，对建设项目可能产生的职业病危害因素、职业病危害程度、职业病防护设施及应急救援设施等进行的预测性卫生学分析与评价。

（2）职业病危害控制效果评价（Effect-assessment for Control of Occupational Hazard）。建设项目完工后、竣工验收前，对工作场所职业病危害因素、职业病危害程度、职业病防护设施及其他职业病防护措施与效果等做出的综合评价。

（3）职业病危害现状评价（Status-quo Assessment of Occupational Hazard）。对用人单位工作场所职业病危害因素、职业病危害程度、职业病防护设施及其他职业病防护措施与效果、劳动者健康影响等进行的综合评价。

4.4.3 职业病危害评价工作的实施程序

实施建设项目职业病危害预评价工作的程序主要包括准备阶段、实施阶段和报告编制阶段。

（1）准备阶段。准备阶段要做以下工作：

1）接受建设单位或用人单位委托、签订评价工作合同。

2）收集职业病危害评价所需的相关资料并查阅相关文献资料。

3）开展初步现场调查。

4）根据需要编制职业病危害评价方案并对方案进行技术审核。

5）确定职业病危害评价的质量控制措施及要点。

（2）实施阶段：

依据评价方案或初步现场调查结果开展下列主要工作：

1）职业卫生调查与分析（或工程分析、辐射源项分析）。

2）现场（或类比现场）职业卫生检测与分析，辐射防护检测与分析，或收集与分析现场（类比现场）职业卫生检测数据。

3）现场（或类比现场）职业病防护设施、健康监护等职业病防护措施调查与分析。

4）对评价内容进行分析、评价并得出结论，提出对策和建议。

（3）报告编制阶段。报告编制阶段要做以下工作：

1）汇总实施阶段获取的各种资料、数据。

2）完成职业病危害评价报告书的编制。

建设项目职业病危害控制效果评价的工作程序与预评价工作的程序基本相同。主要的不同点在于，职业病危害控制效果评价在准备和实施阶段，都需要测定工作场所职业病危害因素的浓度（强度），以及了解采取的职业病危害防护设施的防护效果。

实施建设项目职业病危害评价的最终成果是评价报告。对报告的基本要求是，符合《建设项目职业病危害分类管理办法》、《建设项目职业卫生审查规定》及《职业病危害评价通则》的规定，数据完整可靠，附图附表齐全，对策具体，评价结论客观并真实。

4.4.4 职业病危害评价的内容

（1）总体布局、生产工艺和设备布局。对照《工业企业总平面设计规范》（GB 50187—2012）、《生产过程卫生要求总则》（GB/T 12801—2008）及 GBZ 1 等相关职业卫生法规标准要求，评价建设项目总体布局的符合性。

（2）建筑卫生学、辅助用室。对照 GB/T 12801 及 GBZ 1 等相关标准要求，评价建筑结构、采暖、通风、空气调节、采光照明、微小气候等建筑卫生学的符合性。

对照 GBZ 1 等相关职业卫生法规标准要求，评价工作场所办公室、生产卫生室（浴室、存衣室、盥洗室、洗衣房），生活室（休息室、食堂、厕所），妇女卫生室、医务室等辅助用室的符合性。

（3）职业病危害因素及其危害程度。按照划分的评价单元，在工程分析和类比调查的基础上，对照 GBZ 2.1 或 GBZ 2.2 标准等，评价各类职业病危害作业工种及其相关岗位（地点）的职业病危害因素的接触水平。

作业人员接触职业病危害因素的浓度或强度超过标准限值时，应分析超标原因，并提出针对性的控制措施建议。

（4）职业病防护设施。对照 GB/T 16758 等相关标准要求，分析和评价职业病防护设施设置的合理性与有效性。

工作场所职业病危害因素的浓度或强度超过 GBZ 2.1 或 GBZ 2.2 标准限值时，应分析其所设置职业病防护设施存在的问题，并提出针对性的防护设施改善建议。

（5）辐射防护措施与评价，辐射防护监测计划与实施等。依据 GBZ/T 181 等有关标准要求，评价所采取放射防护措施的符合性与有效性。

（6）个人使用的职业病防护用品。对照 GB/T 11651 或 GB/T 18664 等相关标准要求，从职业病危害作业工种及其相关岗位（地点）的作业环境状况、职业病危害因素的理化性质与浓度（强度）水平、防护用品的种类与适用条件等方面，评价所配备个人使用职业病防护用品的符合性与有效性。对防护用品配备存在问题的，应提出针对性地改善措施建议。

（7）职业健康监护及其处置措施。对照相关职业卫生法规标准要求，评价职业健康监护管理制度、职业健康检查及其结果处置的符合性，以及职业病防护设施与个体防护措施等的有效性。

（8）应急救援措施。根据相关职业卫生法规标准要求，评价应急救援措施的符合性。

（9）职业卫生管理措施。对照相关职业卫生法规标准要求，评价职业卫生管理机构与人员的配置、职业卫生管理制度和操作规程、职业卫生培训、职业病危害因素检测、健康监护、警示标识设置等，根据相关职业卫生法规标准要求，评价各项职业卫生管理措施的符合性。

（10）其他应评价的内容。

4.4.5　职业病危害评价方法

根据建设项目或用人单位职业病危害特点以及职业病危害评价目的需要等，可采用职业卫生现场调查、职业卫生检测、职业健康检查、类比法、检查表分析法、辐射防护屏蔽计算、职业病危害作业分级等方法进行综合分析、定性和定量评价，必要时可采用其他评价方法。

职业病危害预评价常用的评价方法有类比法、经验法、检查表法、风险评估法和综合分析法等，必要时还可采用其他评价方法。

职业病危害控制效果评价方法与预评价有所不同，常用方法有现场调查法、检查表法、检测检验法等方法进行定性和定量评价；必要时可采用其他评价方法。

现场调查法采用现场职业卫生学调查方法，了解建设项目生产工艺过程，确定生产过程中存在的职业病危害因素，检查职业病危害防护设施的落实及职业卫生管理的实施情况。

检测检验法主要是指依据国家相关技术规范和标准的要求，通过现场检测和实验室分析，对建设项目作业场所职业病危害因素的浓度或强度以及职业病危害防护设施的防护效果进行评定。

评价工作宜将待评价对象分成若干单元开展工作。评价单元一般是由建设项目中相对独立、相互联系的若干部分（子系统、单元）组成，各部分的功能、其中存在的物质及可能产生的职业病危害因素不尽相同。将建设项目划分为不同类型的评价单元进行评价，不仅能简化评价过程、减少评价工作量、避免遗漏，而且有于对建设项目提出真实、客观的评价结论，提高评价的准确性。

4.4.6　职业病危害评价的质量控制

职业病危害评价应符合有关标准的要求，并通过（不限于）下列措施进行质量控制：

（1）合同评审。在职业病危害评价项目签订合同之前，对其进行评价范围及评价能力的确认，以确保评价机构的资质业务范围以及现有评价专业人员构成能够满足评价项目的需要，并确定是否聘请相关专业的技术专家等。

（2）评价方案审核。对制定的职业病危害评价方案进行审核，以确保评价组专业人员的构成、评价范围、评价方法以及职业卫生调查与检测等内容，符合评价项目的实际需求以及相关标准的技术要求。

（3）评价报告审核。对评价报告进行内部审核、技术负责人审核和质量负责人审核的内部三级审核，确保评价报告的规范性与科学性。

4.5 职业健康监护

职业健康监护是通过区域监测、个体监测、接触控制和医学检查等手段，收集作业环境和作业人员的健康资料，并通过健康监护信息系统对所收集的资料进行综合整理、分析，评价职业性有害因素对接触者健康的影响及其程度，掌握职工健康状况，及时发现健康损害现象，以便及时采取相应的预防措施，防止有害因素所致疾患的发生和发展。

健康监护通过对作业人员群体健康状况及其所在生产环境中有害因素的连续、同步、动态观测，以保障作业人员的群体职业健康为前提，一方面通过作业人群健康评价，寻找作业人员健康变化与生产环境之间的因果关系，为鉴定职业性有害因素、新的职业危害以及可能承受危害的人群提供依据；另一方面，通过对健康监护资料的纵向比较分析，能够评价防护和干预措施的有效性，监视职业病及工作有关疾病在人群中发生、发展的规律、接触效应（反应）的关系、疾病发病率在不同工业或不同地区之间随时间的变化规律等，为制定、修订卫生标准及采取进一步的控制措施提供科学依据。

职业健康监护包括职业环境和机体两方面，前者的基本内容有职业性有害因素的环境监测、接触评定等；后者的基本内容包括健康筛检、健康检查、健康监护档案的建立及管理、健康状况分析评价、工伤与职业病致残程度鉴定等。

4.5.1 职业健康检查

健康检查是指通过医学检查方法，发现接触者体征及物理、化学指标的改变，以确定职业性有害因素对其健康的影响及其影响程度，防止职业性有害因素所致疾患的进一步发展或控制其发生。

根据《职业病防治法》，健康检查分为上岗前、在岗期间和离岗时的职业健康检查三种。《用人单位职业健康监护监督管理办法》（2012 安监总局令 49 号令）还规定了特殊情况下需要进行应急职业健康检查。

4.5.1.1 岗前健康检查

上岗前健康检查是指对准备从事某种作业的人员在参加工作以前进行的健康检查，目的在于获得受检者的基础健康资料，尤其是与从事该作业可能产生的健康损害有关的状况和基本生理、生物化学参数。另一目的是发现职业禁忌证。职业禁忌证是指致人不适合从事某种作业的疾病或解剖、生理状态，即在此种状态下如接触某种职业性有害因素，可导致原有病情加重，或诱发某些疾病，或对某些职业性有害因素有易感性，甚至有时还可能影响子代的健康。我国颁布的《职业病防治法》、《使用有毒物品作业场所劳动保护条例》、《职业健康监护管理办法》、《预防性健康检查管理办法》、《职业性健康检查管理规定》均对有关职业禁忌作了明确规定。其中，尤其是《职业性健康检查管理规定》，对涉及 61 类危害因素或作业的职业禁忌证、上岗前应检查的项目、在岗期间应检查的项目，以及体检周期，均作了明确规定。

4.5.1.2 在岗健康检查

在岗期间健康检查是指为发现职业性有害因素对职工健康的早期损害或可疑征象，按一定时间间隔对从事某种作业的人员的健康状况所进行的检查。检查项目可以是常规检查，亦可以是有针对性的检查项目，确定时应根据国家颁布的《职业病诊断与鉴定管理办法》、《职业性健康检查管理规定》中的有关规定执行。检查的周期可依据职业性有害因素的性质和危害程度、作业人员的接触水平以及生产环境是否存在其他有害因素等确定。一般地，对于过量接触并可能引起严重后果的职业危害因素，在岗健康检查每半年或一年检查一次；低水平接触或对健康影响不甚严重的，每两三年检查一次；生产场所同时存在其他有害因素，则应相应地缩短间隔期。

4.5.1.3 离岗健康检查

离岗健康检查是指职工调离当前工作岗位时所进行的检查，其目的是发现被检者已从事的职业是否已对健康造成了不良影响，如有影响的话，影响程度如何；同时，可为下一岗位就业前健康状况提供基础资料。

《用人单位职业健康监护监督管理办法》规定，对准备脱离所从事的职业病危害作业或者岗位的劳动者，用人单位应当在劳动者离岗前30日内组织劳动者进行离岗时的职业健康检查。劳动者离岗前90日内的在岗期间的职业健康检查可以视为离岗时的职业健康检查。

4.5.1.4 应急职业健康检查

出现下列情况之一的，用人单位应当立即组织有关劳动者进行应急职业健康检查：(1) 接触职业病危害因素的劳动者在作业过程中出现与所接触职业病危害因素相关的不适症状的；(2) 劳动者受到急性职业中毒危害或者出现职业中毒症状的。

《用人单位职业健康监护监督管理办法》规定，用人单位应当根据职业健康检查报告，采取下列措施：(1) 对有职业禁忌的劳动者，调离或者暂时脱离原工作岗位；(2) 对健康损害可能与所从事的职业相关的劳动者，进行妥善安置；(3) 对需要复查的劳动者，按照职业健康检查机构要求的时间安排复查和医学观察；(4) 对疑似职业病病人，按照职业健康检查机构的建议安排其进行医学观察或者职业病诊断；(5) 对存在职业病危害的岗位，立即改善劳动条件，完善职业病防护设施，为劳动者配备符合国家标准的职业病危害防护用品。

4.5.2 职业健康筛检

健康筛检是指通过医学检查以及实验手段，对特定群体进行筛选性的医学检查，以便早期发现器官功能异常或疾病，或发现疾病存在的高度可能性，以便进一步进行确诊性检查，预防职业危害。健康筛检的目的是发现临床前期疾病是否存在；早期发现并对疾病采取干预措施，影响疾病的发展和转归；发现新的可疑健康危害；评价初级预防措施的有效性等。职业健康筛检是在职业健康监护的过程中，开展健康检查的一种特殊形式。

健康筛检包括确定目标疾病、确定检查周期、选择目标人群和确定检查方法等四方面的内容。对于目标疾病的要求是在临床症状之前有临床前期的存在，可通过医学检查获得确认，并且在采取有效的措施后能够减缓疾病的发展；此外，目标疾病在受检人群中应具有一定的普遍性和多发性，并能引起发病率或死亡率的显著提高。目标疾病确定后，应有明确的定义、诊断标准以及指标明确的判定标准。目标人群即检查对象，是指接触能引起目标疾病的职业性有害因素的作业人员，对目标人群而言，应尽可能地提高受检率，以保障健康筛检有效。

检查方法包括询问调查、身体检查、医学实验室检查以及医学影像学检查等，是依据筛检指标而确定的。为保障筛检指标具有较高的有效性和可信性，要求其具有足够的敏感性和特异性，减少由于检验方法本身或测定者不同所引起的变化。此外，由于筛检指标经常用于大面积的检查，因此，要求检查方法简单易行，无副作用，易于为受检人群接受；有标准化的检查方法，具有一致性、准确性以及可重复性；经费预算应合理等。检查周期的确定应考虑职业性有害因素的种类、危害特定及危害程度，作业人员暴露水平和暴露时间，防护措施的效果，疾病的自然发展进程、潜伏期及发生频率等诸多因素，以保证能够达到健康筛检的目的。健康筛检的突出特点是能够发现新危害或新病例，以及特定作业环境中首批或首例职业病病例，因此具有较重要的职业病危害防治的意义。

4.5.3 工伤与职业病伤残程度鉴定

《职工工伤与职业病致残程度鉴定》（GB/T 16180）规定了职工工伤与职业病致残程度鉴定的原则和分级标准，适用于职工在职业活动中因工负伤和因职业病致残程度的鉴定。该标准根据器官损伤、功能障碍、医疗依赖及护理依赖四个方面，将工伤、职业病伤残程度分解为5个门类，划分为10个等级470个条目，为工伤、职业病患者于国家社会保险法规所规定的医疗期满后进行医学技术鉴定提供准则和依据。

4.5.4 职业健康监护档案管理

健康监护档案包括个人职业健康档案和企业生产环境监测档案。个人职业健康档案是职工个人健康的历史记录，《用人单位职业健康监护监督管理办法》规定，用人单位应当为劳动者个人建立职业健康监护档案，并按照有关规定妥善保存。职业健康监护档案包括下列内容：（1）劳动者姓名、性别、年龄、籍贯、婚姻、文化程度、嗜好等情况；（2）劳动者职业史、既往病史和职业病危害接触史；（3）历次职业健康检查结果及处理情况；（4）职业病诊疗资料；（5）需要存入职业健康监护档案的其他有关资料。

依据《职业病防治法》，用人单位应当为劳动者建立职业健康监护档案，并按照规定的期限妥善保存。劳动者离开用人单位时，有权索取本人职业健康监护档案复印件，用人单位应当如实、无偿提供，并在所提供的复印件上签章。

4.5.5 职业健康监护分析评价

建立职业健康监护档案并进行合理的管理，目的不仅是存档，更重要及时整理、分析、评价和反馈，为采取职业性有害因素控制措施和评价提供依据。健康监护评价包括个体评价和群体评价两种。个体评价是对个体接触量及其对健康的影响进行的评价；群体评价是对职业性有害因素的强度范围、接触水平及机体效应等进行的评价。在分析和评价的过程中，常采用如下指标：

（1）发病率、检出率、受检率。发病率是表示一定时期内，特定人群中某种职业病新发病例出现的频率，是衡量某时期特定人群发生某种职业病的危险性大小的指标，为此要求该种职业病的诊断标准明确，病例收集完整，且受检率达到90%以上。

$$\text{发病率}(\%)=\frac{\text{某疾病某个时期内新发现例数}}{\text{该时期内平均职工数}}\times 100\% \quad (4-1)$$

$$检出率(\%) = \frac{检查时新发现的病例数}{受检职工数} \times 100\% \quad (4-2)$$

$$受检率(\%) = \frac{实际受检职工数}{应受检职工数} \times 100\% \quad (4-3)$$

（2）患病率是指一定时期内特定人群中，现存某种疾病的概率。

$$患病率(\%) = \frac{检查时发现的新旧病例总数}{从事该作业的受检职工数} \times 100\% \quad (4-4)$$

患病率是在某一横断面时间内进行疾病调查所得到的，是历年累积的发病概况，不能说明某个时期的发病情况。

（3）疾病构成比可以说明各种不同疾病的分布情况；例如要了解矽肺在所有尘肺中所占比例，可采用下列参数：

$$矽肺病例数与尘肺病例数之比 = \frac{矽肺病例数}{尘肺病例数} \times 100\% \quad (4-5)$$

疾病构成比也可以说明同一种疾病轻重不同（轻度、中度、重度）的分布情况，如一期矽肺在各期矽肺中所占比例，可表示为：

$$一期矽肺病例与同时期矽肺各期例数之比 = \frac{一期矽肺病例数}{同时期矽肺总例数} \times 100\% \quad (4-6)$$

（4）平均发病工龄是指作业人员从开始从事某种作业起到确诊为患与该作业有关职业病时所经历的时间，如对矽肺病而言，其平均发病工龄可表示为：

$$矽肺平均发病工龄 = \frac{确诊为一期矽肺时矽尘作业工龄总和}{一期矽肺病例数} \times 100\% \quad (4-7)$$

（5）平均病程期限能够反映某些职业病进展速度和防治措施的效果。

$$平均病程期限 = \frac{某时期内某病患者由确诊至死亡的时间(年、月)总和}{该时期内死于该病的例数} \times 100\% \quad (4-8)$$

（6）死亡率能够说明职业病的严重程度及其防治水平。

$$死亡率(\%) = \frac{某个时期死于某病的例数}{该时期患该病的例数} \times 100\% \quad (4-9)$$

（7）病伤缺勤率。计算公式如下：

$$病伤缺勤率 = \frac{某个时期因病伤缺勤日数}{该时期内应出勤的工作日数} \times 100\% \quad (4-10)$$

其他指标。对某些作用明确的职业性有害因素所致健康损害，可采用较为敏感、特异的指标作动态观察和分析，如对苯作业者可采用白细胞计数作为健康监护的指标。

复习思考题

4－1 存在于作业场所的职业病危害因素有哪些特点？毒物、粉尘和噪声的监测周期是多长时间？
4－2 作业场所职业卫生调查有哪些类别？各类调查目的和调查内容是什么？
4－3 何为职业病危害因素接触评定？其主要内容有哪些？接触评定的方法有哪些？
4－4 建设项目职业病危害评价有哪些意义？评价分哪几个种类？
4－5 职业病危害评价方法有哪些？职业病危害预评价及控制效果评价的内容有哪些？
4－6 何为职业健康监护？职业健康监护包括哪些主要内容？
4－7 职业健康检查包括几种？进行这些类别的健康检查，分别有什么意义？
4－8 企业对职业健康档案如何管理？

第 5 章　职业病危害因素的控制

学习目标： 工业通风是控制有毒气体和工业粉尘的主要技术手段，可有效控制作业环境的空气污染。净化有害气体的主要方法为吸收、吸附、燃烧和冷凝；净化含尘气流的装置有旋风、袋式、湿式及电除尘器等。噪声控制常用措施为吸声、隔声、消声和减振；控制振动的常用技术手段是使用减振器。控制高低温、电离辐射、非电离辐射等物理性危害因素技术措施的共同点是隔离。使用劳动保护防护用品是最经济、简便和有效的危害控制手段。本章学习的重点是熟悉控制职业病危害因素的常用技术措施及原理。

5.1　生产性毒物的控制

5.1.1　毒物综合防治措施

生产性毒物的综合防治措施一般应从技术、管理、教育三方面开展工作。

5.1.1.1　技术措施

生产性毒物防治技术措施是从防止生产性毒物危害的角度出发，对生产工艺、设备设施和操作等方面进行设计、规划、检查和保养，同时对作业环境中有毒物质采取净化回收的技术措施，包括预防措施和治理措施两部分。其中，预防措施是指尽可能减少作业人员与生产性毒物直接接触的措施；治理措施是指由于生产技术等条件的限制，在仍然存在有毒物质散逸的情况下，通过通风排毒的方法将有毒物质进行收集，并利用净化方法消除其危害的措施。

A　预防措施

（1）以无毒或低毒的物料和工艺代替有毒、高毒的物料和工艺。如采用电泳涂漆，使用无苯稀料、无汞仪表、无铅油漆等。

（2）改革工艺。如电镀作业镀锌时采用无氰电镀工艺。

（3）生产过程的密闭化。通过生产装置的密闭化、管道化，实现负压操作，防止有毒物质从生产过程中散发、外溢；生产过程包括设备投料、出料、物料输送、粉碎、包装等全过程；通过生产过程的机械化、程序化和自动控制，使操作人员不接触或少接触有毒物质，防止职业中毒事故的发生。

（4）隔离操作。将作业人员的操作地点与生产设备隔离开，可将生产设备放置在隔离室内，采用排风装置使室内保持负压；也可将作业人员的操作地点设置在隔离室内，向室内输送新鲜空气使其处于正压状态等。

B　治理措施

对于现有存在工业毒物职业危害的生产设施，就需要通过通风排毒、净化回收技术进行治理，使作业环境达到劳动卫生标准的要求。

机械通风排毒方法主要有全面通风换气、局部排风、局部送风三种。作业条件不便使用局部排风或有毒物质作业地点过于分散、流动时，需采用全面通风换气的技术措施。局部排风装置排风量较小、能耗较低、效果好，是最常用的通风排毒方法。局部送风主要用于有毒物质浓度超标、作业空间有限的工作场所，新鲜空气往往直接送到操作人员呼吸带，以防操作人员发生职业中毒。经局部排气装置排出的有毒物质必须通过净化设备处理后，才能排入大气，保证进入大气的有毒物质浓度不超过国家排放标准的规定。易造成急性中毒或存在易燃易爆有毒物质的作业场所，须设置自动报警装置、事故通风设施，每小时通风换气次数不小于12次。可能泄漏液态剧毒物质的高风险作业场所，应设泄险区等应急设施。排风罩罩口风速或控制点风速应满足通风排毒（尘）的需要。当数种溶剂（苯及其同系物或醇类或醋酸酯类）蒸汽，或数种刺激性气体（三氧化硫及二氧化硫或氟化氢及其盐类等）同时放散于空气中时，全面通风换气量应按各种气体分别稀释至规定接触限值所需的空气量的总和进行计算。对移动的逸散毒物的作业，应与主体工程同时设计移动式轻便排毒设备。加强通风排毒设施的维护检修。

5.1.1.2 管理与教育措施

生产性毒物控制的管理教育措施应从有毒作业的环境管理、有毒作业管理、作业人员健康管理三方面着手进行工作。

（1）有毒作业环境管理。为控制或消除作业环境中的有毒物质，减少或消除其对作业人员的危害，应做到：健全组织机构，加强卫生宣传教育，建立健全安全操作规程，定期进行生产场所的卫生检查和有毒物质的监测工作等。

（2）有毒作业管理。是对作业人员进行的个别的管理，以避免或减少有毒物质的危害。生产过程中，作业人员的操作方法不当、技术不熟练、身体过负荷等都可能成为毒物散逸的原因。通过有毒作业管理，使作业人员掌握正确的操作方法，改正不适当的操作姿势或动作，以减少或消除操作过程中出现的差错。

（3）健康管理。是对作业人员的个体进行的管理，如避免敏感作业者的健康受到有毒物质的影响，可通过个人卫生指导和健康检查来实现等。

（4）个体防护装置的使用。由于工艺、技术上的原因，通风排毒设施无法使有毒物质浓度达到职业卫生标准限值的作业场所，操作人员必须佩戴防毒口罩、工作服、头盔、呼吸器、眼镜等必要的个人防护用品。

5.1.2 工业通风

通风是指通过合理组织作业区域空气的流动，在局部地点或整个建筑物中将不符合卫生要求的污浊空气排出，将符合要求的新鲜空气或经专门处理的空气送至所需要的场所内，代替排出的空气，保持作业区域良好空气环境的方法。通风是工业生产中经常采用的控制生产性毒物和生产性粉尘的手段。

5.1.2.1 工业通风的分类

（1）按照通风系统的工作动力分类，工业通风可分为自然通风和机械通风两类。

1）自然通风。是依靠外界风力造成的风压和室内外空气的温度差，以及进、排气口高度差等造成的热压，使空气流动的一种通风方式。依靠这种自然形成的动力，实现室内外空气的交换，能够经济、有效地得到所要求的通风效果。自然通风又分为风压自然通风和热压自然通风。

风压自然通风是依靠自然界的风能为通风提供动力。当有风吹向工作场所时，在迎风面形成正压，而在背风面形成负压，产生了一个内外风压差，外界空气从迎风面门窗进入工作场所内，将工作场所内的污浊空气从背风面门窗压出，从而使内外空气进行较全面的交换。

热压自然通风是依靠热压为通风提供动力。当工作场所内的空气温度比外界高时，工作场所内的空气密度就比外界空气密度小，同时工作场所上部与下部开口有一定高度差，形成一个内外热压差。在其作用下，密度大的室外冷空气由工作场所下部的门窗处压进工作场所内，而工作场所内密度小的热空气则由上部天窗处排出，形成全面的自然通风换气。热压的大小与工作场所内外温度差以及工作场所下部进气口和上部排气口的高度差有关，温度差越大，高度差越高，热压就越大，通风效果也就越好。

2）机械通风。是利用通风机产生的压力，使进入工作场所的新鲜空气和从工作场所排出的污浊空气沿风道网路流动，由通风机克服其沿程的流动阻力。实现机械通风的装置主要包括通风罩、通风管道和通风机，当所排放的污浊空气未能达到污染物排放标准时，还需增加净化设备进行处理。机械通风又分机械排风和机械送风两种。

机械排风是将不符合卫生要求的污浊空气排至室外，洁净空气自然补充到被排走的空气的位置。

机械送风是将符合卫生要求的空气送入所需的场所，使作业人员处于洁净空气的流动范围之内。机械通风会影响室内气流的稳定性，使室内空气与外界发生质量交换和热量交换，故在设计时，须考虑室内空气的质量平衡和热量平衡问题。

（2）工业通风按照通风系统的作用范围分类，分为全面通风和局部通风两类。

1）全面通风是工作场所内全面地进行通风换气工作，用新鲜空气冲淡工作场所内污浊空气，使工作地点空气中有害物质含量不超过卫生标准的规定，保持整个工作场所范围内空气环境的卫生条件。全面通风用于有害物质扩散不能控制在工作场所内一定范围的场合，或是有害物质发源地的位置不固定的场合。全面通风可以利用自然通风实现，亦可借助机械通风实现。

2）局部通风是指在工作场所某些地区建立良好空气环境，或将工业生产中产生的生产性毒物和生产性粉尘在其发生源处进行控制收集，不使其扩散至工作场所的通风系统。设置局部通风所需的投资比全面通风小，取得的效果也比全面通风好。局部通风又分局部送风和局部排风。

5.1.2.2 全面通风

全面通风的气流组织是指全面通风时，空气按照设计的流程流动，其对全面通风的效果具有较大的影响。设计时应综合考虑有害物质产生源与作业人员的相互关系、有害物质的性质、建筑物的门窗结构等因素，选用最佳的气流组织形式。

为保证送入工作场所的空气少受污染，尽快到达工作地点，使操作人员能呼吸到较为新鲜的空气，提高全面通风效果，要求供给工作场所的空气直接送到工作地点，然后再与生产过程散发的有害物质混合排出。送风口应尽量布置在有害物含量较少的区域，排气口应尽量布置在有害物产生源附近或有害物含量最高区。布置进风口时，应尽量使气流在整个车间内均匀分布，减少滞流区，避免有害物质在室内死角处不断积聚。进、排气口的相互位置应安排得当，防止进风气流不流经污染地带就直接排出室外，形成“气流短路”。

常见的气流组织形式通常有上送下排、下送上排及上送上排三种形式。

（1）上送下排。指新鲜空气从工作场所上部的送风口送入，通过工作地点，从工作场所下部的排风口排出的气流组织形式。该种形式气流路线通畅，以纵向运动为主，涡流区较少，适用于散发粉尘或散发密度比空气大的有毒气体或蒸气，且不同时放散热量的工作场所。从工作地点的上部送入空气，可以避免因送风引起粉尘的二次飞扬，能够加强通风效果，缩小污染范围。

（2）下送上排。指从工作场所下部的送风口送人新鲜空气，直接在工作地点散开，然后流人工作场所上部，再经排风口排出的气流组织形式。该种形式适用于散发有害气体或有余热散发的场所，送风宜送至作业地点。气流与工作场所内对流气流的流动趋势以及热致诱导的有害气体运动趋势相符合，涡流区少。

（3）上送上排。指送风口布置在工作场所上部，自上而下送风，气流通过工作地点后再返至上部、经排气口排出的气流组织形式。这种形式因送出的新鲜空气先经过工作场所上部才能到达工作地点，可能在途中受污染，气流路线欠通畅，涡流较多，故通常只在工作场所下部无法布置排风口时才使用。

全面通风换气量的确定取决于工作场所内有害物质发散源的具体情况和室内是否存在热源、蒸汽源。

5.1.2.3　局部通风

局部通风系统由排风罩（吸气罩）、通风管道、净化装置和风机组成，见图 5－1。

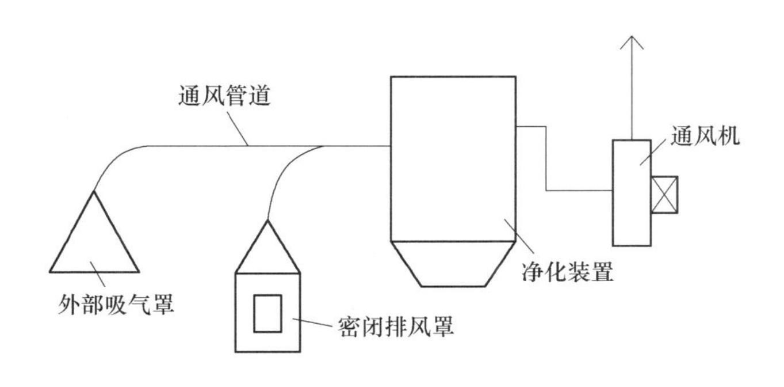

图 5－1　局部通风系统示意图

通风管道的主要作用是输送气体，同时将排风罩、净化设备和通风机连成一个完整的系统。气体在管道内流动时，由于存在流动阻力，将造成能量损失，流动阻力包括摩擦阻力和局部阻力损失，以局部阻力为主。

气体在风管内流动，是由风管两端气体的压力差引起的，气体流动过程中，要不断克服由于气体内部各质点间相对运动出现的切应力而做功，将一部分压能转化为热能，转换成能量损失掉。气体流动的能量来源于通风机。

通风管道系统的设计选择需要注意，应选择合理的空气流速。风管内的流速对系统的经济性具有较大的影响。流速高、风管断面小、材料消耗小、建造费用低，但系统阻力大、动力消耗增加、甚至加速管道的磨损；流速低、阻力小、动力消耗小，但风管断面大，材料消耗大、建造费用高。风道设计时还应考虑防爆、防火、防腐、防堵、防磨损（后两项是针对除尘系统而言）等问题，综合考虑安全、卫生、技术、经济等各方面的要求。

通风机又称为风机，是系统气体流动的能量来源。风机是克服系统阻力、输送气体的动力设备，是将机械能转变为气体运动能量的设备；其形式主要有离心式、轴流式、混流式、横流式等四种。在工业通风系统中主要采用离心式通风机和轴流式通风机两类，又以离心式更为常用。

选择通风机主要根据所需的风量与风压，以及其他工艺操作条件；通常按生产厂的风机产品样本按最佳工况选择风机，用最小的动力获得最佳的效果。风机的性能通常是指标准状况下的性能，如风机的使用工况（温度、大气压、介质密度）为非标准状况时，选择风机所产生的风压、风量和轴功率等就需进行相应的换算，以最终确定所选风机的型号和参数。

排风罩是局部通风系统中用以捕集发散性粉尘或有害气体、蒸气的关键部件，其效能对于局部通风系统整体的技术经济效果具有重要影响。局部排风罩通常可分为密闭罩、外部罩、吹吸罩以及接受罩等。

局部排风罩的设计目的是使用较小的风量来控制尘源或有害气体、蒸气的发生源，将绝大多数的尘、毒捕集于罩内，保证作业场所内粉尘或有害气体、蒸气的浓度符合劳动卫生标准的要求。

对于从作业场所排出的高浓度有害气体、蒸气必须采取适当的净化措施，保证排放的有害气体、蒸气必须达到污染物排放标准。生产性有毒气体、蒸气的净化技术主要包括吸收净化技术、吸附净化技术、燃烧技术和冷凝技术。

5.1.3 吸收净化技术

5.1.3.1 吸收概念及分类

当气、液相接触时，利用气体中不同组分在同一液体中的溶解度不同，可使气体中的一种或数种溶解度大的组分进入到液相中，使气相中各组分的相对浓度发生改变，气体即可得到分离净化，这个过程称为吸收。

吸收法是采用适当的液体作为吸收剂，根据混合气体中各组分在液体中溶解度的不同，液体吸收剂有选择地使气相中的有害组分（吸收质）溶解在液体中，从而使气体得到净化的方法。

依据吸收质与吸收剂是否发生化学反应，吸收可分为：物理吸收（吸收过程中发生的是纯物理溶解过程）和化学吸收（吸收过程中伴随有明显的化学反应）。由于化学反应增大了传质系数和吸收推动力，加大了吸收速率，因此，化学吸收比单纯的物理吸收效率更高，效果更好。工业废气气量大、气态污染物含量低、净化要求高，物理吸收难以满足要求，化学吸收常常成为首选的方案。

5.1.3.2 吸收法净化特点

（1）气量大，污染物浓度低，要求较高的吸收率和吸收速度。

（2）废气中气态污染物成分复杂。

（3）废气温度高、压力低。

（4）吸收了气态污染物的液体需经再处理或加工成有用的副产品。

5.1.3.3 吸收溶解平衡定律（亨利定律）

吸收过程进行的方向与极限取决于溶质（气体）在气液两相中的平衡关系。即在一定的温度与压力下，混合气体与吸收剂接触时，混合气体中的A组分向液相迁移而被吸收，同时，液相中的A组分也会从液体中逸出而被解吸，当气液之间的吸收与解吸速度相等时，达到动态平衡状态。

对于非理想溶液（吸收溶液中被吸收组分A浓度较低的情况），平衡状态时气相A组分的分压（平衡或饱和分压）与液相中A组分的浓度（平衡或饱和浓度）之间的关系可用亨利定律来描述：在总压不很高时，一定温度下，当溶解平衡时，稀溶液上方溶质A的平衡分压与其在溶液中的浓度成正比。

$$p = Ex \tag{5-1}$$

式中 x——被吸收组分在液相中的摩尔分率（无因次）；

E——亨利系数。

对一定体系，E是温度的函数，一般来说，温度上升则E值增大，不利于气体吸收。在同一溶剂中，难溶气体E值大，反之则小。E可由有关手册查得，也可由试验测定。

当溶液中溶质含量用c（$kmol/m^3$）表示时，亨利定律表示为：

$$p = E\frac{c}{H} \tag{5-2}$$

式中 H——溶解度系数，$kmol/(m^3 \cdot Pa)$，由试验测定。

在亨利定律适用的范围内，H是温度的函数，随温度升高而减小，且因溶质、溶剂的特性不同而异，其数值等于平衡分压$1.01 \times 10^5 Pa$时的溶解度。H值的大小反映了气体溶解的难易程度，易溶气体H值大，因此又称H为溶解度系数。

对于稀溶液，E与H有如下近似关系：

$$E = \frac{1}{H}\frac{\rho}{M_0} \tag{5-3}$$

式中 ρ——溶液的密度，kg/m^3；

M_0——溶剂的分子量。

当溶质在气相和液相中的浓度均以摩尔分率表示时，亨利定律又可表示为：

$$y = mX \tag{5-4}$$

式（5-4）为亨利定律最常用的形式之一，称为气液平衡关系式，m为平衡常数。

m与E又有下述关系：

$$m = E/p \tag{5-5}$$

式中 p——气相的总压，Pa。

平衡常数m也是由试验结果计算出的数值，对一定物系，它是温度和压强的函数。由m值大小可看出气体溶解度大小，在同一溶剂中，难溶气体m值大，反之则小。由式（5-5）亦可看出，温度升高，总压下降，则m值变大，不利于吸收操作。

当溶质在气相和液相中的浓度均以摩尔比来表示时，得到亨利定律第四种表达方式：

$$Y^* = mX \tag{5-6}$$

式（5-6）表明：当液相中溶质浓度足够低时，平衡关系在 $Y-X$ 图中也可近似地表示成一条通过原点的直线，其斜率为 m。

亨利定律是吸收工艺计算的重要依据和定律，它说明了在一定温度和压力下溶质在两相平衡中的关系，指出传质方向和限度。其适用范围为：（1）常压或低压（0.5MPa 以下）下的稀溶液；（2）溶质在气相和溶液中的分子状态相同，即液相的溶质均以分子状态存在，没有离解成离子形态或与其他物质发生化学反应。若发生了离解或者化学反应后，要对亨利定律进行修正。

5.1.3.4 吸收过程机理

吸收过程是一个相际传质过程，其实质是物质由气相转入液相的传质过程。气液间的传质理论主要有双膜理论（又称滞留膜理论）、表面更新理论和溶质渗透理论，目前多以双膜理论为基础来解释吸收过程机理。

双膜理论是惠特曼在1923年提出的一个描述气液两相的物质传递理论，其模型如图5-2所示。假定：（1）在气、液两相接触处有一随时保持平衡状态的相界面；（2）在气液相界面附近，分别存在一个无对流作用、非常稳定的层流（滞流）薄膜，即气膜和液膜，薄膜内存在浓度梯度，物质传递主要依靠分子扩散；（3）薄膜外气液两相各自的主体为湍流，不存在浓度梯度，物质主要通过对流传递；（4）传质过程只在气液薄膜中有分子扩散阻力，相界面上和湍流主体中不存在传质阻力，因此传递速率取决于两膜的阻力大小。

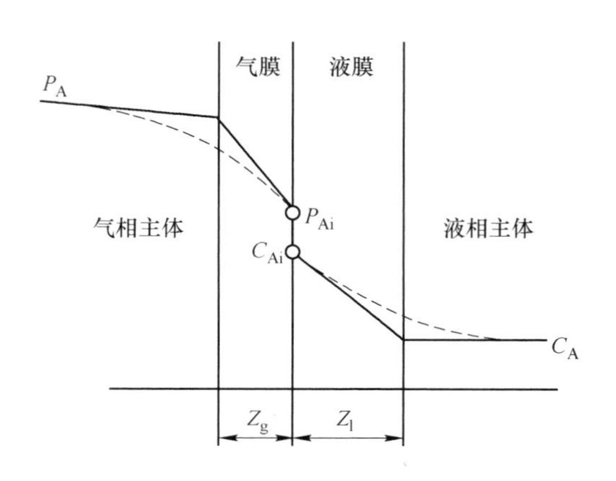

图5-2 双膜理论示意图

传质过程是：被吸收组分从气相主体对流扩散到气膜表面，再以分子扩散通过气膜到达相界面，进入液膜后又以分子扩散通过液膜，最后通过对流扩散进入液相主体，直到气液两相完全平衡后传质停止。如果此时再增加被吸收组分的气相分压，或降低液相中该组分的浓度，传质继续进行。

双膜理论认为，相界面上处于平衡状态。这样，整个相际传质过程阻力决定了传质速率大小，因此双膜理论也称双阻力理论。双膜理论简化了复杂的相际传质过程。对于具有固定相界面的系统及速度不高的两流体间传质，双膜理论与实际情况很符合，根据这一理论的基本概念确定的相际传质速率关系，仍是传质设备设计的主要依据。这一理论对生产实际具有重要指导意义。但对具有自由相界面的系统，尤其是高度湍动的两流体间传质，双膜理论表现出局限性，因为此情况下，相界面不稳定，界面两侧存在稳定的有效滞流膜层及物质以分子扩散形式通过此双膜层的假设很难成立。

5.1.3.5 吸收剂的选择

吸收剂性能的优劣是决定吸收操作效果的关键。在选择吸收剂时应考虑以下几个因素：

（1）溶解度。吸收剂应对被吸收组分具有较大的溶解度，以提高吸收速率和减小吸收剂的耗量。当吸收为化学吸收时，可大大提高溶解度，但若吸收剂循环使用，则化学反应必须是可逆的。

（2）选择性。吸收剂要在对被吸收组分有良好吸收能力的同时，对混合气体中的其他组分要基本不吸收或吸收甚微，以实现有效的分离。

（3）挥发性。在操作温度下吸收剂的蒸气压要低，以减少其挥发损耗。

（4）腐蚀性。吸收剂应无腐蚀或腐蚀性甚小，以降低设备投资。

（5）黏性。操作温度下吸收剂的黏度要低，以改善吸收塔内的流动状况，从而提高吸收速率，减小泵的功耗和传热阻力。

（6）其他因素。吸收剂应尽可能无毒、不易燃、不发泡、冰点低、价廉易得，并具有化学稳定性。

5.1.3.6 吸收净化设备

常用的吸收净化设备包括塔器类和其他类。塔器类主要包括填料塔、湍球塔、板式塔等；其他设备包括文丘里喷射吸收器、喷洒式吸收器等。

A 填料塔

（1）填料塔的结构与工作原理。填料塔是气液互成逆流的连续微分接触式塔型，其结构如图5－3所示。在塔体内充填一定高度的填料，其下方有支撑栅板，上方为填料压板及液体分布装置。液体从塔顶经液体分布器喷淋到填料上，并沿填料表面流下。气体从塔底送入，经气体分布装置（小直径塔一般不设气体分布装置）分布后，与液体呈逆流连续通过填料层的空隙，在填料表面上，气液两相密切接触进行传质。

（2）填料：为使填料塔发挥良好的性能，填料应符合以下几项主要要求：1）要有较大的比表面积；2）要求有较高的空隙率；3）经济、实用、可靠，即材料质量轻、造价低、坚固耐用、不易堵塞、有足够的机械强度、对于气液两相介质都具有良好的化学稳定性。

填料的种类很多，大致可分为实体填料与网体填料两大类。

（3）填料塔的优缺点：填料塔具有生产能力大，分离效率高，压降小，持液量小，操作弹性大等优点。但是也有不足，如填料造价高；当液体负荷较小时不能有效地润湿填料表面，使传质效率降低；不能直接用于有悬浮物或容易聚合的物料；不太合适侧线进料和出料等复杂精馏。

B 湍球塔

（1）湍球塔的结构与工作原理：湍球塔首先出现于1959年的美国专利报道，目前广泛应用于气体及气液分离工程。湍球塔又称流化填料塔，实际上是填料塔的一种特殊结构形式。在设计结构上与普通填料塔没有根本的区别。

如图5－4所示，湍球塔由支撑板（栅板）、轻质小球、除雾器等部分组成。当气流通过筛板时，小球在塔内湍动旋转，相互碰撞，吸收剂自上向下喷淋，润湿小球表面，气液密切接触，有效地进行传质、传热和除尘作用。

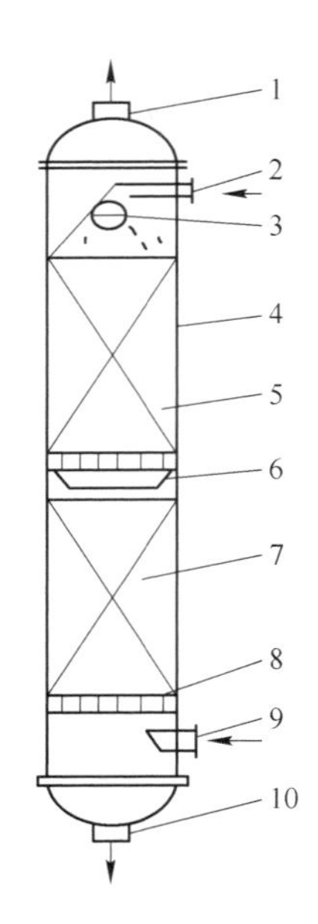

图5-3 填料塔结构示意图

1—气体出口；2—液体入口；3—液体分布装置；
4—塔壳；5，7—填料；6—液体再分布器；
8—支撑栅板；9—气体入口；10—液体出口

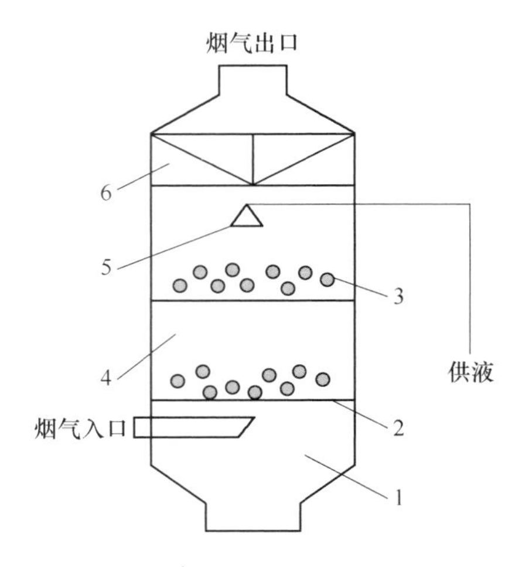

图5-4 湍球塔结构示意图

1—风室；2—支撑板；3—湍球；4—床体；
5—喷头；6—除雾器

(2) 湍球塔的优缺点：湍球塔的优点：气速高、处理能力大、气液分布比较均匀、结构简单且不易被堵塞。缺点：球的湍动在每段内有一定程度的返混，且本身较易变形和破裂，只适于传质单元数（或理论板数）不多的操作过程，如不可逆的化学吸收、脱水、除尘、温度较恒定的气液直接接触传热等。

C 板式塔

(1) 板式塔的结构与工作原理：板式塔是在塔体内设置一层层的“板”作为气液接触元件的装置，它主要由圆柱形壳体、塔板、溢流堰等部件构成，如图5-5所示。

板式塔是在圆柱形壳体内按一定间距水平设置若干层塔板，液体靠重力作用自上而下流经各层板后从塔底排出，各层塔板上保持有一定厚度的流动液层，气体则在压强差的推动下，自塔底向上依次穿过各塔板上的液层上升至塔顶排出。气液在塔内逐板接触进行质、热交换，两相的组成沿塔高呈阶跃式变化。

(2) 气液接触元件及板式塔类型：气液接触元件是使气体通过塔板时将其均匀地分散在液层中进行传质的气体分布装置，它可采用塔板上开筛孔（如筛板），或在塔板上开大孔再在孔上覆以具有多种结构特点的元件的方式（如泡罩塔板、浮阀塔板等）实现其功能。当气体通过这些元件时，被分散成为许多小股气流，这些气流在液层中鼓泡，使气液剧烈湍动，形成气液接触界面，促进传质过程的进行。气液接触元件是塔板形式最基本的特征，也往往作为板式塔分类的标志。

板式塔也因为气液接触元件的不同而分成不同的类型，如筛板塔、泡罩塔和浮阀塔等。各类板式塔各有优缺点，在工业生产中应用非常广泛。

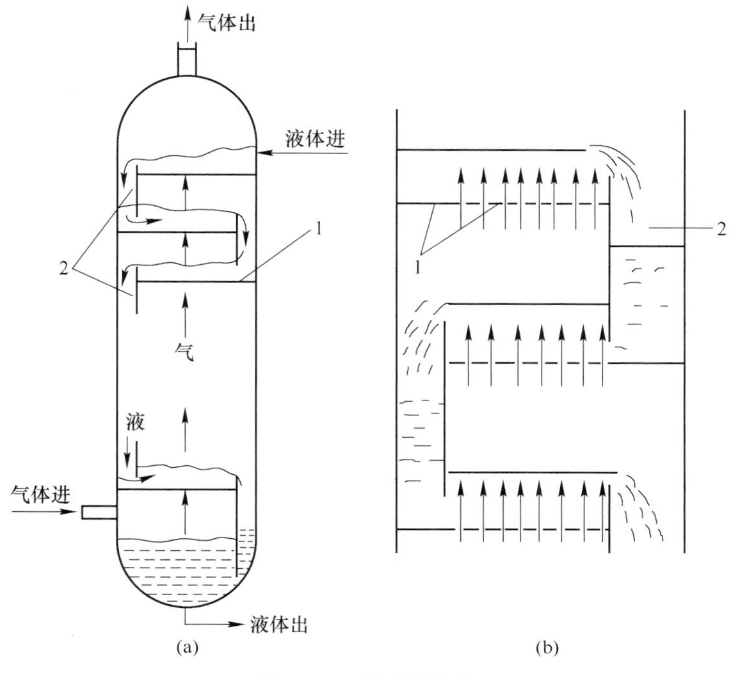

图5－5　板式吸收塔

（a）全塔；（b）三层塔板

1—塔板；2—溢流管

D　文丘里吸收器

文丘里吸收器是近代高效率吸收器之一，通常用在高温烟气的降温和除尘上，也用在有害气体的洗涤上。其结构如图5－6所示，由收缩管、喉管和扩散管等组成。

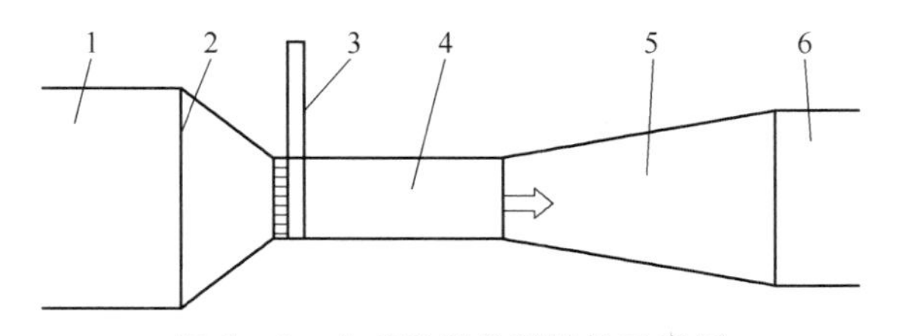

图5－6　文丘里吸收器结构示意图

1—进气管；2—收缩管；3—喷嘴；4—喉管；5—扩散管；6—连接管

文丘里吸收器的工作原理：气体由进气管进入收缩管后，流速逐渐增大，气体的静压能逐渐转变为动能，在喉管入口处气速达到最大，吸收液通过喉管周边均匀分布的喷嘴进入，液滴被高速气体雾化和加速，实现气液充分接触，气体中的溶质迅速被吸收液所吸收。为了使液滴充分雾化，以尽可能扩大气液接触面积，气流入口速度的选择要考虑气体和吸收液的性质以及对吸收效率的要求，并尽可能地降低压力损失。

5.1.4　吸附净化技术

5.1.4.1　吸附的定义及分类

由于固体表面上存在着未平衡或未饱和的分子引力或化学键力，当其与气体接触时，即能吸引气体分子，使气体分子浓集在固体表面上，这种现象称为吸附。

吸附净化技术就是利用固体表面的这种性质，使有害废气与表面积大的多孔性固体物质相接触，将废气中的有害组分吸附在固体表面上，使其与气体混合物分离，达到净化的目的。

具有吸附作用的固体物质称为吸附剂，被吸附的气体组分称为吸附质。

根据吸附作用力不同，吸附分为物理吸附和化学吸附两种。物理吸附是由固体吸附剂分子与气体分子间的静电力或范德华力引起的，两者之间不发生化学作用，是一种可逆过程。化学吸附也称活性吸附，是由固体表面与被吸附分子间的化学键力所引起的，是固体与吸附质间化学作用的结果，两者之间结合牢固、不易脱附。

5.1.4.2 吸附的基本原理

A 吸附平衡

吸附过程是指吸附质分子不断从气相往吸附剂表面凝聚，同时又有吸附质分子从固体表面返回气相主体的蒸发过程。在一定温度下，吸附质与吸附剂充分接触后，吸附质附着于吸附剂上的吸附速度和吸附质脱离吸附剂表面的解吸速度相等时，即吸附质在气相中的浓度与在固相吸附剂表面的浓度达到动态平衡而不再改变，称为吸附平衡。这种平衡是动态平衡。达到平衡时，吸附质在气相中的浓度称为平衡浓度，吸附质在吸附剂中的浓度称为平衡吸附量。此时的吸附量和吸附质在气相中的压力（或浓度）分别称为平衡吸附量和平衡压力（或平衡浓度）。

B 吸附等温方程

许多学者在大量试验的基础上提出了各种吸附理论，如朗格缪尔（Langmuir）方程、弗罗因德利希（Freundlich）方程、BET方程等。其中，朗格缪尔等温式与许多试验现象相符合，能够解释许多试验结果，目前应用最为广泛。

朗格缪尔吸附理论作如下假定：（1）吸附剂表面性质均一，化学吸附过程仅在表面单分子层进行；（2）被吸附分子之间无作用力，相互不受影响；（3）气体分子在吸附剂表面上的吸附与脱附在一定条件下已处于动态平衡。据此，可推导出朗格缪尔等温式：

$$\theta = \frac{G}{G_m} = \frac{kp}{1+kp} \tag{5-7}$$

式中 θ——被吸附分子覆盖的固体表面积与固体总面积之比；

G，G_m——气相平衡分压 p 下及单分子层覆盖满（$\theta=1$）时的吸附量；

k——吸附平衡常数；

p——吸附质气相平衡分压。

可见，当气相分压 p 很低时，$kp \ll 1$，则 $G=G_m kp$，G 与 p 成正比；当气相分压 p 很高时，$kp \gg 1$，则 $G=G_m$，此时 G 与 p 无关，吸附达到饱和。

C 吸附过程与吸附速率

吸附过程分外扩散、内扩散和吸附三个步骤。外扩散是气体吸附质通过固体表面气膜到达吸附剂外表面；内扩散是吸附质在吸附剂内表面中扩散；吸附是吸附质到达微孔深处的吸附剂表面被吸附，继而由内表面向晶格内扩散，并最终达到吸附与脱附的动态平衡。两个扩散过程均影响总的吸附速率。我们把外扩散和内扩散过程称为物理过程，把吸附过程称作动力学过程。对一般的物理吸附，吸附本身速度很快，即动力学过程阻力可忽略；而对化学吸附或称动力学控制的吸附，吸附阻力不可忽略。

5.1.4.3　吸附剂

工业吸附剂应具备以下条件：

（1）具有巨大内表面积、较大吸附容量的多孔性物质。

（2）对不同的气体分子具有很强的吸附选择性。

（3）吸附快且再生特性良好。

（4）具有足够的机械强度和对酸、碱、水、高温的适应性；用于物理吸附时要具有良好的化学稳定性。

（5）价格低廉，来源广泛。

5.1.4.4　吸附装置

吸附过程一般包括三个步骤：首先是烟气与吸附剂接触，吸附质有选择性的被吸附剂吸附；第二步从烟气中分离吸附剂；第三步吸附剂再生或卸出用过的吸附剂，换入新的吸附剂。因此，吸附设备必须能保证上述三个步骤顺利进行。目前用于气态污染物控制的吸附器，根据吸附剂在吸附器内的运动状态，可分为固定床、流化床和移动床吸附器。

A　固定床

图5－7为固定床吸附器结构图。吸附剂床层高度在0.5～2.0m范围内，吸附剂填充在可拆卸的栅板上，栅板安装在梁上。在栅板上面放置两层不锈钢网或厚度为100mm的砾石层，其上放置吸附剂，吸附剂上再盖上金属网，并以重物压住。

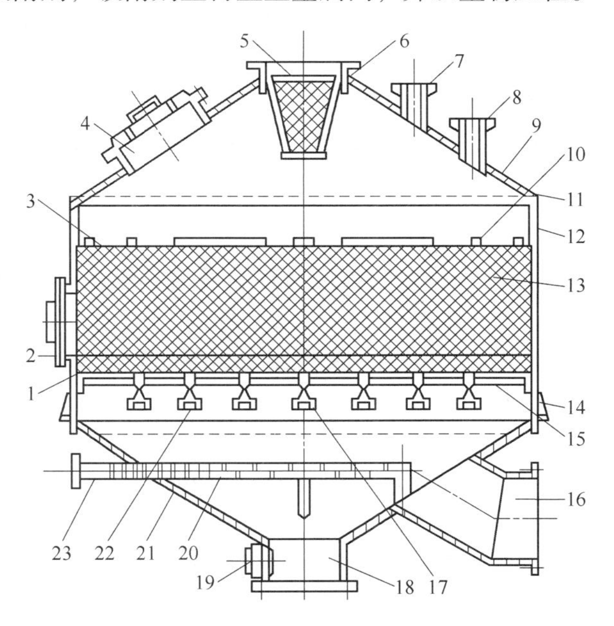

图5－7　固定床吸附器

1—砾石；2—卸料孔；3，6—网；4—装料孔；5—待净化气体入口；7—脱附时蒸汽排出口；8—安全阀；9—顶盖；10—重物；11—刚性环；12—外壳；13—吸附剂；14—支撑环；15—栅板；16—净化气出口；17—梁；18—观察孔；19—冷凝液排出管；20—扩散器；21—底；22—梁支架；23—蒸汽入口

待净化的气体通过5进入吸附剂层，吸附后的气体从16排出。吸附剂再生时，通过23将饱和蒸汽通入床层，脱附气体从7排出，冷凝水从19排出。

B 流化床吸附器

图5-8为带再生的多段流态化吸附器。被处理的气体混合物从中间进入吸附段，与多孔板上比较薄的吸附剂层逆流接触，吸附剂颗粒通过溢流管从上一块板移动到下一块板。在脱附段吸附剂同样与蒸汽逆流接触进行再生，脱附出来的污染物从脱附段上部带走。经过再生的吸附剂由空气提升到吸附段顶部循环使用。

这种装置有利于处理流量大的气体，装置尺寸小，效率高。缺点是吸附剂磨损严重，造成吸附剂消耗。

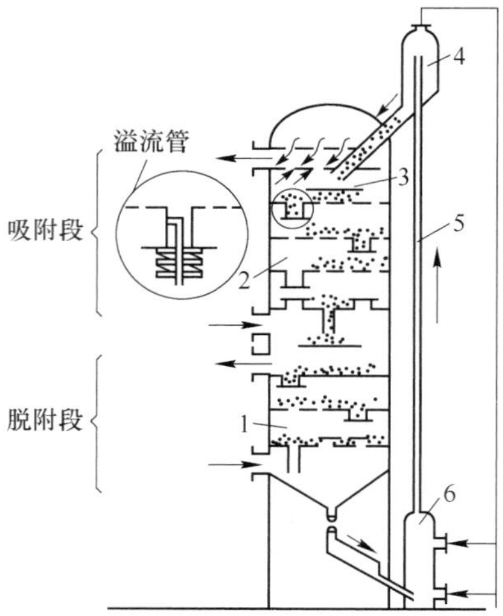

图5-8 多段流态化吸附器
1—脱附器；2—吸附器；3—分配板；4—料斗；5—空气提固机；6—冷却器

5.1.5 燃烧净化技术

5.1.5.1 燃烧净化法的概念

燃烧净化法是通过热氧化作用，将废气中的可燃有害成分转化为无害、易于进一步处理和回收物质的工艺方法。该方法现在被广泛用于主要含有机污染物的废气治理，优点是工艺简单，操作方便，可回收含烃废气的热能等；缺点是适于处理可燃组分低的废气，需预热而消耗能量。

5.1.5.2 燃烧净化法的分类

工业上采用燃烧净化技术处理工业废气的方法通常分成直接燃烧、热力燃烧和催化燃烧三种类型。

A 直接燃烧法

（1）直接燃烧的概念与特点：直接燃烧又称直接火焰燃烧，是用可燃有害废气当作燃料来燃烧的方法。

采用直接燃烧法来处理的废气应当是可燃组分含量较高，或燃烧氧化放出热量较高，能维持持续燃烧的气体混合物。

直接燃烧法的特点是：

1）不需要辅助燃料，但需补充空气才可维持燃烧的废气或尘雾。这种废气中的可燃物成分超过爆炸上限，除非与空气混合，这种物质是非爆炸性的。为保证废气燃烧良好，充足的氧及与氧的良好混合是重要的，一般混合气中的含氧量应不低于15%。

2）既不需补充燃料又不需提供空气便可维持燃烧的废气。这种废气处于可燃范围之内，易燃易爆，因而是极其危险的，火焰能从着火点通过输送废气的管道回火。因而，处理这类废气时必须采取安全措施，防止回火。

（2）直接燃烧的设备：直接燃烧的设备可以是一般的炉、窑，也常采用火炬。例如，炼油厂氧化沥青生产的废气经冷却后，可送入生产用加热炉直接燃烧净化，并回收热量；

又如，溶剂厂的甲醛尾气经吸收处理后，仍含有甲醛 0.75g/m³，氢 17% ~18%，甲烷 0.04%，也可送入锅炉直接燃烧。直接燃烧通常在 1100℃以上进行，燃烧完全的产物应是二氧化碳、氮和水蒸气等。

火炬燃烧法的优点是安全，很少要从外部向系统供给能量，成本低，结构简单；但它的最大缺点是资源不能回收，且往往由于燃烧不完全造成大量污染物排向大气。

B 热力燃烧法

（1）热力燃烧的概念：热力燃烧法是把低浓度的有害气体提高到反应温度，使之达到氧化分解，销毁可燃成分的工艺方法。热力燃烧主要依靠辅助燃料燃烧产生的热力，提高废气的温度，使废气中烃及其他污染物迅速氧化，转变为无害的二氧化碳和水蒸气。

（2）热力燃烧理论：热力燃烧过程中，一般认为，只有燃烧室的温度维持在 760 ~820℃，驻留时间为 0.5s 时，有机物的燃烧才能比较完全，而要达到上述温度范围是依靠火焰传播过程来实现的。

火焰传播理论（又称热传播理论）认为，火焰传播是依靠燃烧时放出的热量加热周围的气体，使其达到燃烧所需要的温度而实现的。

火焰传播三要素：1）混合气体中的含氧量；2）混合气体中含有可燃组分的浓度；3）辅助燃料燃烧过程中所放出的热量。

（3）热力燃烧过程。热力燃烧可以分为如图 5 –9 所示的三个过程：1）辅助燃料的燃烧——提高热量；2）废气与高温燃气的燃烧——达到反应温度；3）废气中可燃组分氧化反应——保证废气在反应温度时所需要的驻留时间。

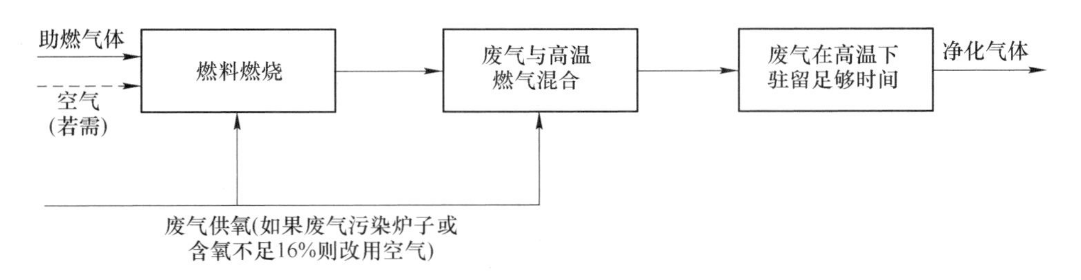

图 5 –9 热力燃烧过程

在实际中，以上燃烧的三个过程是相互掺杂的，没有明显的界限。而且，在整个热力燃烧的过程中，是否用废气作为助燃气体，要视废气中含氧量的多少而定。当废气中的含氧量足够燃烧过程中的需氧量时，可以使部分废气作为助燃气体；当不够时，则应以空气作为助燃气体，废气全部旁通。此外，辅助燃料用量的多少与废气的初始温度有很大关系。如废气的初温低，消耗的辅助燃料就多；初温较高，消耗的辅助燃料就少。因此，在工程设计中，利用燃烧过程中产生的预热废气可以节约大量的辅助燃料。

（4）热力燃烧的条件。燃烧过程中，影响其化学转化的三个因素为反应温度（Temperature）、停留时间（Time）、湍流（Turbulence）混合，称为燃烧的“3T”条件。

反应温度并不是指反应可以进行的温度，而是反应速度可达到要求时的温度。换句话讲，就是在一定的区域内，可燃组分的销毁达到设计要求所需要的温度。这就要求反应的速度足够快，而提高温度，反应就会加速。例如，一个充分混合的系统在 982.2℃时也许能在0.3s内完成某一反应过程，而在704.4℃时，则可能需要3s时间才能完成同一反应。

驻留时间是指反应物以某种形式进行混合后在一定温度下所维持的时间。就燃烧反应时间而言，其变化范围在0.1s至几秒之间，因反应温度和反应物混合程度而异。

湍流混合目的，实际上就是要增大可燃组分的分子与氧分子或自由基的碰撞机会，使其处于分子接触的水平，以保证所要求的销毁率；否则，即使有足够的反应温度和驻留时间，但由于没有足够的碰撞机会，照样不会达到预期的销毁率。

“3T”条件是互相关联的，在一定范围内改善其中一个条件，可以使其他两个条件要求降低。例如，提高反应温度可以缩短停留时间，并可降低湍流混合的要求。其中，提高反应温度将多耗辅助燃料，延长停留时间将增大燃烧设备尺寸，因而改进湍流混合最经济。

（5）热力燃烧装置：热力燃烧装置的主体结构由三部分构成（如图5－10所示），一是燃烧器，燃烧辅助燃料以产生高温燃气；二是燃烧室，高温燃气与冷废气在此充分混合以达到反应温度，并提供足够的停留时间氧化并转化废气中烃类等污染物；三是热量回收与排烟装置，低温废气在热回收换热器中得到预热，然后进入燃烧室与高温燃气混合燃烧，燃烧完毕之后从燃烧室流出进入换热器，对其他的低温废气预热，最后从烟道排出。

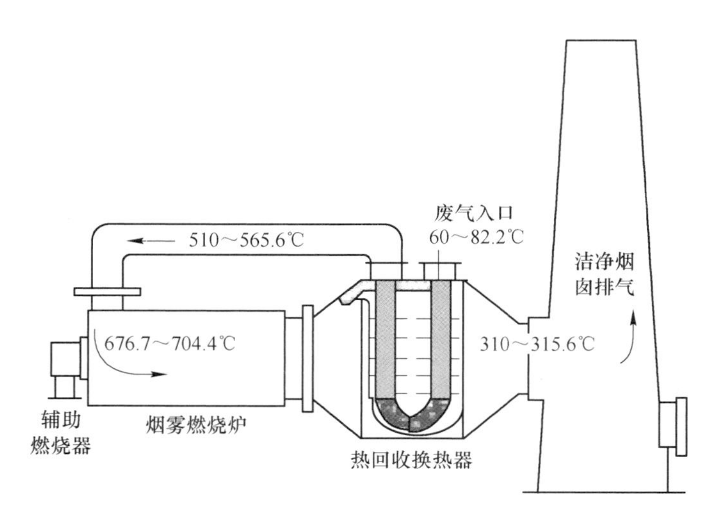

图5－10　热力燃烧装置示意图

C　催化燃烧

（1）催化燃烧的概念与特点：催化燃烧法是让废气通过催化剂床层，使废气中可燃物发生氧化放热反应，采用催化剂使废气中可燃物在较低温度下氧化分解，它所需要的辅助燃料仅为热力燃烧的40%～60%。催化燃烧是借助催化剂在低温（200～400℃）下，实现对有机物的完全氧化，因此，能耗少，操作简便、安全，净化效率高，在有机废气特别是回收价值不大的有机废气净化方面，比如喷漆、绝缘材料、漆包线、涂料生产等行业应用较广。

催化燃烧的特点主要体现在以下几方面：

1）利用催化剂使可燃的有害气体在较低温度下进行氧化分解。含烃类物质的废气在通过催化剂床层时，碳氢分子和氧分子分别被吸附在催化剂表面并被活化，因而能在较低温度下迅速氧化分解成 CO_2 和 H_2O，与直接燃烧法相比（其起始温度为600～800℃），它的能耗要小得多，甚至在有些情况下，达到起燃温度后，无需外界供热，还能回收净化后废气带走的热量。

2）适用范围广。催化燃烧可以适用于几乎所有的含烃类有机废气及恶臭气体的治理，也就是说它适用于浓度范围广、成分复杂的有机化工、家电等众多行业。

3）处理效率高，基本上不会造成二次污染。用催化燃烧法处理有机废气的净化率一般都在95%以上，最终产物为无害的 CO_2 和 H_2O（杂原子有机化合物还有其他燃烧产物），因此无二次污染问题。

（2）催化作用机理：催化作用的机理是一个很复杂的问题，催化剂的加入并不能改变原有的化学平衡，它的参加使反应改变了原有的途径，降低了反应的活化能，从而加速了反应速度，而在反应前后，催化剂本身的性质并不发生变化。

从目前国内的实践看，催化燃烧常用的催化剂可分为下列三类：

1）贵金属催化剂。铂、钯、钌等贵金属有很高的催化活性，且易于回收，因而是最早使用的催化剂。但由于其资源稀少、价格昂贵、耐中毒性差，人们一直努力寻找替代品或减少它们的用量。

2）复合氧化物催化剂。复合氧化物催化剂是用铜、铬、钴、镍、锰等非贵过渡族金属氧化物作活性主要成分，降低了催化剂的成本。

3）稀土元素氧化物。稀土与过渡金属氧化物在一定条件下可以形成具有天然钙钛矿型的复合氧化物，其通式为 ABO_3，其中A为半径0.08～0.165nm的稀土元素阳离子，B为半径0.04～0.14nm的非铂系金属阳离子。

（3）催化燃烧的工艺流程：根据废气的预热及富集方式的不同，催化燃烧工艺流程可分为预热式、自身热平衡式和吸附－催化燃烧三种形式。

1）预热式。这是一种较普遍的基本流程形式，当从烘房排出的废气温度较低（100℃以下），低于起始温度，同时废气中有机物浓度也较低，热量不能自给时，需要在进入催化燃烧反应器前在燃烧室（预热段）加热升温，净化后气体在热交换器内与未处理废气进行热交换，以回收部分热量。一般采用煤气燃烧或电加热升温至起燃温度。

2）自身热平衡式。若废气排出时温度较高，在300℃左右，高于起始温度，且含有机物较高，正常操作时能维持热平衡，无需补充热量，此时只需要在催化燃烧反应器中设置电加热器供起燃时使用，热交换器可回收部分净化后气体的热量。

3）吸附－催化燃烧。若废气的浓度很低，室温很高，风量很大，则采用催化燃烧需耗费大量燃料，能耗过高。这时应先采用吸附手段将废气中有机物吸附于吸附剂上，再通过热空气吹扫，使有机物脱附出来，从而成为浓缩了的小风量、高浓度含有机物废气（一般可浓缩10倍以上），再送去进行催化燃烧，不需要补充热源就可维持正常运行。

对于某一有机废气，究竟采用什么样的工艺流程主要取决于：（1）燃烧过程的放热量，这取决于废气中可燃物的种类和浓度。（2）催化剂的起燃温度，取决于催化剂的活性；预热回收率，取决于热交换器的效率。（3）废气的初始温度，确定预热到反应温度所需要提供的热量；当回收热量超过预热所需的热量时，可实现自身热平衡运转，无需外界补充热源。

5.1.6 冷凝净化技术

5.1.6.1 冷凝净化概念

冷凝净化法是利用蒸气态污染物在不同温度及压力下具有不同的饱和蒸气压，在降低温度和加大压力的情况下，使某些污染物凝结出来，以达到净化和回收的目的。

5.1.6.2 冷凝净化方法

冷凝净化方法是用于冷凝回收的冷却方法，可分为直接冷凝和间接冷凝两种。

直接冷凝是冷却剂与被冷凝物质在换热器内直接接触进行冷凝的过程。这种冷凝传热迅速，但只能用在冷却剂混入被冷凝物质后，并不影响被冷凝物质质量的情况下，如用水将空气或乙炔冷却。由于冷凝液被大量冷却水所稀释，所以用直接冷凝方法比用间接冷凝方法除去的空气污染物要多，一般多用于有害物质不加回收或含有污染物的冷却水不需另行处理的场合。

间接冷凝又称为表面冷凝，是指流体与冷却剂间的热量传递是通过间壁（传热面）进行的。这种方法是工业上应用最广泛的一种。冷却壁把废气与冷却液分开，因而被冷却的污染物流体很纯，可直接回收利用。表面冷凝可分为膜状冷凝和滴状冷凝两种形式。

膜状冷凝指污染物气体在间壁（冷却壁）上形成完整的冷凝液膜，可湿润全部壁面（是主要热阻），要求进气速度大于10m/s，是表面冷凝法的主要形式。

滴状冷凝指污染物气体经冷凝成液体后，只能在间壁上形成小液滴，最后从壁面脱下，无液膜热阻。

5.1.6.3 表面冷凝设备

目前使用的表面冷凝设备大致分为以下三类：

（1）由管子组成传热面的冷凝器，如列管式冷凝器、蛇管式冷凝器和翅片管式冷凝器等。

（2）由板组成传热面的冷凝器，如螺旋板式冷凝器、板式冷凝器等。

（3）由板组成传热面并且有外壳的冷凝器，如板壳式冷凝器等。

其中，列管式冷凝器是目前应用最广泛的一种，它结构简单、坚固，制造容易，材料范围广泛，处理能力可以很大，适应性强。但在传热效率、设备的紧凑性、单位传热面积的金属消耗量方面，还稍逊于各种板式冷凝器。

列管式冷凝器主要由外壳、管板（又称花板）、管束、顶盖（又称封头）等部件构成。如图5-11所示。在圆形外壳内装入平行管束，管式两端固定在管板上。管子在管板上的固定方法一般采用焊接法或胀管法。装有进口或出口管的顶盖用螺钉与外壳两端法兰

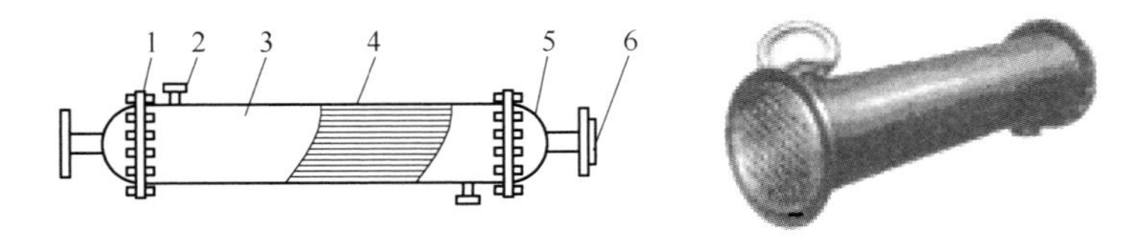

图5-11 列管式冷凝器的结构图和实物图

1—法兰；2—进出口节管；3—壳体；4—列管；5—封头；6—进出口管

相连，顶盖与管板之间构成流体的分配室。进行热交换时，冷却水由顶盖的连接管进入，在管内流动（该路径称为管程），有害蒸气在管束与壳体之间的空隙内流动（该路径称为壳程），管束的表面积就是传热面积。

5.2 生产性粉尘的控制

5.2.1 粉尘综合控制措施

为有效控制粉尘的危害，可在优化生产工艺、设备、原辅材料、操作条件、通风除尘设施、个人防护用品等技术措施方面，采取下列综合的对策措施：

（1）合理选用工艺和物料。选用不产生或少产生粉尘的生产工艺，采用无危害或危害性较小的原辅材料，这是消除、减弱粉尘危害的根本途径。

（2）限制、抑制扬尘和粉尘扩散。采用密闭管道输送、密闭自动（机械）称量、密闭设备加工，防止粉尘外逸；不能完全密闭的尘源，在不妨碍操作的条件下，尽可能采用半密闭罩、隔离室等设施隔绝、减少粉尘与工作场所空气的接触，将生产性粉尘限制在局部范围内，减少粉尘的扩散。通过降低物料落差、适当降低溜槽倾斜度、隔绝气流、减少诱导空气量和设置空间等方法，抑制由于正压造成的扬尘。对亲水性、弱黏性的物料和粉尘，应尽可能采用增湿、喷雾、喷蒸汽等措施，有效减少物料在装卸、转运、破碎、筛分、混合和清扫等过程中粉尘的扩散和外溢；厂房喷雾有助于车间漂尘的凝聚、降落。为消除二次扬尘，应在设计中合理布置以尽量减少积尘平面，墙壁应平整光滑，墙角宜呈圆角，便于清扫；使用负压清扫装置清除逸散、沉积在地面、墙壁、构件和设备上的粉尘；对炭黑等污染较大的粉尘作业及大量散发沉积粉尘的工作场所，则应采用防水地面、墙壁、顶棚和构件，并用水冲洗的方法清理积尘，严禁用吹扫方式清扫积尘。

（3）合理设计通风除尘设施。设计时要考虑工艺特点和排尘的需要，利用风压、热压差，合理组织气流，充分利用自然通风改善作业环境。当自然通风不能满足要求时，应设置全面或局部机械通风除尘装置。

（4）使用个体防护用品。由于工艺、技术上的原因，采用了通风除尘措施仍无法达到职业卫生标准限值的作业场所，操作人员必须佩戴防尘口罩、工作服、头盔、呼吸器、眼镜等个人防护用品。

（5）加强通风除尘设施的维护、检修。我国传统的生产性粉尘的综合控制措施包括以下八个方面，即“革（改革工艺过程，革新生产设备）、水（湿式作业）、密（密闭尘源）、风（通风除尘）、护（个人防护）、管（维护管理）、教（宣传教育）、查（定期检查）”的八字方针。实践证明，这些措施至今仍然不失为粉尘危害控制的有效措施。

5.2.2 除尘器

除尘器是将粉尘从含尘气流中分离出来的净化设备。其作用是净化从吸尘罩或产尘设备抽出的含尘气体，避免污染厂区及其周边的大气环境。除尘器亦可以从含尘气流中回收有用物料，故又称收尘器或分离器。除尘器的种类多种多样，其依据不同的特征，具有不同的分类方法。

按除尘机理划分，可分为机械式除尘器、过滤式除尘器、电除尘器、湿式除尘器等几类。按除尘效率划分，除尘器可分为高效、中效、低效除尘器三类。除尘效率大于95%的除尘器，如袋式除尘器、电除尘器、高能（高阻力）文丘里除尘器等，属于高效除尘器。除尘效率在60%～95%的除尘器，如旋风除尘器等，属于中效除尘器。除尘效率小于60%的除尘器，如重力沉降室、惯性除尘器等，属于低效除尘器。按除尘和清灰方式，还可将除尘器分为干式和湿式两种。目前较为常用的除尘器有旋风除尘器、袋式除尘器和电除尘器等。

除尘器可用多种指标评价和表征其性能的优劣。除尘器的主要性能参数可分为技术性参数和经济性参数，前者主要包括处理风量、除尘效率、阻力，后者主要包括设备费和运行费、使用寿命、占地面积和占空间体积等。

5.2.2.1 机械式除尘器

为利用质量力（重力、惯性力、离心力等）的作用，使粉尘从含尘气流中分离出来的装置，如重力沉降室、惯性除尘器、旋风除尘器等。该类除尘器的特点是结构简单、造价较低、易于维护，但除尘效率不高，通常在除尘系统中作为预除尘使用。

旋风除尘器是利用旋转的含尘气体所产生的离心力，将粉尘从含尘气流中分离出来的除尘设备。且自结构简单、体积小、造价低、耐高温、维护管理方便等特点，一般处理10μm以上的粉尘效率可达90%，其不足是对于处理粒径小于5μm的粉尘、净化效率较低，设备阻力一般为600～800Pa。通常用于高浓度的含尘系统中一级（预）净化设备，也可以用于锅炉烟气净化系统的单级净化设备。其结构如图5－12所示。

影响旋风除尘器性能的因素。在使用条件方面，影响旋风除尘器性能的主要因素有进风口风速、粉尘性质、含尘气体性质、除尘器底部严密性等。

5.2.2.2 过滤式除尘器

利用纤维织物或多孔性材料的筛滤作用，将粉尘从含尘气流中分离出来的设备。根据滤料的不同，可分为袋式除尘器（利用纤维织物的筛滤作用）和颗粒层除尘器（利用多孔性材料的筛滤作用）。

袋式除尘器是指主要利用纤维织物的筛滤作用将粉尘分离的除尘设备，是目前国内应用较普遍的一种高效除尘器。具有除尘效率高（对1μm以上的粉尘效率可达99%）、适用范围广、处理风量范围大等优点，不足是受滤料的限制不易处理高温、高湿的含尘气体，维修管理费用较高。袋式除尘器的工作原理、袋式除尘器的结构简图如图5－13所示。含尘气流从下部进入圆筒形滤袋，在经过滤料的孔隙时，粉尘被滤料阻留下来，透过滤料的清洁气流由排出口排出。沉积于滤料上的粉尘层，在机械振动的作用下从滤料表面脱落下来，进入灰斗。

袋式除尘器的过滤风速、阻力和除尘效率是其主要技术参数。滤料是除尘器的心脏，其性能好坏对于除尘器的技术性和经济性关系密切。滤料的性能主要是指过滤效率、透气性和强度等。

袋式除尘器使用注意事项。由于不同的滤料对其使用温度具有不同的限制，通常情况下，袋式除尘器不宜处理高温高湿气体，若处理高温高湿气体，应选用耐高温滤料或对气体进行预处理。为防止结露，烟气温度所允许的最低限度，一般应保持除尘器内的烟气温度高于露点温度15～20℃。袋式除尘器不宜处理含有水雾、油雾的气体。处理高浓度的含尘气体时，为减轻除尘器负担，应预先进行气体的预处理工作。

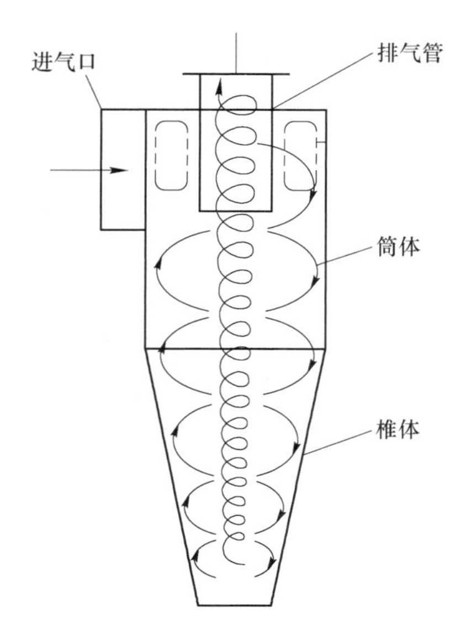

图 5-12 旋风除尘器结构

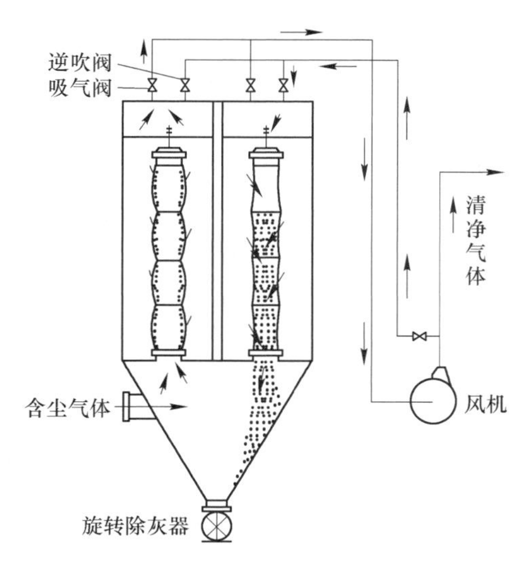

图 5-13 袋式除尘器结构简图

5.2.2.3 电除尘器

利用高压电场使尘粒荷电，在电场力的作用下，将粉尘从含尘气流中分离出来的设备。包括干式电除尘器（干法清灰）和湿式电除尘器（湿法清灰）。电除尘器利用电场力的作用使粉尘荷电，荷电粉尘向异性电极移动，使其从气流中分离出来，具有除尘效率高、处理气体量大、设备运行阻力（一般为 200～300Pa）低、能耗低、运行费用小等优点，适合处理高温、高湿的含尘气体；不足是投资费用高、占地面积大、结构较复杂、维护管理要求高，对粉尘的比电阻有一定要求。

图 5-14 为管式电除尘器。接地的金属圆管称为收尘极，也称集尘极，与高压直流电源相连的细金属线称为放电极，也称电晕极。放电极位于圆管中心，靠下端重锤张紧。含尘气体从除尘器下部进口处引入，净化后的气体从上部排气口排出。

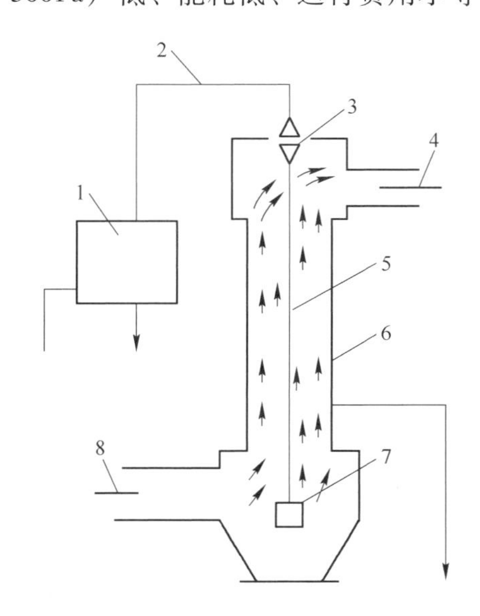

图 5-14 管式电除尘器的示意图

1—高压直流电源；2—高压电缆；3—绝缘子；4—净化气体出口；5—放电极；6—收尘极；7—重锤；8—含尘气体进口

电除尘器的除尘过程大致分为三个阶段，即粉尘荷电、粉尘沉积、清灰等过程。依据结构特点，电除尘器可分为不同的类型。根据收尘极的形式，可分为管式电除尘器和板式电除尘器；根据气流流动方式，可分为立式电除尘器和卧式电除尘器；根据清灰方式，可分为干式电除尘器和湿式电除尘器。

影响电除尘器性能的主要因素包括比电阻、气体含尘浓度和电场风速。

5.2.2.4 湿式除尘器

利用液滴或液膜洗涤含尘气流，分离尘粒的设备。如水浴除尘器、旋风水膜除尘器、文丘里除尘器等。

5.2.2.5 选择除尘器

选择除尘器时，应全面考虑有关因素（如除尘效率、能耗、一次投资费用、运行费用、几何尺寸、维护管理要求等），通常情况下，除尘效率是最主要的。选择时主要考虑以下几方面的问题：（1）净化后必须达到本地区排放标准要求；（2）粉尘性质的影响（如粒度、黏性、比电阻、湿润性等）；（3）含尘气体性质的影响（如含尘浓度、湿度、温度）；（4）粉尘的后处理要求；（5）企业的具体情况（治理经费、治理项目周边情况、技术管理水平等）。

5.3 噪声控制技术

5.3.1 噪声控制原理

噪声污染的模型如图5-15所示。由图可知，在任何声学问题以及噪声控制问题中，要全面考虑声源、声场和接受者三个基本环节组成的声学系统。解决噪声控制问题必须从分析该系统出发，即通过对声源的控制、声场的控制以及保护接收者三方面着手，解决噪声污染问题。

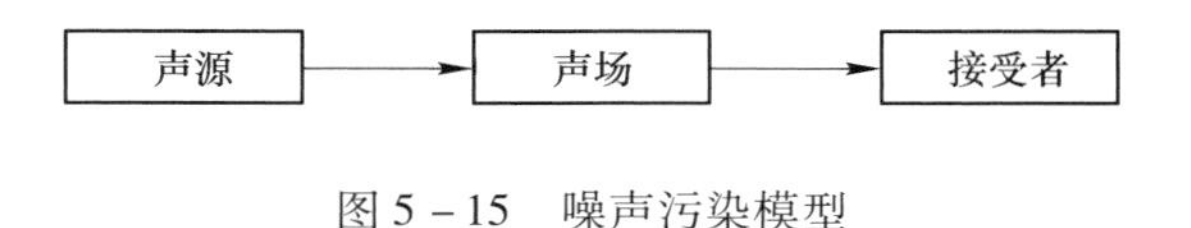

图5-15 噪声污染模型

5.3.1.1 控制噪声源

声源是振动的物体。声源降噪，即减少声源的辐射功率，是控制噪声的根本方法。声源控制可通过以下方式实现：

（1）采用低噪声材料。如使用减振合金（又称高阻尼合金）、复合材料代替一般金属材料。由于减振合金在合金晶体内部存在一定的可动区，当其受到作用力时，合金内摩擦将引起振动滞后损耗效应，使振动能转化成热能而消散掉，而一般的金属材料，其消耗振动能量的本领较弱，因此，使用减振合金代替一般金属材料，能够获得减低噪声的效果。

（2）改进生产工艺和操作方法。冲压工序中采用电阻压焊或液压代替高噪声的机械撞击，锻压工序中采用摩擦压力加工代替锤打，纺织工艺中用无梭纺织代替有梭纺织等，均能够获得较好的降噪效果。

（3）减小激振力。由于部件之间的撞击和摩擦，或动平衡不完善，会造成机械振动而辐射噪声。如果能够提高机械加工以及装配精度，注意日常维修，减少摩擦和撞击，正确校准中心，做好动平衡，适当的提高机壳的刚度，采取阻尼减振等措施减弱机器表面的振动，对于降低噪声的辐射均能起到较好的效果。

（4）改变传动方式。齿轮传动改为皮带传动，或将齿轮、皮带传动改为液压传动等。

5.3.1.2　从传播途径上控制噪声

（1）合理布局，闹静分开。按“闹静分开”的原则进行规划，将高噪声的工作场所与一般噪声较低的工作场所、生活区分开设置，以免互相干扰；对于较强的声源，可以将其设最于厂区较边远的偏僻地区，使噪声最大限度地得到衰减；将各个工作场所同类型的噪声源（如空压机或风机等）集中在一个机房或区域内，防止声源过于分散、减小污染面，便于采取技术措施集中控制。

（2）利用地形或绿化屏障阻止噪声的传播，利用天然地形（山冈、土坡）和已有建筑屏障等有利条件阻断或屏蔽噪声的传播。一定密度和具有一定宽度种植面积的树木、草坪也具有衰减噪声的作用，选择叶茂枝密、树冠低垂、生长迅速、减噪力强的雪松、杨柳、龙柏组成的绿林带效果较佳。

（3）利用声源的指向性降低噪声。改变噪声的传播方向，会获得较为显著的降噪效果。如将辐射噪声的管道出口朝向上空或野外。

（4）采取声学技术措施降低噪声。声学降噪措施主要包括吸声、隔声和消声三种基本措施。

5.3.1.3　个体防护

当上述措施未能达到预期效果，或只有少数作业人员在高噪声环境中工作，不必要采取上述手段时，个体防护是一种经济有效的方法，具体方法是：

（1）长期暴露在强噪声中的工人可以佩戴耳塞、耳罩、头盔等。

（2）减少在噪声环境中的停留时间。

5.3.2　吸声降噪技术

5.3.2.1　吸声原理

在实际生活中，同样的噪声源所发出的噪声，在室内感受到的响度远比在室外要强，是因为室内存在各壁面多次反射的声音（混响声）。实验证明，由于反射声的缘故可以使室内噪声提高 5～10dB(A)。

在室内天花板和墙面上装饰吸声材料或吸声结构，声源发出的噪声碰到这些吸声材料或吸声结构时，有一部分能被吸收掉，使反射声能减弱，这时室内人员听到的主要是直达声，从而使总的噪声降低。

这种利用吸声材料或吸声结来降低反射声的噪声控制技术称为吸声。吸声降噪工程常用多孔吸声材料、薄板共振吸声结构、穿孔板共振吸声结构和微穿孔板吸声结构。

吸声降噪效果常用吸声系数和吸声量来表示。

A　吸声系数

当声波入射到吸声材料或结构表面上时（图 5－16），部分声能被反射，部分声能被吸收，还有一部分声能透过它继续向前传播，故吸声系数的定义为：

$$\alpha = \frac{E_a + E_t}{E} = \frac{E - E_r}{E} = 1 - r \qquad (5-8)$$

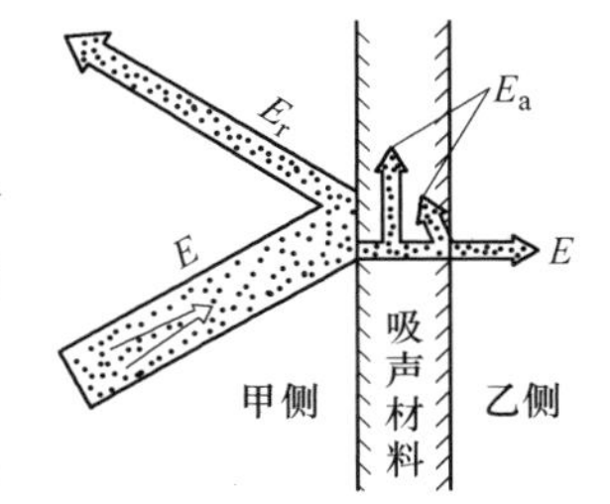

图 5－16　吸声示意图

式中　E——入射总声能，J；

E_a——吸声材料或吸声结构吸收的声能，J；

E_t——透过吸声材料或吸声结构的声能，J；

E_r——在吸声材料或吸声结构表面反射的声能，J；

r——反射系数。

吸声系数 α 值的变化一般在 0～1 之间。α 值越大，材料的吸声性能越好。

材料的吸声系数与声波入射角度有关，同一种材料因入射角度不同，吸声系数会有差异。吸声系数 α 的测量方法有混响室（无规入射）和驻波管（垂直入射）两种方法。混响室法测得的吸声系数用 α_T 表示，驻波管法测得的吸声系数用 α_0 表示，一般 $\alpha_T > \alpha_0$。

另外，材料的吸声系数与入射声波频率有关，同一种材料，对于不同频带的声波具有不同的吸声系数，工程上常选取 125Hz、250Hz、500Hz、1000Hz、2000Hz、4000Hz 六个频带的吸声系数。

B 吸声量

吸声系数只表明材料所具有的吸声能力，而一个车间作吸声处理后的实际吸声量不仅与材料的吸声系数有关，而且还与材料的使用面积有关。对于吸声系数为 α，面积为 S（m^2）的材料，它的吸声量

$$A = S\alpha \tag{5-9}$$

吸声量 A 的单位是 m^2。

如果厂房内各壁面具有不同吸声系数的材料时，则该厂房内总吸声量

$$A = S_1\alpha_1 + S_2\alpha_2 + \cdots + S_n\alpha_n \tag{5-10}$$

房间的平均吸声系数

$$\bar{\alpha} = \frac{A}{S} = \frac{S_1\alpha_1 + S_2\alpha_2 + \cdots + S_n\alpha_n}{S_1 + S_2 + \cdots + S_n} = \frac{\sum_i S_i\alpha_i}{\sum_i S_i} \tag{5-11}$$

式中 A——室内各壁面的总吸声量；

S——室内吸声面的总面积；

$S_1, S_2, \cdots, S_n$——相应吸声系数分别为 α_1，α_2，…，α_n 的壁面面积。

5.3.2.2 多孔吸声材料

多孔吸声材料在降噪工程中应用最为广泛，固体部分在空间形成骨架（筋络），保持材料的形状，筋络间形成许多微小通路。按照其固体筋络形状不同可分为纤维类、泡沫类和颗粒类。

A 多孔吸声材料的构造特征

（1）材料具有大量的微孔和间隙，孔隙率高，而且孔隙应尽可能细小，并在材料内部均匀分布，材料内部筋络总表面积大，有利于声能吸收。例如，容重为 $20kg/m^3$ 的超细玻璃棉，玻璃纤维所占体积不到 1%，而孔隙率达到 99% 以上。

（2）材料内部的微孔应该是互相贯通的，而不应该是密闭的，单独的气泡和密闭间隙不起吸声作用。

（3）微孔向外敞开，使声波易于进入微孔内。

B 多孔吸声材料吸声机理

当声波入射到多孔吸声材料表面时，一部分在材料表面反射，一部分则透入到材料内

部向前传播。在传播过程中，引起孔隙中的空气振动，并与固体筋络发生摩擦，由于黏滞性和热传导效应，使相当一部分声能转化为热能而消耗掉。入射声波的频率越高，空气振动速度越快，消耗的声能越多，因此多孔吸声材料对中高频声波吸声系数大，对低频吸声系数小。

C 多孔吸声材料的吸声性能及其影响因素

多孔吸声材料的吸声性能主要受入射声波和所用材料的性质影响，其中，声波性质除和入射角有关外，主要和频率有关。一般多孔吸声材料对高频声吸收效果较好，而对低频声吸收效果较差。而材料的性质主要包括流阻、孔隙率、厚度、密度、背景空腔、面层等因素。

（1）流阻。材料的透气性可用流阻这一结构参数来定义，流阻是空气质点通过材料空隙中的阻力。在稳定的气流状态下，吸声材料中的压力梯度与气流线流速之比，定义为材料的流阻（R_f），单位为 Pa·s/m。

对于一定厚度的多孔性材料，有一个最佳的流阻值，过高和过低的流阻值都无法使材料有良好的吸声性能。

（2）密度和孔隙率。孔隙率是材料内部孔隙体积与材料总体积之比。对于同一种材料，孔隙率大，密度小，反之则密度增大。多孔吸声材料的孔隙率一般在 70% 以上，多数达 90% 左右。过大或过小孔隙率都不利于声能的吸收，因此对于一定厚度的材料存在最佳孔隙率。

（3）厚度。多孔吸收材料的低频吸声系数一般较低，当材料厚度增加时，吸声最佳频率向低频方向移动。对同一种材料而言，材料厚度加倍，吸声系数的最大频率向低频方向移动一个倍频程，各频率吸声量也会相应增加。需要指出的是，当吸声量达到一定程度时，再增加材料厚度效果很微弱，因此经济上不合算。

（4）背后空气层的影响。多孔材料置于刚性墙面前一定距离，即材料背后具有一定深度的空气层或空腔，其作用相当于加大材料的厚度，可以改善低频的吸收。它比增加材料厚度来提高低频吸收可以节省材料。一般当空气层深度为入射声波 1/4 波长时，吸声系数最大；当空气层深度为 1/2 波长或其整倍数时，吸声系数最小。

（5）护面层的影响。由于多孔材料多具有柔软、松散的特点，为防止多孔材料中的纤维飞散，通常需要在多孔材料表面加护面层。常见的护面层包括织物、穿孔罩面板及纱网等材料。为避免护面层对吸声性能影响，要求护面层应具有良好的透气性。

（6）温度和湿度影响。多孔吸声材料在使用中，外界温度升高，会使材料的吸声性能向高频方向移动，反之，则向低频方向移动。湿度增大，会使多孔吸声材料的孔隙内吸水量增加，堵塞材料中的细孔，使吸声系数下降，因此对于湿度大的车间作吸声处理时，应选用吸水量较小、耐潮湿的材料。

5.3.2.3 共振吸声结构

由于多孔性吸声材料对于低频噪声的吸收效果较差，因此经常利用共振原理做成各种吸声结构来增加对低频声的吸收，以弥补多孔性吸声材料低频声吸声性能差的缺点。较为常用的吸声结构有薄板共振吸声结构、穿孔板共振吸声结构及微穿孔板吸声结构等。

A 薄板共振吸声结构

将较薄的板材（胶合板、硬质纤维板或金属板等）周边固定在框架上，板后留有一定厚度的空气层，即构成了薄板共振吸声结构。

声波入射到薄板上时，将引起板面振动，使板发生弯曲变形，由于板和固定支点之间的摩擦，以及板本身的内耗损，声能被转化为热能。当入射声波的频率与振动系统的固有频率一致时，发生共振，薄板弯曲变形最大，振动最剧烈，声能消耗得最多。

实际工程中薄板厚度常取3～6mm，空气层厚度30～100mm，共振频率在80～300Hz之间，吸声系数为0.2～0.5。

值得强调指出的是，薄板共振吸声结构的吸声带宽较窄，吸声系数也不高。为了改善这种结构的吸声性能，可在空气层中填入一些多孔吸声材料，如玻璃棉、矿渣棉等，或者采用不同单元大小的薄板及不同腔深的吸声结构，来增大吸声频带的宽度。

B 穿孔板共振吸声结构

在各类薄板（钢板、塑料板凳）上以一定的孔径和穿孔率打孔，将孔板置于墙面外一定距离处（即在板背后留有一定厚度的空气层），就构成穿孔板共振吸声结构，如图5－17所示。

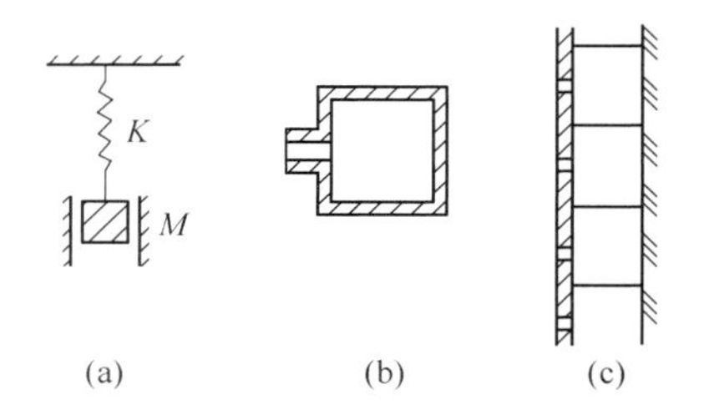

图5－17 穿孔板共振吸声结构示意图

当声波入射到孔板上时，小孔中的空气柱在声波作用下往复运动，在此过程中，空气柱与孔壁摩擦，使一部分声能转变为热能而消散掉。当入射声波频率接近系统固有共振频率时，系统内空气柱振动强烈，消耗的声能也最多。

微穿孔板吸声结构是由具有一定穿孔率、孔径小于1mm的薄板与板后的空气层组成的。其吸声原理与穿孔板吸声结构相同。

5.3.2.4 空间吸声体

由框架、吸声材料和护面结构制成的，具有较高的吸声效率。由于一般吸声结构只有一个面与声波接触，吸声系数均小于1。而悬挂在工作场所的吸声体，声波与其两个或两个以上的面（包括边棱）都接触，增大了吸声体的有效吸声面积和边缘效应，较大程度地提高了吸声效果。

5.3.3 隔声降噪技术

利用墙板、门窗、罩体等构件，将噪声源与接收者分隔开，使接收者一边的噪声能够降低；这种降噪措施称为隔声。把具有隔声性能的构件称为隔声构件。

5.3.3.1 隔声原理

声音以声波的形式在空气中传播，遇到障碍物时，会有一部分声能被反射回去，一部分声能被吸收，其余部分则会通过障碍物而透射过去。因此，透射声能只是入射声能的一部分，大部分声能被障碍物反射回去，从而减少了传到障碍物另一侧的噪声量，达到减噪效果。

将透射声功率 W_t 与入射声功率 W 的比值称为透声系数。

$$\tau=\frac{W_t}{W} \tag{5-12}$$

透声系数 τ 值介于 0～1 之间。τ 值越小，表明透射过去的声能越少，即隔声效果越好。反之，τ 值越大，隔声性能越差。

在实际工程中，通常用透声系数 τ 的倒数，取常用对数乘以 10 来表示透声损失的大小。透声损失又称传声损失或隔声量，用 L_{TL} 表示，单位是 dB。

$$L_{TL} = 10\lg \frac{1}{\tau} \tag{5-13}$$

构件隔声量的大小与隔声构件的结构、性质有关及入射声波的频率有关。对于单层均质墙类的隔声构件，面密度，隔声量越大。入射声波频率越高，隔声量也越大。由于同一构件对不同频率的声音隔声性能差别很大，因此工程中常用 125～4000Hz 六个倍频程中心频率的隔声量的算术平均值来表示某一构件的隔声性能。

5.3.3.2 隔声构件

常用的隔声构件包括隔声罩、隔声间和隔声屏。

A 隔声间

在噪声环境中，用隔声构件围成一个封闭的空间，将噪声挡在外面，为室内操作人员创建一个具有良好声学环境的小房间，这个封闭的空间称为隔声间。

隔声间除了需要有良好的隔声性能的墙体外，还需要设置门、窗或观察孔。为保证隔声间的隔声量，避免出现隔声的薄弱环节，在设计时应注意让门、窗和墙体共同、平等地承担隔声任务，即“等透声原则”。此外，门窗的孔洞和缝隙的存在会对隔声效果产生不利影响，因此必须对门窗缝隙进行密封处理。隔声间的通风换气口应设置消声装置。隔声间的各种管线通过墙体打孔时加一套管，并在管道周围用柔性材料包扎严密。

B 隔声罩

将辐射噪声的整个设备或设备的某一部分予以封闭，减少噪声外溢的声学装置称为隔声罩，常用来降低风机、发电机、电动机、空压机的噪声。其隔声量一般在 10～40dB。

隔声罩的隔声量一般用插入损失来表示。其表达式为：

$$L_{IL} = 10\lg \frac{\overline{\alpha}}{\overline{\tau}} = L_{TL} + 10\lg\overline{\alpha} \tag{5-14}$$

式中 L_{TL}——隔声罩体隔声量；

$\overline{\tau}$——隔声罩体的平均透声系数；

$\overline{\alpha}$——隔声罩内表面平均吸声系数。

一般情况是 $0 < \overline{\tau} < \overline{\alpha} < 1$，隔声罩的插入损失小于其罩体的平均隔声量。隔声罩体的平均隔声量越大，插入损失越大；内表面的平均吸声系数越高，插入损失越大。

隔声罩可分为全封闭型隔声罩、局部封闭型隔声罩。全封闭型隔声罩是指无开口的密闭隔声罩，多用于隔绝体积小、散热不大的机电设备；局部封闭型隔声罩是指有开口或局部无罩板的隔声罩，多用于大型设备的局部发声部件上，或用于隔绝发热较大的机电设备。

隔声罩的设计必须与生产工艺的要求相配合，不得妨碍或影响生产操作。隔声罩的壁材必须选择具有足够隔声能力的材料，如钢板、密度较大的木质纤维板等，当采用钢板时，必须涂布一定厚度的阻尼层，以改善共振区和吻合效应区的隔声性能。隔声罩的内表面应进行吸声处理。隔声罩与产生噪声的设备之间不应存在刚性连接，以避免“声桥”

的出现。隔声罩各连接部位应密封，不留孔隙。若有管道或电缆等部件在隔声罩上穿过时，应采取必要的密封及减振措施。隔声罩与地面或机座之间也应采取减振措施，以隔绝振动与固体声的传递。

C 隔声屏

在声源与接收者之间设置不透声的屏障，阻挡声波的传播，以降低噪声，这样的屏障称作隔声屏。隔声屏具有灵活方便、便于拆装等特点，常用作不宜安装隔声罩时的补救措施。对于城市交通（轻轨、穿城高速公路等）噪声，常采用隔声屏进行控制。

5.3.4 消声降噪技术

消声器是一种在允许气流通过的同时，又能有效地阻止或减弱声能向外传播的设备。对于通风管道、排气管道等噪声源，在进行降噪处理时，通常需要采用消声技术。一个性能好的消声器常可使气流噪声降低20～40dB(A)。

5.3.4.1 消声器的性能要求

一个好的消声器应同时满足以下四个方面的性能要求：

（1）声学性能。消声器的声学性能包括消声量和消声频带宽度这两个方面。设计消声器应根据声源特点，使所需要消声的频率范围内有足够大的消声量，尤其是对峰值噪声应具有良好消声性能。

（2）空气动力学性能。空气动力学性能是指消声器对气流阻力的大小。消声器对气流的阻力要小，阻力系数要低，即安装消声器后增加的阻力损失应控制在允许范围内，不影响空气动力设备的正常运行。气流通过消声器时所产生的气流噪声要低。

（3）结构性能。消声器的结构性能是指它的外形尺寸、坚固程度、维护要求等。一个好的消声器应该具有体积小、重量轻、结构合理、外形美观、坚固耐用，便于加工、安装和维修，并且能耐高温、耐腐蚀、耐潮湿及耐粉尘等。

（4）经济性能。消声器的经济性能是指在消声量达到要求的情况下，消声器的价格要便宜，使用寿命长，性能价格比合理。

5.3.4.2 消声器的分类及消声机理

消声器的种类很多，依据消声机理主要分为阻性消声器、抗性消声器、阻抗复合式消声器、有源消声器及扩散消声器。

A 阻性消声器

阻性消声器借助镶嵌在管道内壁上的多孔吸声材料的吸声作用，使沿管道传播的噪声随距离衰减，从而达到消声的目的。阻性消声器对中高频的消声效果好，对低频消声性能差。常见的阻性消声器如图5－18所示。

B 抗性消声器

抗性消声器是通过管道截面的突变或旁接共振腔等措施改变声阻抗，使声波发生反射、干涉，从而降低消声器向外辐射的声能，以达到消声目的的一类消声器。抗性消声器有扩张室消声器和共振腔消声器。

（1）扩张室消声器是由扩张室和连接管组成的消声器，如图5－19。借助管道截面的突然扩张和收缩引起声波的反射和干涉来进行消声。扩张室消声器主要用于消除低频噪

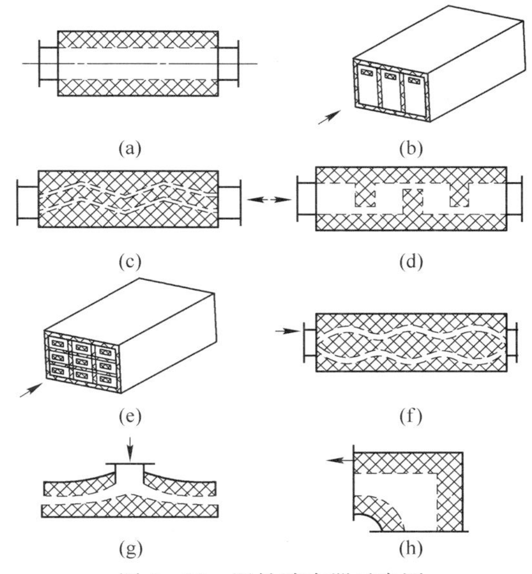

图 5-18 阻性消声器示意图

(a) 直管式；(b) 片式；(c) 折板式；(d) 迷宫式；(e) 蜂窝式；(f) 声流式；(g) 盘式；(h) 弯头式

声，其主要缺点是消声器阻力大，体积大。一般多用在排气放空或对压力损失要求不严的场所，如用于内燃机、柴油机排气管道上以及各类机动车辆的排气消声。

(2) 共振腔消声器是由一段开有若干小孔的管道和管道外一个密闭的空腔所组成，结构如图 5-20 所示。当外来的声波传播到三叉点时，由于声阻抗特性发生突变，使大部分声能向声源反射回去，还有一部分声能由于共振器的摩擦阻尼转化为热能而被消耗掉，只剩下一小部分声能通过三叉点继续向前传播，从而达到消声之目的。当外来的声波频率与消声器的共振频率一致时，发生共振。在共振频率及其附近，空气振动速度达到最大值，同时克服摩擦阻力而消耗的声能也最大，故有最大的消声量。其消声特点是：频率选择性强，消声频带窄，主要用于消除低频或中频窄带噪声。

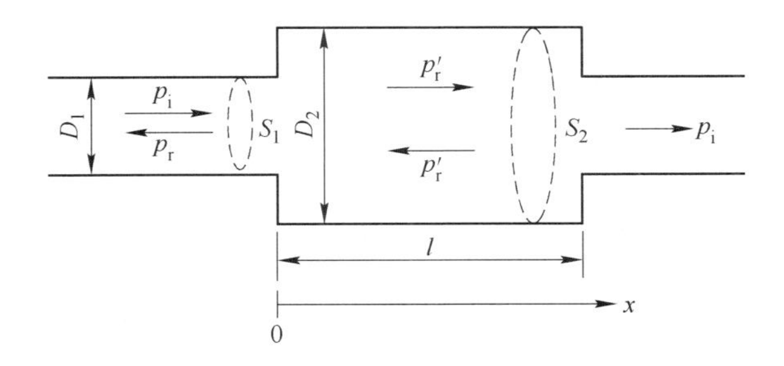

图 5-19 扩张室消声器示意图

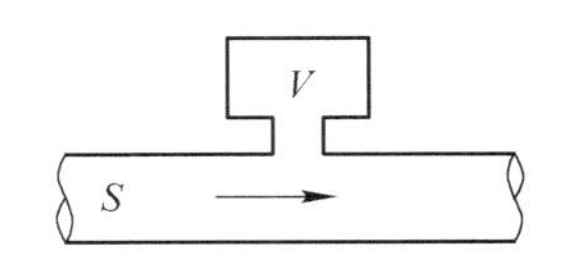

图 5-20 共振腔消声器示意图

C 阻抗复合消声器

阻抗复合式消声器是将阻性消声器与抗性消声器按照一定方式组合起来形成的阻抗复合消声器。其消声原理，利用阻性消声器消除中、高频噪声，利用抗性消声器消除低、中频以及某些特定频率的噪声，从而达到宽频带消声目的。常用的阻抗复合式消声器有：扩张室－阻性消声器、共振腔－阻性消声器和扩张室－共振腔－阻性消声器。

D 微穿孔板消声器

微穿孔板消声器是利用微穿孔板吸声结构研制的一种消声器。具有消声量大、消声频带宽的特点。微穿孔板消声器能够抵抗较高的气流速度，并能耐高温、高湿和高压，消声效果稳定，尤其适用于排气放空等系统的消声。

E 有源消声器

有源消声器的基本原理是在原来的声场中，利用电子设备再产生一个与原来声压大小相等、相位相反的声波，使其在一定范围内与原来的声波相互抵消。

F 扩散消声器

扩散消声器是在研究喷气噪声辐射的理论和实验中开发的一类消声器，主要用于降低高压排气放空的空气动力学噪声。扩散消声器有小孔喷注消声器和节流减压消声器两类。

（1）小孔喷注消声器。小孔喷注消声器结构如图5－21所示，是以许多小孔代替大截面喷口。

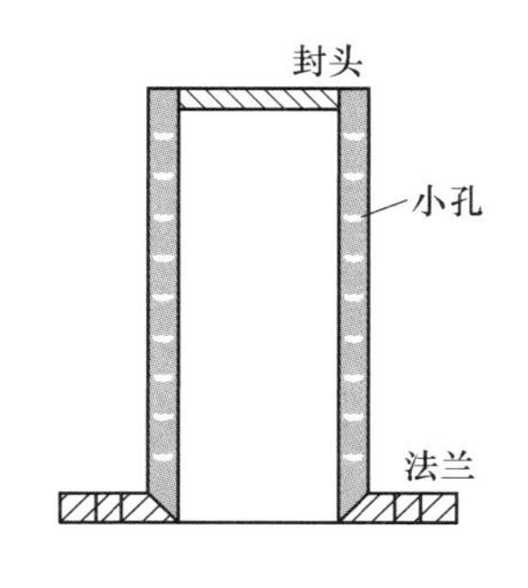

图5－21 小孔喷注消声器示意图

喷注噪声的峰值频率与喷口直径成反比，即喷口辐射的噪声能量将随着喷口直径的变小而从低频移向高频，如果孔径小到一定程度，喷注噪声将移至人耳不敏感的超声频率范围。根据此原理，在保证排气口总面积相等的前提下，用多个小喷口来代替一个大喷口，使射流噪声频谱向高频方向移动，让噪声能量大部分进入超声频率范围，使对人干扰的声频部分大幅度降低，从而达到降噪目的。该类消声器适合于流速极高的放空排气噪声的消除，具有结构简单、消声量大的特点。

（2）节流减压消声器。根据节流减压原理，当高压气流通过具有一定流通面积的节流孔板时，压力得到降低。通过多级节流板串联，就可以把原来高压直接排空的一次打的突变压降分散为多次小的渐变压降。排气噪声功率与压降的高次方成正比，所以把压力突变排空改为压力渐变排空，便可取得消声效果。

5.4 振动控制技术

5.4.1 振动控制的一般方法

控制振动的方法主要有减少扰动、防止共振、采取隔振措施三类。

减少扰动是指减少或消除振动源的激励，如改善机器平衡、减少加工误差、增加结构刚性、加大基础质量、阻尼减振等方法使之对激振力的响应减弱。

防止共振是防止或减少设备、结构对振动的响应，如改变振动频率以避开共振点，减弱其在共振频率附近的振动。

隔振是指采取措施减小或隔离振动的传递，在振源和需要防护的设备间安装弹性隔振装置。使振源的大部分振动被隔振装置吸收，减少振源对设备或场所的干扰。隔振通常分为主动隔振和被动隔振两类。

（1）主动隔振：为减少振动源对周围设备的影响，将其进行隔离，防止振动向外传递的隔振方式称为主动隔振，也称为积极隔振。主动隔振的隔振效果用传递比 T 来表示，T 为设备隔振后传递给地基的动载荷与未隔振时设备传递给地基的动载荷的比值。

（2）被动隔振：为减少周围振动源对仪器设备的影响，将需要保护的仪器设备与振源隔开，防止周围振源传给设备的隔振方式，称为被动隔振，也称为消极隔振。被动隔振的传递比 T 用被动隔振设备的振幅与振源的振幅之比来表示。

5.4.2 隔振装置

隔振装置是隔振设计中的关键部件，是使系统与振动源隔离开的一类弹性装置，用来衰减某一频率范围内振动的传输。隔振装置主要包括金属弹簧，用天然橡胶、塑胶等制成的弹塑性支承、弹性垫等。

金属弹簧减振器是一种用途广泛的隔振装置，从结构上可分为螺旋弹簧减振器和板条式减振器；从安装方式上可分为压缩式和悬挂式。

橡胶隔振器根据受力形式，可分为压缩式、剪切式、剪压复合式三种。橡胶隔振器具有良好的隔振缓冲性能和阻尼特性，在通过共振区时，不会造成过大的振动。此外，橡胶能够吸收机械能量，尤其对高频振动能量的吸收更为突出，因此，橡胶隔振器亦可降低噪声。但其使用寿命较短，不耐受恶劣环境（如气温过高或过低），易受油污、臭氧等侵蚀而老化、龟裂，工作不稳定，故应定期进行检查。

在振动波传播的路径上挖沟，以隔绝振动的传播，这种以防振为目的而设计的沟称为隔振沟。隔振沟越深，隔振效果越好，其宽度对隔振效果影响不大。

5.4.3 阻尼减振

阻尼减振是指在金属结构上涂敷一层阻尼材料，抑制结构振动、减少噪声的一种措施。阻尼减振能够抑制共振频率下的振动峰值，减少振动沿结构的传递，降低结构噪声，有利于机械系统受到瞬态振动后尽快恢复到稳定状态。阻尼对共振区的振动抑制最为有效，而对于非共振区，其作用则不大明显。可提供阻尼的方式有两种：其一是非阻尼材料，如固体摩擦阻尼器、液体摩擦阻尼器、电磁阻尼器、动力吸振器等；其二是材料阻尼，如黏弹性阻尼材料、阻尼金属、附加阻尼结构等。

5.5 异常气温控制

5.5.1 高温危害控制

5.5.1.1 高温危害控制的综合措施

应从热源、散热途径和劳动者个体保护三个主要方面入手，采用综合技术和管理措施，才能达到保护劳动者不受高温伤害的目的。

A 卫生保健和组织管理措施

（1）加强医疗预防工作，对高温作业人员进行就业前和入暑前的健康检查，凡有心血管系统器质性疾病、血管舒缩调节机能不全、持久性高血压、溃疡病、肝肾疾病、明显的内分泌疾病、中枢神经系统器质性疾病、重病后恢复期及体弱者，均不宜从事高温作业。

(2) 合理供给含盐饮料和补充营养。炎热季节对高温作业工种的工人供应含盐清凉饮料（含盐量为0.1%～0.2%），饮料水温不宜高于15℃。

(3) 根据地区特点，适当调整夏季高温作业劳动和休息制度。高温车间应设休息间，休息室应远离热源，具备良好的通风。

(4) 限制持续接触热时间。依据《高温作业允许持续接触热时间限值》（GB 935）的规定，限制操作人员持续接触热时间。

(5) 个体防护。高温作业工人的工作服，应由耐热、热导率小而透气性能好的织物制成。按不同作业的需要，供给工作帽、防护眼镜、面罩、手套、鞋盖、护腿等个人防护用品。特殊高温作业工人，为防止强烈热辐射作用，需佩戴隔热面罩和穿隔热、阻燃、通风的防热服。

B 技术措施

技术措施主要包括改革工艺、合理布局、隔热措施、通风降温和个体防护等。改革工艺指尽可能地采用机械化、自动化设备，避免或减少作业人员与热源的接触；合理布局指尽可能将热源布置在作业场所外；采用热压为主的自然通风时，尽可能将热源布置在天窗下；采用穿堂风为主的自然通风时，尽可能将热源布置在夏季主导风向的下风侧。

5.5.1.2 隔热措施

隔热是指将发热体产生的热限制在产热的局部，并与作业人员的操作地点进行隔挡的技术方法，是控制高温危害的一项重要措施。隔热的作用在于隔绝热源的热辐射作用，同时还能相应地减少对流热，将热源的热作用限制在某一范围内。

对产热设备采取隔热措施，可减少其向工作场所散发的热量。设备的隔热方法可分为热绝缘和热屏蔽两类。热绝缘的作用原理是在发热体外直接包裹一层导热系数小的材料后，由于热阻的增加，发热体向外放散的热量就会减少。由于导热系数小的材料可以减少二次辐射和热传导的作用，因此材料的导热性愈小，厚度愈大，隔热效果愈好。热绝缘的使用方法是直接将绝热系数小，孔隙度大的绝热材料敷设于发热体表面。敷设的施工方法有：包裹、捆扎、粘贴、缠绕、填充和喷涂等。热屏蔽是利用水吸收辐射热、对流热以及导水屏障的隔热作用而降温的。按其用途可分为透明、半透明和不透明三类。透明热屏蔽主要是用来将工作地点和需要经常清楚观察的发热体两者隔离开，如玻璃板、玻璃淌水、瀑布式水幕；不透明热屏蔽是用于屏蔽无需观察的发热体，如遮热板、铁板淌水、流动水箱等；半透明热屏蔽的用途介于两者之间，如铁纱屏、铁纱水幕等。热屏蔽的种类及用途见表5-1。

表5-1 热屏蔽的种类及用途

种　类	用　途
透明热屏蔽	
玻璃板	机器操纵室、天车司机室、观察窗孔
玻璃淌水	操纵室前
瀑布式水幕	面积不大而需要频繁开启的炉门口

续表 5－1

种　类	用　途
半透明热屏蔽	
铁纱屏	热辐射强度不大的地方
铁纱水幕	各种不同大小的发热体前
不透明热屏蔽	
隔热板	炉　壁
铁板淌水	多种热源及炉壁
流动水箱	各种炉门、炉壁

5.5.1.3　通风降温

为降低工作场所内空气的温度，在采取各种隔热措施的同时，还需对整个工作场所进行全面换气，即将室内被加热的空气排出去，将室外的冷空气换进来。实现全面通风换气的方法分为自然通风和机械通风两种。

A　自然通风

自然通风常用方法有普通天窗、挡风天窗、开敞式厂房等。利用普通天窗进行自然通风时，以侧窗为进风口，天窗为排风口，使用时，需要根据风向调节窗扇，才能发挥自然通风的作用。无风时，两侧天窗均可开启；有风时，开背风面的天窗，关迎风面的天窗，以防止室外冷空气由天窗向下倒灌或形成穿堂风引起室内气流紊乱，妨碍热空气的排出。由于普通天窗管理使用不便，效果不佳，在实际中不宜采用。为不受风向变化的影响，不发生倒灌现象，可在天窗处安装挡风板，使天窗具有更良好的排风性能。挡风板的高低、大小及其与天窗的距离应依据建筑物的形式而确定。开敞式厂房的主要特点是，进、出风口面积大、阻力小、通风量大、换气次数可达到 50～150 次/小时。开敞式厂房可设避风天窗作为排风口，为防止冬季冷风进入工作场所内，进风口应设计成可装卸的窗扇。开敞式厂房可分为全开敞、上开敞、下开敞和开侧窗四种类型。夏季自然通风用的进气窗的下端距地面不应高于 1.2m，以便使空气直接吹向工作地点。自然通风应有足够的进风面积。产生大量热、湿气、有害气体的单层厂房的附属建筑物，占用该厂房外墙的长度不得超过外墙全长的 30%，且不宜设在厂房的迎风面。

B　局部机械送风

常用的局部机械送风设备有送风风扇、喷雾风扇、空气淋浴等。

高温车间内，人体的散热主要依靠汗液蒸发，而汗液蒸发的快慢与周围空气流动的速度成正比，运用送风风扇制造快速流动的空气，能够促进汗液的蒸发，使人体感到凉快。送风风扇多采用风量大、风压低、效率高的轴流式风机，可根据实际情况，安装于适合的位置上。也可制成吊扇、摇头风扇等。喷雾风扇是在通风机上装设喷雾装置的一种局部送风设备，喷雾能起到蒸发降低空气温度的作用，小雾滴落在人体表面，能增加人体的蒸发散热，悬浮于空气中的小雾滴能吸收辐射热，减轻人体受辐射热的影响。喷雾风扇要求具有足够的风量、喷雾量和射程。带有水雾的气流达到工作地点的风速控制在 3～5m/s，雾滴直径小于 100μm；不带水雾的气流到达工作地点的风速，轻作业控制在 2～3m/s，重作业控制在4～6m/s。空气淋浴系统由风机、空气处理室、通风管道和送风口等部分组成。室外空气经风机送至空气处理室，经粗过滤除尘后进行喷雾冷却以及加湿或减湿，在经除雾器除雾后，送至风道，冷却后的空气经管道分别送至不同工作地点的送风口，再吹向人体。空气淋浴适用于空气温度和辐射强度较高的工作地点，且生产工艺要求不允许有雾滴、或需要保持一定温度和湿度的工作场所。空气淋浴系统的成本较高，设计时，应注意送风管道的隔热保温问题。

5.5.2 低温危害控制

为控制低温作业危害，应严格按照《工业企业设计卫生标准》《采暖通风和空气调节设计规范》的有关规定，提供采暖设备，使作业地点保持适合的温度。冬季自然通风用的进气窗其下端一般不低于4m。如低于4m时，应采取防止冷风吹向工作地点的有效措施。低温作业、冷水作业防护需注意：力图实现自动化、机械化作业，避免或减少低温作业和冷水作业形式；控制低温作业、冷水作业持续时间；设置采暖操作室、休息室、待工室等；冷库等低温封闭场所应设置通信、报警装置，防止误将人员锁在里面；个人防护应配备导热性小、吸湿、透气性强的御寒服。在潮湿环境下作业，应配备橡胶工作服、围裙、长靴等防湿用品，工作服浸湿应及时更换。

5.6 电磁辐射控制

5.6.1 非电离辐射控制

5.6.1.1 射频辐射控制措施

射频辐射防护包括高频电磁场与微波辐射防护。

A 高频电磁场的主要防护措施措施

（1）场源屏蔽。采用金属薄板（或金属网、罩）将高频电磁波的场源包围，以反射或吸收高频电磁波的场能，减低作业场所电磁场的强度。

（2）距离防护。由于电磁场辐射源所产生的场能与距离的平方成反比，在不影响操作的前提下，可以尽量远离辐射源。

（3）合理布局。安装高频机尽可能远离非专业工人的作业点和休息场所，高频机之间有一定的距离，并良好接地。

B 微波防护措施

（1）选样合适的屏蔽材料和屏蔽方式。屏蔽材料分为：反射材料和吸收材料。1）反射材料包括低电阻率的薄铜、铝板及网眼导电布、化纤镀金属导电布等都有良好的屏蔽效果。2）吸收材料：把炭黑、羰基铁、铁氧体按一定比例填入塑料可制成吸收材料；也可把这些材料填入泡沫塑料、橡胶、玻璃钢内制成多种用途的吸收材料。

屏蔽方式包括：1）闭合屏蔽室（屏蔽室、屏蔽罩），可用铜丝网或吸收材料制成，室内周围及门连接处必须严丝合缝，凡从室内通出的电线在其孔口处需用吸收材料包缠，以免泄漏。微波理疗机的辐射器上，用炭素布或化纤导电布做一个罩子，既可避免污染周围环境，也可保护非治疗区。2）未闭合的屏蔽用于定向辐射，一般根据辐射范围和功率大小，用吸收或反射材料做挡板、屏蔽帘。为避免缝隙泄漏，可用铅箔、胶加石墨包裹缝隙。

（2）合理配置工作位置。根据微波发射有方向性的特点，工作点应置于辐射强度最小的部位，尽量避免在辐射束的正前方工作。

（3）健康检查。1～2年体检一次。重点观察眼睛晶状体的变化，其次为心血管系统、外周血象及男性生殖功能。

（4）个体防护。短时间作业可穿戴防微波辐射专用的防护服、防护衣帽和防护眼镜。

5.6.1.2 红外辐射控制措施

（1）实现生产过程中的机械化，自动化，远离红外线作业，是预防红外线辐射对机体危害的治本措施。

（2）严禁裸眼注视光源，尽量远离辐射源或采用隔热保温层、反射性屏蔽、吸收性屏蔽及穿戴隔热服等措施减少辐射强度。

（3）减少红外线暴露和工人等的热负荷。

（4）定期对接触红外线的工人进行眼睛检查。

（5）生产操作中应戴有过滤红外线的特制防护眼镜。

5.6.1.3 紫外辐射控制措施

（1）改进工艺。电焊车间应采用自动或半自动焊接，避免个人手工操作；增大与辐射源的距离，采用黑色墙壁吸收焊接产生的紫外线辐射。

（2）设置屏障。操作时用可移动屏障围住操作区，避免其他工种工人受到紫外线照射。

（3）个体防护。电焊工及其辅助工必须佩戴专用的防护面罩、防护眼镜以及适宜的防护手套，不得有裸露的皮肤，特殊场所穿特制的服装。

5.6.1.4 激光控制措施

（1）激光器应远距离操纵，必须确定操作区与危险带，且要有醒目的警告标志。对激光进行光学调试时，要先切断电源。

（2）防护设施。操作室围护结构用吸光材料制成，明度不宜过高；工作区照明宜充足，不得设置和安放能较强反射或折射激光束的设备、用具和物件；激光束防光罩应用耐热、阻燃、不透光材料制成；必须安装激光开启与光束止动的连锁装置。

（3）个体防护。严禁裸眼观看激光束；选用安全、有效的防护镜片；穿防燃工作服，工作服宜采用深颜色，工作人员上岗前进行以眼睛为重点的健康检查。

5.6.2 电离辐射控制

电离辐射对人体形成的照射分为外照射和内照射。下面分别讲述两种电离辐射的防护方法。

5.6.2.1 外照射防护

外照射的防护方法主要包括时间防护、距离防护和屏蔽防护。

时间防护是指通过缩短受照时间，以达到防护目的的方法。基于人体所受的辐射剂量与受照射的时间成正比，熟练掌握操作技能，缩短受照时间，是实现防护的有效办法。

距离防护是指通过远离放射源，以达到防护目的的方法。点状放射源周围的辐射剂量与离源的距离平方成反比。因此，尽可能远离放射源是减少吸收剂量的有效方法。

屏蔽防护是指在放射源和人体之间放置能够吸收或减弱射线强度的材料，以达到防护目的的方法。屏蔽材料的选择及厚度与射线的性质和强度有关。

（1）α射线的屏蔽。由于α粒子质量大，因此它的穿透能力弱，在空气中经过3～8cm距离就被吸收了。几乎不用考虑对其进行外照射屏蔽。但在操作强度较大的α源时需要戴上封闭式手套。

（2）β射线的屏蔽。β射线在物质中的穿透能力比α射线强，在空气中可穿过几米至十几米距离。一般采用低原子序数的材料如铝、塑料、有机玻璃等屏蔽β射线，外面再加高原子序数的材料如铁、铅等减弱和吸收电离辐射。

（3）X射线和γ射线的屏蔽。X射线和γ射线都有很强的穿透能力，屏蔽材料的密度越大，屏蔽效果越好。常用的屏蔽材料有水、水泥、铁、铅等。

（4）n（中子）的屏蔽。n的穿透力也很强。对于快中子，可用含氢多的水和石蜡作减速剂；对于热中子，常用镉、锂和硼作吸收剂。屏蔽层的厚度要随着中子通量和能量的增加而增加。

注意，上述屏蔽方法只是针对单一射线的防护。在放射源不只放出一种射线时必须综合考虑。但对于外照射，按γ和n设计的屏蔽层用于防护α和β射线是足够的了。而对于内照射防护，α射线和β射线就成了主要防护对象。

5.6.2.2 内照射防护

工作场所或环境中的放射性物质一旦进入人体，它就会长期沉积在某些组织或器官中，既难以探测或准确监测，又难以排出体外，从而造成终生伤害。因此，必须严格防止内照射的发生。

主要措施包括：在工作场所中，使用、操作、存放放射性核素时，在数量上应尽可能的少，限制其使用的数量。选用毒性较低的放射性核素，如选用半衰期短、衰变快的低毒性放射性核素。防止放射性物质的扩散，对于开放源及其工作场所应采取封闭隔离措施，使开放源控制在有限的范围内，防止其向周围环境扩散。及时清除放射性污染，如采用机械物理除污法或化学除污法。对放射性废物进行正确的处理与处置。工作场所通风换气；在放射性工作场所严禁吸烟、吃东西和饮水；加强个人防护，作业人员应熟悉操作程序和安全规程，能够正确使用个人防护用品，强化个人卫生措施等。

5.7 劳动保护用品

劳动保护用品是保护作业人员健康和安全必不可少的辅助性技术措施。由于任何工艺或者工作过程，完全意义上的“本质安全”是难以实现的，因此从某种意义上说，采用劳动保护用品是作业人员防止职业毒害及伤害的最后一项措施。尽管它是一项被动的措施，但其积极意义是不容置疑的。因为，在社会生产力发展的任何阶段，“本质安全”都是相对的；现代科学技术带来了生产力水平的巨大进步，但同时我们面临的各种形式的风险及其程度也在不断地提高。因此劳动保护用品的采用并不意味着生产力和科学技术水平的倒退，即便从经济学、伦理学意义上看，劳动保护用品的采用也具有十分现实的重要意义。在科技、伦理及管理都极为发达的西方国家，劳动保护用品也被广泛地采用，这从一个侧面证明，劳动保护用品的采用在任何生产力水平的国家和社会，都是十分必要的。

在法律层面，《劳动法》《职业病防治法》和《安全生产法》都对劳动防护用品作出了规定。《安全生产法》明确要求，生产经营单位必须为从业人员提供符合国家标准或者行业标准的劳动防护用品，并监督、教育从业人员按照使用规则佩戴、使用劳动防护用品。

5.7.1 劳动保护用品的概念

劳动保护是指由用人单位为劳动者配备的，使其在劳动过程中免遭或者减轻事故伤害及职业病危害的个体防护装备。有时也称为个体防护装备。

5.7.2 劳动保护用品的选用原则

劳动保护用品是特殊商品，是受管制的商品，选择时，需要注意下列几个问题：

（1）要根据工作环境、工作性质、作业的类别确定需要使用的劳动保护用品。

（2）根据《劳动防护用品配备标准（试行)》、《用人单位劳动保护用品管理规范》安监总厅安健［2015］124 号等有关要求配备劳动保护用品。

（3）在购置劳动保护用品时应选购有生产许可证和安全鉴定证的产品。并不是所有防护用品类商品都实行生产许可证制度，一些种类的产品尚未列入许可的范围。已经列入许可范围的个体防护用品有：安全帽、安全带、安全网、防尘口罩、过滤式防毒面具和过滤罐、焊接护目镜和面罩、防冲击眼护具、阻燃防护服、防静电工作服、防酸工作服、保护足趾安全鞋、防静电鞋、导电鞋、耐酸碱鞋、绝缘皮鞋、低压绝缘胶鞋、防刺穿鞋等。

（4）根据使用期限和报废原则选购劳动保护用品。任何劳动保护用品都具有一定的使用期限，其使用期限根据多方面的因素确定，主要有作业场所的环境状况、装备使用频率、装备自身材质、维护状况等，其中主要为腐蚀环境下受腐蚀的程度、高使用频率下的磨损情况、较长时间使用后的变质或其性能可否依然满足防护需要等，防护用品的性能绝不仅仅是能用而已。

5.7.3 劳动保护用品分类

劳动保护基本作用是，保护劳动者免遭作业环境中各种形式的职业伤害或者毒害，降低上述风险，保护社会生产力可持续发展。

依据《用人单位劳动保护用品管理规范》安监总厅安健［2015］124 号，将劳动保护用品分为 10 大类：

（1）防御物理、化学和生物危险、有害因素对头部伤害的头部防护用品。

（2）防御缺氧空气和空气污染物进入呼吸道的呼吸防护用品。

（3）防御物理和化学危险、有害因素对眼面部伤害的眼面部防护用品。

（4）防噪声危害及防水、防寒等的听力防护用品。

（5）防御物理、化学和生物危险、有害因素对手部伤害的手部防护用品。

（6）防御物理和化学危险、有害因素对足部伤害的足部防护用品。

（7）防御物理、化学和生物危险、有害因素对躯干伤害的躯干防护用品。

（8）防御物理、化学和生物危险、有害因素损伤皮肤或引起皮肤疾病的护肤用品。

（9）防止高处作业劳动者坠落或者高处落物伤害的坠落防护用品。

（10）其他防御危险、有害因素的劳动防护用品。

5.7.3.1 头部防护用品

主要用于保护头部，是防撞击、防挤压伤害的主要用具，头部防护用品主要有三类，即安全帽、防护头罩和工作帽。其中安全帽最为常用，又称为安全头盔，主要用于防御刺穿、冲击和挤压等，以保护头颅。防护头罩是使头部免受腐蚀性气体或烟雾、火焰、粉尘及恶劣气象条件伤害的个人头部防护装备。下面对安全帽防护原理及结构等做简要介绍。

A 安全帽的防护原理

在冲击过程中，安全帽的各个部件首先将冲击力分解，然后通过各个部分的弹性变形、塑性变形和合理破坏将大部分冲击力吸收，使最终作用于人体头部的冲击力小于4900N，起到防护作用。

B 安全帽结构

帽壳：椭圆或半圆形结构，表面连续光滑，可使物体坠落到帽壳上滑脱，顶部一般设有加强筋，提高抗冲击强度。冲击过程中允许帽壳产生少量变形，但不能触及头顶。

帽衬：是帽壳内部部件的总称，包括帽箍、顶戴、护带、下颏带及拴绳。帽衬在冲击过程中起主要的缓冲作用。

C 安全帽的一般技术性能

安全帽的一般技术性能包括冲击吸收性能和耐穿刺性能。

（1）冲击吸收性能：安全帽在受到冲击时对冲击能量的吸收能力。好的安全帽在冲击吸收过程中能将所承受的冲击能力吸收80%～90%，使作用到人体的冲击力降到最低。

世界各国对冲击吸收性能的要求是一致的，均规定5kg钢锤自1m高度自由落下，冲击到戴在木质头模上的安全帽冲击力小于4900N。如果没有吸收时，冲击力一般在22246N。

（2）耐穿刺性能：要求帽壳具有较好强度和韧性。

D 安全帽的特殊性能要求

电力作业还要求绝缘性能，有火源作业场所需要阻燃性能，易燃易爆场所需要抗静电性能。

E 安全帽的有效期

《安全帽》（GB 2811—1989）规定，塑料安全帽的有效期为2.5年，植物枝条安全帽有效期2年，玻璃钢和胶质安全帽有效期3.5年。

5.7.3.2 呼吸器官防护用品

毒物和粉尘是最主要的两类职业危害因素，大部分尘肺病和职业中毒是有害物经呼吸道进入体内的，因此呼吸器官防护是预防尘肺、职业中毒和窒息的最重要措施。

呼吸器官防护用品按用途分为防尘、防毒和供氧三类；按照作用原理分为隔绝式和净化式两类。主要产品有过滤式防毒面具、氧气呼吸器、自吸过滤式防尘口罩、自救器、空气呼吸器、防微粒口罩等。

（1）自吸过滤式防尘口罩（respirator masks）依靠佩戴者的呼吸力量克服部件的阻

力，用于防尘的一种净气过滤式呼吸防护器。分为简易和复式两种。

（2）自吸过滤式防毒面具依靠佩戴者自身的呼吸为动力，将污染的空气吸入到过滤器中经净化后的无毒空气供人体呼吸。自吸过滤式防毒面具只能用于含氧量不低于18%的场合。

（3）供（气）氧式呼吸器分为送风式和携气式两类。

1）送风式：包括电动送风和手动送风及自吸式长管呼吸器。送风式呼吸器在使用时应将吸气点置于洁净且含氧量大于18%的区域。

2）携气式：包括压气呼吸器和氧气呼吸器。

压气式呼吸器是由空气压缩机或高压空气瓶经压力调节装置降为中压后，把气体通过导气管送到面罩供佩戴者呼吸的一类设备。

氧气呼吸器是佩戴者自行携带高压氧气、液氧或化学药剂反应生成氧气作为气源的一类呼吸器。

5.7.3.3 眼面部防护用品

高温热源、射线、光辐射、电磁辐射、异物飞溅均可能造成眼面部伤害。根据产品的防护性能和防护部位将其分为两类，即防护眼镜类和防护面罩类。

防护眼镜又分防异物的安全护目镜和防光线的护目镜两类。安全护目镜主要有防冲击护目镜和防化学药剂护目镜两种。防光线的护目镜主要用于防御有害射线伤害眼睛，主要有焊接护目镜、炉窑护目镜、防激光护目镜、防微波护目镜等。

防护面罩也分为遮光型与安全型两种。安全型防护面罩主要用于防御液态或者固态的有害物体的伤害眼面部，有有机玻璃面罩、金属丝网面罩及钢化玻璃面罩等。遮光型防护面罩常见的是焊接面罩和窑炉用面罩等。

5.7.3.4 听力防护用品

用于保护听力的防护用品包括耳塞、耳罩、头盔，其中最常用的是耳塞。耳塞的种类按隔声效果分为宽频隔声耳塞和高频隔声耳塞两种，按制作所使用材料的不同分为纤维耳塞、塑料耳塞、泡沫塑料耳塞和硅橡胶耳塞等。耳塞通常是插入外耳道的，也可放在外耳道口处以保护耳朵免受强噪声的影响。对耳塞的技术要求内容很多，其中主要的是与人耳部的接触密合性要好，有足够的隔声效果，使用时无显著不适感。

5.7.3.5 手部防护用品

在各种工伤事故中，手的伤害约占25%。按防护部位分防护手套和防护套袖两种。

防护手套主要用来防护肘部以下位置免受伤害，按照使用特性分为带电作业用的绝缘手套、耐酸碱手套、焊工手套、耐油手套、防X射线手套、防机械伤害手套、隔振手套、防静电手套、防热辐射手套、防微波手套等。防护套袖主要有防热辐射套袖和防水与防化学腐蚀套袖两种。

5.7.3.6 足部防护用品

足部防护用品即防护鞋，其主要作用有防止物体砸伤、刺割伤、烫伤、腐蚀伤害、触电等伤害的发生，还有防静电鞋和减少强迫体位危害的专用鞋等用品。应用在环境危害因素不太严重、风险较低场合的防护鞋称为常规防护鞋；在危害因素较严重的作业场所使用的防护鞋，被统一称为特种防护鞋。国家对特种防护鞋实行许可管理，出台了相关标准

《防护鞋通用技术条件》（GB 12623）以规范其生产、销售和使用。按防护功能防护鞋分为工业用防护鞋、林业防护鞋、铸造及类似热作业安全鞋、建筑等高处作业安全鞋等。工业防护鞋中常用的有防静电鞋、防腐蚀（酸、碱、油）鞋、绝缘鞋、放射性污染防护鞋、防水鞋、防机械伤害鞋、防振鞋、电热鞋、防寒鞋、导电鞋、防尘鞋、防滑鞋等。

5.7.3.7 躯干防护用品

躯干防护用品又称为防护服，主要用于保护作业人员免受多种环境有害因素的伤害，分为一般作业服和特殊防护服两类。一般作业服即常说的工作服；特殊防护服主要有防X射线工作服、防寒服、带电作业屏蔽服、防微波服、阻燃防护服、防酸工作服、防静电工作服、防水服、潜水服、防尘服等。

5.7.3.8 护肤用品

皮肤是人体中最大的器官，与周围环境的接触最多。护肤用品主要用于保护作业人员裸露的皮肤，有护肤膏和洗涤剂两类，护肤膏可在作业前涂在裸露部分的皮肤上；洗涤剂则用于作业后洗涤被有害因素污染的皮肤。

5.7.3.9 坠落防护用

专门用于保护作业人员高处作业的安全，防止坠落事故的发生。主要包括安全带和安全网两种。

A 安全带

安全带由带、绳和金属配件组成。按其结构不同可分为单腰带式、单腰带加单背带式及单腰带、双背带加双腿式三种。

安全带要符合以下条件：必须具有足够的强度承受人体下落时的冲击力；能在人体坠落到可能致伤的距离前拉住人体。

人体坠落时有很大的动能，在被安全带拉住时要承受很大的冲击力。实验表明，当人体坠落时受到的冲击力达到17777N时一定受到伤害。为保证安全，把人体坠落时产生的冲击力限制在8889N，一般安全带长度不超过2m。

B 安全网

安全网由网体、边绳、系绳和试验绳组成，一般用锦纶或维纶纵横交叉编制而成，其规格为3m×6m。

按照安装形式不同，安全网分为平网和立网。立网用于防止人员坠落，平网用于防止人员坠落时受到伤害及防止掉落的物体打击人体。

5.7.3.10 其他防护装备

其他防护装备类指那些不易归类的防护用品，例如水上救生圈、救生衣等。

复习思考题

5－1 毒物综合控制措施有哪些？

5－2 自然通风的动力是什么？机械通风排毒方法主要有哪三种类型？

5－3 常用的毒物净化方法有哪几种？

5－4 什么是吸收净化？常见的吸收设备有哪几种？

5－5　什么是吸附净化？吸附净化设备有哪些？
5－6　什么是燃烧净化？燃烧净化有哪几类？
5－7　什么是冷凝净化？
5－8　除尘器是用于净化含尘气流的装置，主要有哪几种类型？除尘器的主要性能指标有哪些？
5－9　噪声控制的技术措施有哪些？
5－10　何为吸声降噪？
5－11　简述多孔吸声材料的结构特点、吸声原理及特点。
5－12　简述穿孔板共振吸声结构的吸声原理和吸声特点。
5－13　何为隔声降噪？隔声构件有哪些？
5－14　解释隔声间、隔声罩、隔声屏。
5－15　何为消声器？简述消声器分类及消声原理。
5－16　振动控制的一般方法有哪些？
5－17　何为隔振？分为哪两类？解释这两类隔振的不同。
5－18　何为阻尼减振？
5－19　简述高温热害综合控制措施。
5－20　简述低温危害控制措施。
5－21　射频辐射和微波辐射控制方法有哪些？
5－22　简述电离辐射外照射防护方法和内照射防护方法。
5－23　什么是劳动保护用品？劳动保护用品如何分类？劳动保护用品选用原则是什么？
5－24　安全帽的技术指标有哪些？
5－25　呼吸器官防护用品按用途分为哪几类？按照作用原理分为哪几类？

第 6 章　冶金及机械制造行业职业危害及其控制

学习目标： 冶金是一项从金属矿石中提炼、提纯与合成金属以及用金属制造有用物质过程的技术。冶金及机械制造包括采矿、选矿、烧结、球团、炼铁、炼钢、金属压力加工及机械制造业等工艺过程。了解各工艺流程，掌握各工艺过程职业危害因素及控制措施。

6.1　采选作业职业危害及控制

6.1.1　采矿工艺及职业病危害因素

6.1.1.1　采矿工艺

铁矿的开采可分为地下开采与露天开采两种。

A　地下采矿工艺

地下采矿方法包括崩落法、空场法和充填法。

地下矿床开采主要包括开拓、采准、切割和回采四个步骤。

矿床开拓是指从地面掘进一系列巷道通达矿体，以便把将要采出的矿石运至地面，同时把新鲜空气送入地下，并把地下污浊空气排出地表，把矿坑水排出地表，把人员、材料和设备等送入地下和运出地面，形成提升、运输、通风、排水以及动力供应等完整系统。为此目的而掘进的巷道，叫开拓巷道。

采准：在已开拓完毕的矿床里，掘进采准巷道，将阶段划分成矿块作为回采的独立单元，并在矿块内创造行人、凿岩、放矿、通风等条件。

切割：在已采准完毕的矿块里，为大规模回采矿石，而开辟自由面和自由空间（拉底或切割槽），为以后大规模采矿创造良好的爆破和放矿条件。

回采：切割工作完成后所进行大量的采矿过程，其基本工艺环节为：凿岩→爆破→铲运→顶板（地压）管理。

开拓、采准是回采的准备工作，均需要掘进巷道。掘进的基本工艺环节为：凿岩（钻孔）→爆破→铲运→支护（喷浆）。

凿岩是指用风动凿岩机或凿岩台车在岩壁上打眼成孔，以便在孔内安置炸药。

爆破包括在孔内装炸药、黄泥封孔、连线、引爆，破碎岩壁形成原始巷道。

铲运包括铲装和运输。铲装是指用铲运机将爆破产生的破碎矿岩装入机车或溜井。运输（提升）是指装入机车的矿岩通过提升设备（罐笼或箕斗）运至地表的过程。

支护是指在爆破后形成的不稳固巷道内采取喷射混凝土 + 锚杆或锚索或砌碹等方式加固巷道壁面以便形成永久巷道或硐室的过程。

顶板（地压）管理：采取措施来消除地下采空区所产生的地压现象（矿柱和上下盘围岩出现的变形、破坏、移动等现象），地压管理方法包括留矿柱支撑采空区、崩落采空区和充填采空区。利用废石或尾砂等材料对采空区进行充填可以有效控制地压，避免地表塌陷和采空区冒落。

B 露天开采工艺

露天采矿工艺包括穿孔→爆破→铲装和运输→排岩（土）。

穿孔是利用牙轮钻、潜孔钻等穿孔设备在露天矿边帮上形成炮孔，穿孔设备分为冲击式和回转式两类。

爆破包括在炮孔内装炸药、填塞炮孔、连线、引爆，将整体矿岩进行破碎和松动，形成爆堆。炸药主要包括铵油炸药、乳化炸药、硝铵炸药，爆破方式多排孔齐发爆破和多排孔微差爆破。

铲装是利用装载机械将矿岩从较软弱的矿岩或经爆破破碎后的爆堆中挖取，装入某种运输工具内或直接卸至某一卸载点。装载机械包括单斗挖掘机（电铲）、索斗铲、前装机。金属矿山主要使用单斗挖掘机（电铲）。

运输作业是采装作业的后续工序，其基本任务是将已装载到运输设备中的矿石运送到储矿场、破碎站或选厂，将岩石运往废石场。露天矿运输方式包括汽车运输、铁路运输、胶带运输、斜坡箕斗提升运输以及联合运输方式。

排岩（土）：将剥离下的废石运输到废石场进行排弃。排岩工艺包括：汽车—推土机排岩工艺、铁路—挖掘机（排土犁、前装机、推土机）排岩工艺及胶带运输机—胶带排岩机排岩。其中胶带运输机—胶带排岩机排岩是近年来发展起来的一种多机械连续排岩工艺。其工艺流程：汽车将废石运送至设置在采场最终边帮上的固定或移动式破碎站进行废石的粗破碎，破碎后的废石被卸入胶带运输机，由胶带运输机运送至废石场再转入胶带排岩机进行排卸。

6.1.1.2 采矿作业职业病危害因素

采矿作业各环节危害因素种类见表6-1。

表6-1 采矿作业职业病危害因素汇总

工艺环节	职业性有害因素
凿岩	粉尘、噪声和振动
爆破	粉尘、有毒气体（CO、NO_2）、噪声、振动
铲装	粉尘、有毒气体（CO、NO_2）、噪声、振动
运输	粉尘、有毒气体（CO、NO_2）、噪声、振动
支护	粉尘、噪声和振动

可见，采矿作业各工艺环节存在的有害因素主要包括粉尘、有毒气体、噪声、振动。此外，铀矿山及非铀矿山还存在放射性元素，高海拔矿山还存在低气压问题。

对于深井开采的矿山，还存在高温、高湿问题。对于露天矿山，还存在低温、高温等问题。

A 粉尘

矿山粉尘包括矿物粉尘和水泥粉尘。在金属矿山凿岩、爆破、铲装和运输环节产生粉尘主要是矿物粉尘，这些粉尘游离二氧化硅含量高，极易引发矽肺病。

在掘进巷道支护环节中喷浆、拌料、砌碹作业时会产生水泥粉尘，易引发水泥尘肺。

依据《工作场所有害因素职业接触限值》规定，对于矿岩中游离二氧化硅含量10% ~50%的矿井，作业场所粉尘浓度（PC-TWA）不高于1mg/m^3；对于矿岩中游离二氧化硅含量低于10%的矿井，作业场所粉尘浓度（PC-TWA）不高于8mg/m^3。

B 有毒有害气体

井下矿有毒有害气体主要来源是柴油设备排放的尾气、爆破产生的烟气、火灾产生的烟气及采空区积聚的有毒气体。

（1）一氧化碳：一氧化碳主要来源于井下柴油设备排放的气体、爆破及火灾烟气，按照《金属非金属矿山安全规程》规定，作业场所CO最高容许浓度（MAC）不高于30mg/m^3。超过上述标准，易造成中毒、窒息。依靠矿井通风系统及局部通风系统来排除爆破及柴油机排放的CO气体。

（2）二氧化氮（氮氧化物）：爆破烟尘及柴油机排放的尾气中均含有NO_x。按照《工作场所有害因素职业接触限值》规定，作业场所NO_2时间加权平均容许浓度（PC-TWA）不高于5mg/m^3。

（3）二氧化硫：二氧化硫的来源主要是含硫矿物的氧化和自燃以及井下爆破。按照《工作场所有害因素职业接触限值》规定，作业场所SO_2时间加权平均容许浓度（PC-TWA）不高于5mg/m^3。

（4）二氧化碳：二氧化碳的来源：爆破、柴油设备排放的尾气及火灾烟气等。二氧化碳密度大，比空气重，一般多积聚于巷道低处及通风不良的废巷中。高浓度时有显著毒性，主要是对呼吸中枢的毒性作用。按照《工作场所有害因素职业接触限值》规定，作业场所CO_2时间加权平均容许浓度（PC-TWA）不高于9000mg/m^3。

C 高温、高湿

随着矿井开采深度的延伸，矿井下作业环境中的温度逐渐升高，同时伴随高湿，影响作业人员的身体健康，降低作业能力和协调性，严重时可以导致中暑。依据《金属非金属矿山安全规程》规定，作业场所气温不超过28℃。

D 噪声

噪声主要来自采矿作业所用的设备，例如凿岩设备、铲装设备、机车、提升设备、通风机、水泵、空压机等。长期接触高噪声能引起职业性噪声聋。依据《金属非金属矿山安全规程》，作业场所8h等效A声级不超过85dB。

E 振动

振动主要来自采矿设备，包括凿岩设备、铲装设备、运输设备、通风机、水泵、空压机等。

长期使用振动工具而引起的以末梢循环为主的疾病，发病部位多为上肢末端，其典型表现为发作性手指变白（白指）。患者症状多为神经衰弱症状和手麻、胀痛、发凉、多汗、遇冷后手指变白等，其次为手部僵硬无力、运动不灵活等。

6.1.2 选矿工艺及职业病危害因素

矿石开采后进行冶炼前大都先经过选矿，以便将贫矿石中的脉石剔除，将矿石中的有害成分除去，或从矿石中选出所需要的矿物质。

6.1.2.1 选矿方法及工艺流程

根据矿石中矿物的物理、化学性质不同，矿石破碎磨细以后，可以采用重选、浮选、磁选等方法，将有用矿物与岩石分开，并使各种共生（伴生）的有用矿物尽可能相互分离，除去或降低有害杂质，以获得冶炼或其他工业所需原料的过程。

（1）浮游选矿法：根据矿物表面理化性质的差异进行分选，其工艺流程如图6－1所示。

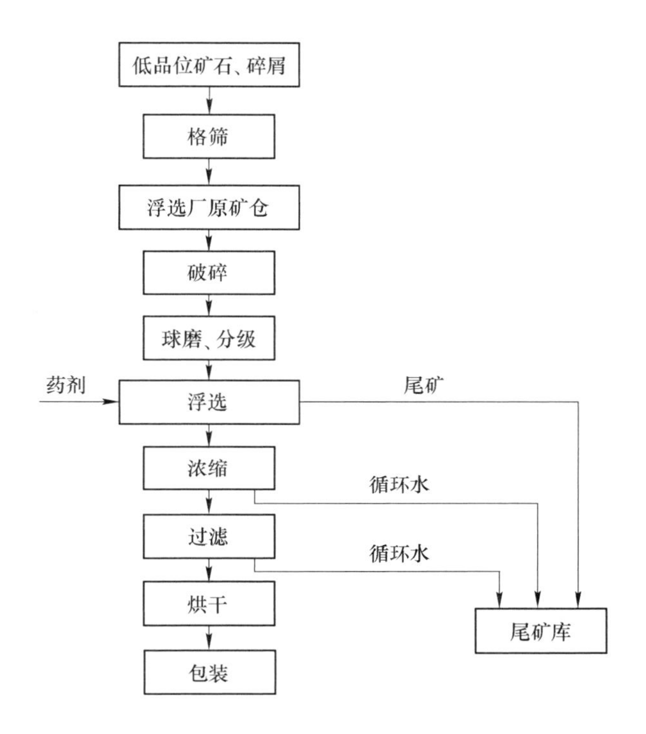

图6－1 浮选工艺流程

（2）重力选矿法：根据矿物的密度及其在介质中沉降速度的差异进行分选，其工艺流程如图6－2所示。

（3）磁力选矿法：利用矿石的导磁性的差异进行分选。其工艺流程如图6－3所示。

6.1.2.2 选矿作业职业病危害因素

选矿存在的职业危害因素主要来源于选矿设备及化学药剂，主要有：粉尘、强酸腐蚀、剧毒的药剂、电离辐射、噪声、振动等。

A 粉尘

选矿原辅料的储存、装卸、堆取及选矿工艺过程中的破碎、皮带输送、筛分、磨矿等过程均产生粉尘。

B 化学性毒物

（1）浮选法使用的捕收剂——黄药是烃基二硫代碳酸钠、有臭味而且可产生CS_2。

（2）黑药具有腐蚀性。用作抑制剂的氰化钠有剧毒。

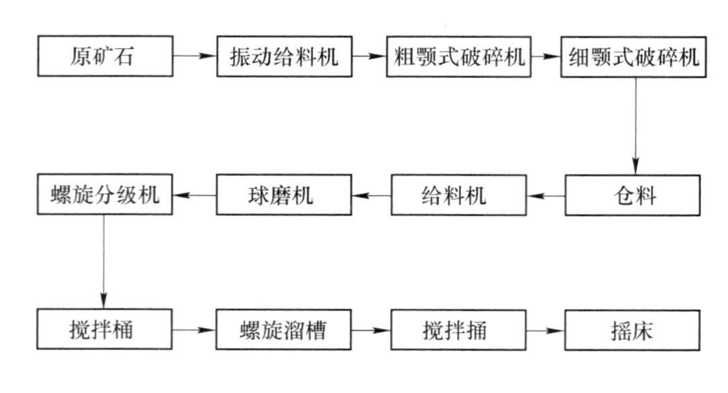

图6-2　重选工艺流程

（3）用作起泡剂的重吡啶及甲酚酸，也是有毒药剂。

（4）选矿过程中会使用到硝酸。浓硝酸还是一种强氧化剂，具有强烈的腐蚀性，触及皮肤会引起烧伤，损害黏膜和呼吸道。硝酸蒸气有刺激作用，引起黏膜和上呼吸道的刺激症状。长期接触可引起牙齿酸蚀症，皮肤接触引起灼伤。

C　电离辐射

当矿石中有共生的铀、镭、钍等天然放射性元素时，在选矿过程中就有放射危害问题。此外用放射线同位素测定矿浆密度及料仓料位时有外照射危害。易引发极性放射性疾病。

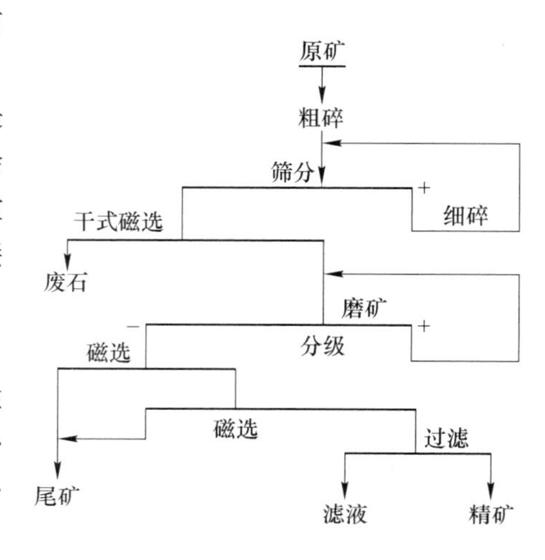

图6-3　磁选工艺流程

D　噪声和振动

破碎机、皮带运输机、风机、除尘、筛分、磨选、浮选、干燥等设备会产生强大的噪声和振动。

6.1.3　采选作业职业病危害因素控制

6.1.3.1　粉尘控制

矿山粉尘的控制应贯彻“革、水、密、风、护、管、教、查”八字方针：

“革”是实施技术革新，大力推广综合防尘新设备、设施和新技术，淘汰旧的生产工艺和作业方式。

“水”是大力实施湿式作业，在凿岩时采用湿式凿岩减少粉尘产生；在铲装、破碎、转运等产尘严重的环节进行洒水降尘，减少粉尘产生。选矿车间及皮带通廊应设置洒水和排水装置，减少二次扬尘。露天采矿作业区路面应适时洒水或使用路面抑尘剂。

“密”是密闭、捕尘、抽尘。破碎机、筛分机等主要产尘岗位应采取整体密闭，密闭后应设置吸尘点，合理配置除尘器。挖掘机、钻机、推土机、铲车、汽车等司机室，根据不同条件宜采取单机防护措施。粉尘浓度严重超标的作业场所，应设置与作业环境隔离并有空调和空气净化设施的观察休息室。

“风”是加强作业区域系统通风和局部通风，保证作业场所的风速满足排尘风速要求。

“护”是搞好个体防护，佩戴防尘口罩、防尘面罩、防尘头盔防护服等。同时，应保证从业人员正确佩戴和使用防护用品。

“管”是加强管理，建立相关制度，监督各项防尘设施措施的使用和控制效果。

“教”是加强宣传教育，包括定期对作业人员进行职业卫生培训，增强职工防尘与自我防护的主动性和积极性。

“查”是做好职业性健康检查，做到早发现病损、早调离粉尘作业岗位，加强对作业场所粉尘浓度检测及监督检查等。

6.1.3.2 中毒控制及预防

在生产过程中完全避免有毒有害气体的产生是不可能的，因此必须采取措施控制有毒有害气体。控制的方法原则主要有：

（1）产生毒物的作业点或区域应采取有效的密闭、机械通风、事故通风、有毒气体检测报警装置等综合防毒措施，使作业场所空气中有害物质浓度符合 GBZ 2.1 的要求。

（2）井下爆破及其相关作业人员在炸药引爆通风 10min 后进入爆区前，应持便携式毒物检测仪进入检测，进入井下爆破后场所，还应检测空气中氧含量，当炮烟中一氧化碳、氮氧化物等有害物质浓度及氧含量符合 GBZ 2.1 要求时才能进入采场。

（3）选厂装卸、储存、使用强酸、强碱处，应有冲洗地面、墙壁的设施，并应设置喷淋洗眼设施。浮选配药间应单独设置，并应设通风排毒装置，附近应设置喷淋和洗眼设施。过滤车间调节矿浆 pH 值加入浓硫酸时，应采用自动加药方式，加药如需手动控制，加药口应设保护罩。硫酸罐车与硫酸储罐对接好之后才可用卸料泵将车内原料自动卸进储罐内。加酸及卸酸处应设喷淋洗眼设施。采用有毒药剂或有异味药剂的浮选工艺，工艺过程产生大量蒸气的，应设通风换气装置。

（4）设置警示标识。井下通风不良的地区或不通风的旧巷内，往往积聚大量的有毒有害气体，应设置明显的警示标识，在不通风的旧巷口要设栅栏，并挂上“禁止入内”的牌子。若要进入必须先行检查，确认对人体无害方可进入。

（5）搞好个体防护。对于确因工作需要进入有可能存在高浓度有毒有害气体的环境中工作时，在确保良好通风的同时，作业人员应戴防毒面罩，或防毒口罩、安全护目镜等。对突发性有毒有害气体增高，应立即使用自救器，并紧急撤离到安全地带。

在操作腐蚀性物品，如易挥发性强酸等物品，必须穿戴橡胶防护手套和橡胶围裙等。

（6）加强职业安全卫生知识培训教育，严格遵守安全操作规程，各项作业均应符合《安全规程》规定。

6.1.3.3 矿山噪声的控制

（1）合理布局。噪声与振动较大的生产设备宜安装在单层厂房内。当设计需要将这些生产设备安置在多层厂房内时，宜将其安装在底层，并采取有效的隔声和减振措施。

（2）控制噪声源。一是选用低噪声设备或改革工艺过程；二是提高机器设备的装配质量，减少部件之间的摩擦和撞击，以降低噪声。

（3）控制噪声的传播。在皮带输送机、破碎机、振动筛、空压机、泵类等噪声较大作业场所建立隔声操作室。在铲装设备及运输设备的司机室采取隔声、吸声等措施，减少噪声接触量。在空气动力设备的气流通道、钻孔机的排气口上、风机出口管道上安装消声器；利用隔声效果好的材料将空压站、泵站等发声源隔绝起来；破碎机、振动筛、磨矿机、空压机、除尘风机及机泵等应设置独立基础或减振措施，如弹簧减振器等弹性构件；水泵与其基础之间设有减振垫；风机进、出口与连接管道间采用软连接，水泵出口设橡胶柔性接头等，以有效降低作业人员接触噪声强度和接触振动强度。

（4）个体防护。对于少数生产车间及作业场所，采取相应噪声控制措施后其噪声强度仍不能达到GBZ 2.2的要求时，应采取有效的个体防护措施，佩戴合适的耳塞或耳罩。

6.1.3.4 振动的控制

（1）提高设备装配质量，减少振源扰动。对于主要扇风机、水泵等旋转设备，提高设备装配质量，减少振动。

（2）安装减振装置。手动凿岩机在手持部位应加减振套，掘凿台车及钻孔机等司机座位宜加减振垫。

（3）在设备外壳涂抹阻尼层，减弱振幅。

（4）避免共振。

（5）个体防护。凿岩工人穿戴防振保暖手套。

（6）建立合理的劳动休息制度，采用定期轮换工作制度。

6.1.3.5 防暑防寒

对于深井矿山或有自燃发火的矿山，可以通过加大作业场所风流速度来达到降温目的。其次，对于掘进巷道等通风不良场所，可以采用局部制冷方法来改善作业环境温度。

露天矿钻孔机、电铲、挖掘机、推土机、运输车辆内应设冷暖空调系统。

在高温天气期间，用人单位应当按照国家相关法律、法规规定，根据生产特点和具体条件，采取合理安排工作时间、轮换作业、适当增加高温工作环境下劳动者的休息时间和减轻劳动强度、减少高温时段室外作业等措施。

冬季应为室外作业人员配备棉袄、棉帽、棉鞋等防寒用品。夏季应为高温作业人员配备耐热工作服，并提供足够的、符合卫生标准的防暑降温饮料及必需的药品。

6.1.3.6 电离辐射防护

工作场所密封源表面应有铅制源罐，密封源源口须设开关，X射线装置机体应按要求进行相应屏蔽，表面剂量率应符合国家标准要求。

工作场所密封源及X射线装置附近应设置“当心电离辐射”警示标识。

密封放射源的安装位置应选在人员活动较少或难以直接触及的高处，对人员可触及的密封源应根据剂量当量率监测结果确定防护距离并依此在必要情况下安装防护围栏。

对表面剂量率偏高的密封源及X射线装置应增加表面铅屏蔽，作业人员的操作室、休息室均建在远离辐射场所的位置。

为接触电离辐射的作业人员配备个人剂量计，同时应尽量减少其接触电离辐射的时间，并对作业人员进行电离辐射危害及防护知识的培训和教育。

6.2 烧结球团行业职业危害及控制

烧结球团生产是为高炉提供人造富矿的加工方法，是将细磨精矿或粉状物料制成能满足高炉冶炼要求的原料的加工过程。

6.2.1 工艺简介

6.2.1.1 球团工艺流程

球团是把细磨铁精矿粉或其他含铁粉料添加少量添加剂混合后，在加水润湿的条件下，通过造球机滚动成球，再经过干燥焙烧，固结成为具有一定强度和冶金性能的球型含铁原料。

球团工艺主要流程包括原料准备、配料、混合、造球、筛分、布料、焙烧、筛分（见图6－4）。

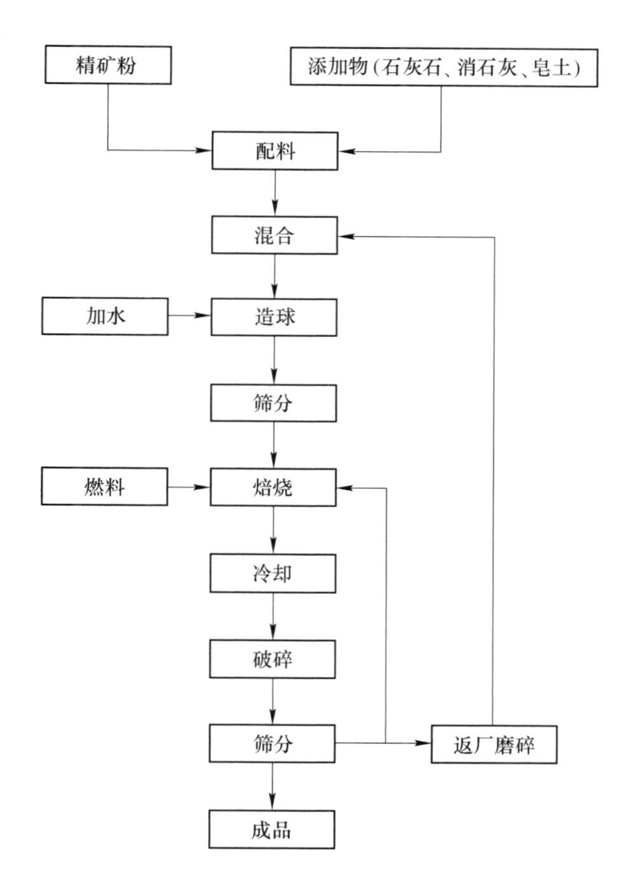

图6－4　球团工艺流程

配料：将铁精粉、溶剂、黏结剂等原料通过给料机输送至电子皮带秤。

混合：采用强力混合机或轮碾式混合机经过一段或两段方式进行物料混合。

造球：采用圆盘或圆筒式造球机通过滚动成球。

布料：生球经布料皮带、摆动皮带、宽皮带、辊式布料机将生球布置在台车上。

焙烧：球团焙烧方法有三种：竖炉球团法、带式焙烧机球团法和链箅机－回转窑球团法。在三种焙烧方式中，大型球团厂一般都采用链箅机－回转窑焙烧方式。在回转窑中进行焙烧后，采用环冷机或带式冷却机进行熟球冷却。

球团厂的设备主要包括圆盘造球机、筛分机、焙烧设备、皮带、鼓风机、电机等。

6.2.1.2 烧结工艺流程

烧结是将各种粉状含铁原料,配入适量的燃料和溶剂,加入适量的水,经混合后在烧结设备上使物料发生一系列物理化学变化,将矿粉颗粒黏结成块的过程。其工艺流程如图6-5所示。

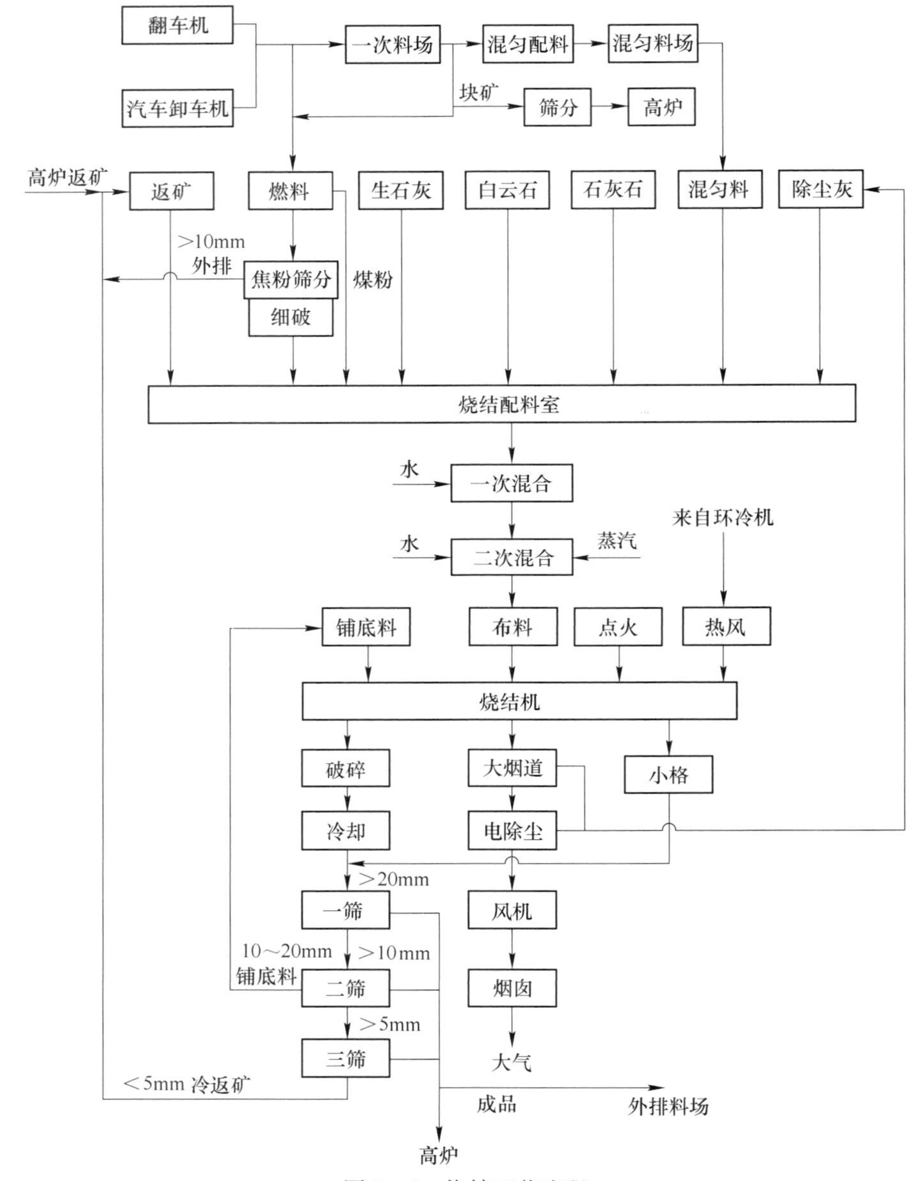

图6-5 烧结工艺流程

烧结生产工艺流程通常由下列几部分组成：含铁原料、燃料和溶剂的接受和贮存；原料、燃料和溶剂的破碎筛分；烧结料的配制、布料、点火与烧结；烧结矿的破碎和筛分、冷却、整粒和铺底料。主要设备包括破碎机、筛分机、烧结机、通风机等。

6.2.2 职业病危害因素

烧结球团职业病危害因素包括粉尘、有毒气体、噪声、振动、高温、电离辐射，分布于原料贮存运输、生产、设备检修及煤气设施等工艺环节。常见职业病包括尘肺病、CO中毒、中暑、噪声性耳聋。

职业病危害因素分布如表6－2所示。

表6－2 烧结球团生产过程中的职业危害因素

工艺环节		工作地点	主要职业危害因素
原辅料贮存运输	贮存运输	翻车机室、汽车受料室、清车底、船舱舱底	矽尘、其他粉尘、煤尘
		解冻室	煤尘、一氧化碳、二氧化硫、一氧化氮、二氧化氮
	烧结原料	原料运输（皮带、转运站）、堆料机、取料机、矿槽、混匀配料槽、石灰石料仓等	矽尘、石灰石粉尘、煤尘、其他粉尘
		燃料破碎机、燃料预筛分机	煤尘
	球团原料	膨润土料棚、仓式泵	膨润土粉尘
	配料	矿槽、配料圆盘、堆料机、取料机、皮带、转运站等	其他粉尘、噪声、振动
	混合	混匀堆料机、混匀取料机、圆盘、混匀配料槽、一次混合机、二次混合机、混合料矿槽、给料机、皮带、转运站等	其他粉尘、噪声、振动
烧结生产	烧结	烧结机、控制室	其他粉尘、一氧化碳、二氧化硫、一氧化氮、二氧化氮、高温
		小格、破碎机、环冷机	其他粉尘、高温、噪声、振动
	冷却筛分	冷却筛分机、电振给料机、皮带	其他粉尘、噪声、振动
	成品矿运送	成品矿槽、皮带、装车	其他粉尘、噪声、振动
球团生产	造球	混合矿槽、小混筛、圆盘给料机、造球机、摆动皮带、大混筛	其他粉尘、噪声、振动
	造球竖窑	链箅机、箅板、皮带、带式焙烧机、集中控制室	其他粉尘、一氧化碳、二氧化硫、一氧化氮、二氧化氮、高温
	冷却筛分	冷却筛分机、环冷机、皮带	其他粉尘、噪声、振动
	返矿	圆盘机、拉链机、皮带	其他粉尘、噪声、振动
	成品矿运送	成品矿槽、皮带、装车	其他粉尘
设备维修		大烟道	一氧化碳
		竖炉停炉、煤气管道及相关设备	一氧化碳
		烘干设备	一氧化碳
		皮带	苯、甲苯、二甲苯
煤气设施		软管连接处	一氧化碳
		煤气阀门	一氧化碳
		主抽风机和煤气加压站等煤气区域	一氧化碳、噪声、振动

6.2.3 职业危害因素控制

6.2.3.1 粉尘防护措施

改革工艺，实现自动化和密闭化，减少设备的产尘量；对尘源进行密闭、通风及净化；如配料仓，配料皮带、润磨机和润磨皮带等处必须设置除尘措施。对地面进行及时清扫，减少二次扬尘；加强个体防护；加强宣传教育、定期测定检查。

6.2.3.2 有毒有害物防护措施

在作业人员经常停留或进行作业的区域，宜设置固定式一氧化碳毒物监测报警装置，对作业环境进行监测。对于煤气管道应定期检查确保其密闭性。煤气作业区域的人员应配备便携式有毒物质报警仪，并定期对报警仪进行维护和更新。

6.2.3.3 噪声和振动控制措施

首先要消除或降低声源。改进生产工艺，选用低噪声的生产设备，用阻尼、减振、隔振等措施降低振动。其次，阻断噪声传播。对超标的振动筛、助燃风机和造球皮带头等处缩短工人的停留时间，并应按要求佩戴防噪耳塞。对接触噪声超标的润磨工、环冷机工、成品皮带工、除尘工和风机工合理安排的作业时间，减少每班噪声实际接触量，督促工人正确佩戴防噪声耳罩或耳塞。

6.2.3.4 高温防护措施

利用自然通风或机械通风方式加强车间内的通风。例如采用避风天窗通风、安装排气罩、机械通风等；

对于温度较高的燃烧炉、链箅机、回转窑、环冷机等处应合理安排作业时间，减少接触时间，对高温岗位作业人员及时补充水、盐、营养及维生素；

加强个人防护，在有辐射热的场所和露天阳光下劳动，可穿防护服，如铝箔服对辐射热有良好的防护效果；露天作业者应戴宽边草帽、穿长袖衣服；

加强职业健康检查，对高温作业劳动者应进行就业前和入暑前体格检查，发现问题及早处理。如发现有心血管系统疾病、高血压病、内分泌疾病、汗腺分泌功能障碍及体弱者，可根据具体情况，做出加强观察、减轻工作或调离工作的调整；

制定合理的劳动休息制度，安排一定工间休息时间，休息地点应选择温度较低、通风好的场所。保证高温作业者有充分的睡眠和休息、合理的营养等。

6.3 煤焦化行业职业危害及控制

6.3.1 煤焦化厂工艺

炼焦化学工业是煤炭化学工业的一个重要部分，包括高温炼焦（950～1050℃）、中温炼焦、低温炼焦等三种方法。冶金行业一般采用高温炼焦来获得焦炭和回收化学产品。在隔绝空气条件下，将煤加热到950℃左右，经高温干馏生产焦炭，同时获得煤气、煤焦油。焦炭的主要用途是炼铁，少量用作化工原料制造电石、电极等。煤焦油是黑色黏稠性的油状液体，其中含有苯、酚、萘、蒽、菲等重要化工原料。净焦炉煤气可供民用和作为工业燃料。

煤焦化厂一般包括备煤、炼焦、副产品回收车间。

备煤车间的任务是为炼焦车间及时供应合乎质量要求的配合煤。其工艺流程是：贮煤场的煤经斗式堆取料机、皮带输送至破碎机破碎，再经筛分和配煤形成合格煤后进入贮煤塔。主要设备包括堆取料机、破碎机、振动筛等。

炼焦车间的生产流程如图6－6所示。装煤车从贮煤塔取煤后，运送到已推空的碳化室上部，将煤装入碳化室，煤经高温干馏变成焦炭，并放出荒煤气由管道输往回收车间；用推焦机将焦炭从碳化室推出，经过拦焦车后落入熄焦车内送往熄焦塔熄焦；之后，从熄焦车卸入晾焦台，蒸发掉多余的水分和进一步降温，再经输送带送往筛焦炉分成各级焦炭。主要设备包括装煤车、推焦车、拦焦车、熄焦车、风机等。

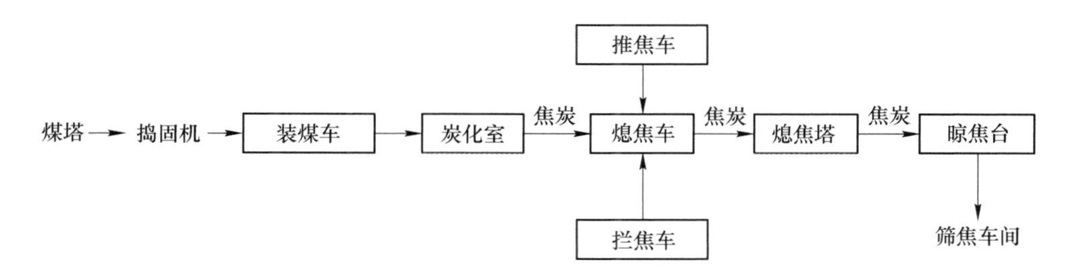

图6－6 炼焦工艺流程

副产品回收车间的工艺流程是：焦炉送来的荒煤气经过氨水冷却、气液分离、冷却、脱硫、洗涤、净化吸收等获得净煤气，并同时回收焦油、酚、硫磺、粗苯等化工副产品。该车间接触的多为有毒、易燃物，容易发生火灾、爆炸和职业中毒事故。主要设备包括鼓风机、空压机、放散管、水泵等。

6.3.2 职业危害因素及职业病

焦化行业生产过程中产生的有害因素包括生产性毒物、高温、粉尘、噪声及振动。

6.3.2.1 生产性毒物

焦化厂生产原料、中间产物或产品会对人体产生不同程度的危害，其中最严重的是含有多环芳烃（PAHs）的焦炉逸散物（COE），其次是生产过程中泄漏的大量中间产物，包括煤的各种热分解产物（如CO、CH_x、H_2S、芳香烃、石蜡、烯烃、酚醛化合物、氰化物及含氮化合物等），以及其回收过程中排放的挥发性气体、燃烧废气等。

可导致职业性肿瘤（如焦炉工肺癌）；职业性皮肤病（如光敏性皮炎、黑变病和痤疮等）；职业性中毒（如CO、NH_3、H_2S、HCN、酚、萘及吡啶中毒等）。

6.3.2.2 粉尘

备煤、炼焦及焦处理过程中都产生大量的粉尘，主要排放源有贮煤场、配煤室、粉碎机室、煤运输机械和煤转运站等；其次，装煤、推焦、出焦、熄焦及筛焦过程也产生大量的烟（粉）尘，未经有效除尘控制的场所，其浓度多数超过粉尘职业接触限值，会引发尘肺病，其中以煤工尘肺病为主。

6.3.2.3 高温、热辐射

炼焦过程为高温干馏，操作人员会受到高温烘烤和热辐射的危害。在炭化室、燃烧室、蓄热室周围、锅炉房及焦炉附近作业的工人经常受强热辐射、高气温、日光照射影响，易发生中暑。

6.3.2.4 噪声和振动

焦化生产中的噪声和振动源主要有破碎机、筛焦设备、焦炉机械、通风机组、鼓风机、蒸汽放散管、空压机及各种泵等。岗位工人易发生的职业病为噪声性耳聋。

6.3.3 职业危害因素控制措施

6.3.3.1 防尘防毒措施

（1）焦化工业企业建设项目中产生尘毒危害的生产过程和设备应设置防尘防毒设备设施，且与主体工程同时设计、同时施工、同时投入生产和使用。

（2）产生粉尘、毒物的生产过程和设备，应考虑机械化和自动化，加强密闭，避免直接操作，并结合生产工艺采取通风除尘措施。

（3）产生粉尘、毒物等有害物质的工作场所，应有冲洗地面、墙壁的设施。该工作场所空气中粉尘和有毒气体浓度应符合 GBZ 2.1 的规定。

（4）煤气净化车间鼓风机房、苯蒸馏泵房、精苯洗涤厂房和室内库房、吡啶生产厂房、库房和泵房等场所应安设自动或手动事故排风装置。

（5）粉碎机室、焦炉炉体、干熄焦炉、筛焦楼、贮焦槽、运焦系统的转运站以及熄焦塔等散发粉尘处应密闭或设除尘装置。

（6）当作业场所空气中的尘、毒在技术上较难控制时，宜采取以下措施：

1）设置密闭操作室，保证新鲜空气供应量不少于每人 $30m^3/h$；

2）佩戴防毒面具或岗位送风；

3）送入空气应符合相关标准的要求。

（7）在有毒性危害的作业环境中，应设置必要的淋洗器、洗眼器，作业人员应配置相应的个人防护用品。

6.3.3.2 防暑、降温

（1）下列地点应有降温措施：

1）焦炉炉顶等高温环境下的工人休息室和调火工室；

2）推焦机、装煤车、拦焦机和电机车的司机室；

3）交换机工、焦台放焦工和筛焦工等的操作室。

（2）受高温烘烤的焦炉机械的司机室、电气室和机械室的顶棚、侧壁和底板应镶有不燃烧的隔热材料。

（3）必须供给高温作业人员足够的含盐清凉饮料。

6.4 冶炼行业职业危害及控制

6.4.1 炼铁工艺

炼铁是将金属铁从其自然形态即含铁矿石（主要为铁的氧化物）中还原出来的过程，主要有高炉法，直接还原法，熔融还原法等。

直接还原炼铁是在低于熔化温度状态下，将铁矿石还原成海绵铁的生产过程。

熔融还原炼铁是不用高炉而在高温熔融状态下还原铁矿石的生产过程。

高炉炼铁是利用还原剂（C、CO、H_2）将铁矿石中的铁氧化物（Fe_2O_3、Fe_3O_4、FeO）还原成金属铁（Fe）的连续生产过程。全世界90% ~95%以上的生铁是采用高炉炼铁法冶炼。高炉法炼铁工艺流程如图6-7所示。

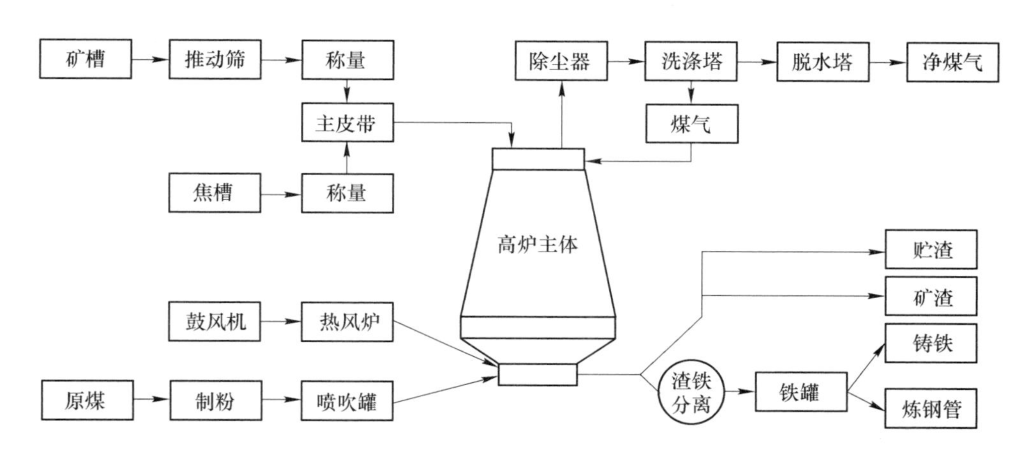

图6-7 高炉法炼铁工艺流程

高炉法炼铁包括原料系统、高炉本体、煤气系统、送风系统、渣铁处理系统、喷煤系统等。

原料系统如图6-8所示。包括储矿槽、槽下筛分设备、称量设备、料车斜桥和装料皮带，其任务是将高炉所需原料、燃料装入高炉内。

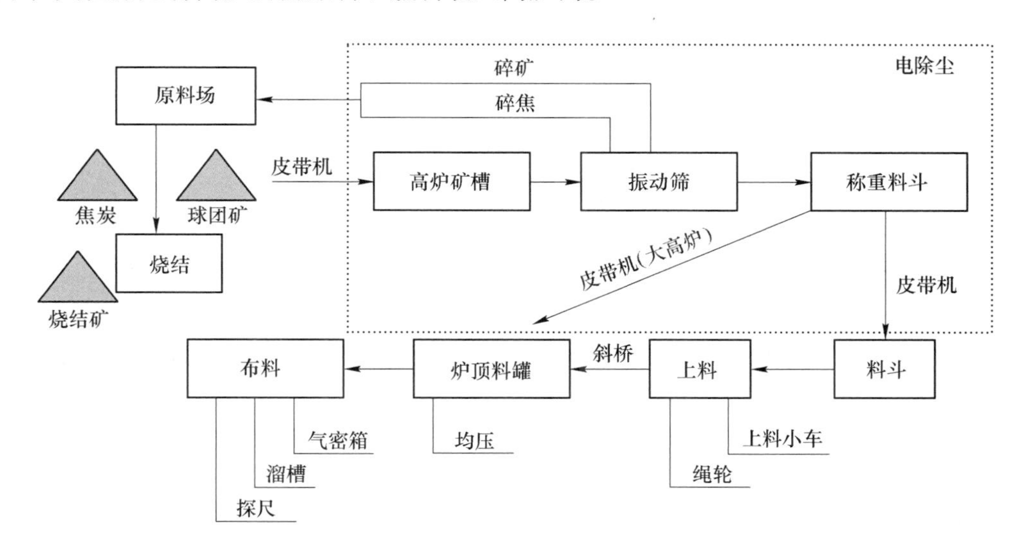

图6-8 高炉原料系统

高炉本体包括炉基、炉壳、炉衬、冷却设备和炉顶装料设备，冶炼过程在高炉内进行。

送风系统如图6-9所示，其任务是将风机送来的冷风经热风炉预热到1000℃后送至高炉内，主要设备包括鼓风机、热风炉及管道。

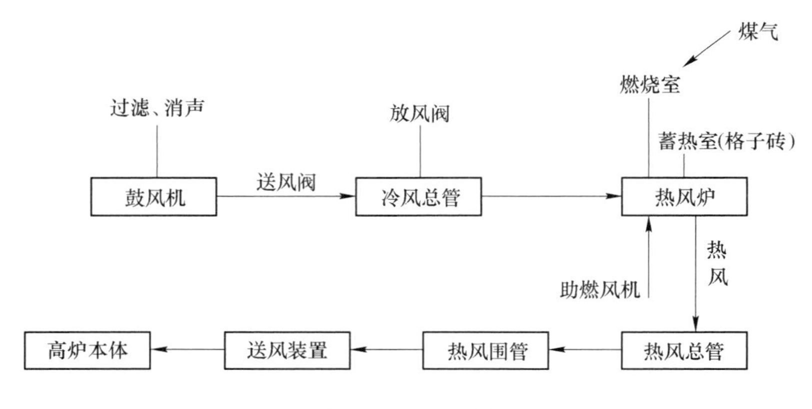

图6-9 送风系统

喷吹燃料系统包括燃料的制备、运输和喷吹设备，其任务是将燃料喷入炉内。

煤气净化系统如图6-10所示，包括煤气导出管、上升管、下降管及除尘装置，其任务是将高炉冶炼产生的荒煤气进行净化处理，以获得合格气体燃料。

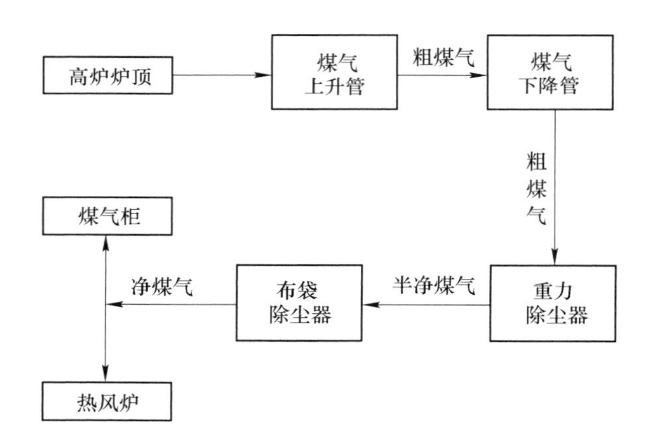

图6-10 煤气净化系统

渣铁处理系统如图6-11所示，包括炉前设备、渣铁运输设备、水力冲渣设备等，其任务是将炉内放出的渣铁按照要求进行处理。

6.4.2 炼钢工艺

钢是以铁（Fe）为基体并由C、Si、Mn、P、S等元素及微量非金属夹杂物共同组成的合金。炼钢的基本任务是脱碳、脱磷、脱硫、脱氧，去除有害气体和非金属夹杂物，提高温度和调整成分。归纳为："四脱"（碳、氧、磷和硫），"二去"（去气和去夹杂），"二调整"（成分和温度）。炼钢过程通过供氧造渣，加合金、搅拌升温等手段完成炼钢的基本任务。其反应原理是在高温下，用氧化剂将生铁中过多的碳和硅、硫、磷等元素氧化

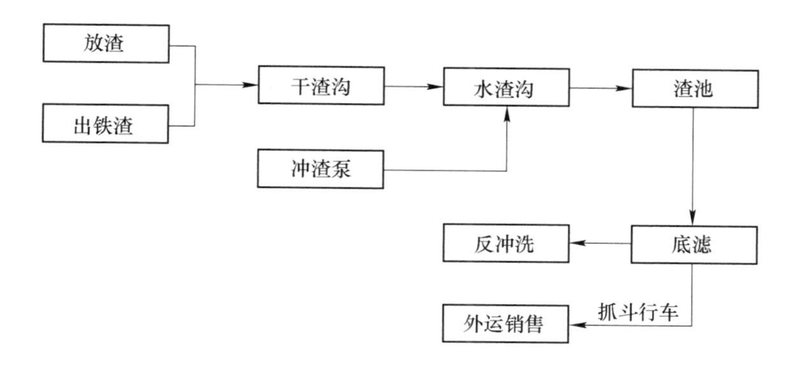

图 6－11 渣铁处理系统

成气体或炉渣，达到降碳、去硫磷、调硅锰的目的。

根据在冶炼过程中所需的氧和热能来源不同，所用的设备和操作方法不同，炼钢方法主要有平炉、转炉和电炉三种。平炉炼钢燃料消耗大、冶炼时间长、生产费用高，逐步被淘汰。废钢炼钢主要用电炉，生铁水炼钢主要用转炉。转炉炼钢工艺流程如图 6－12 所示。

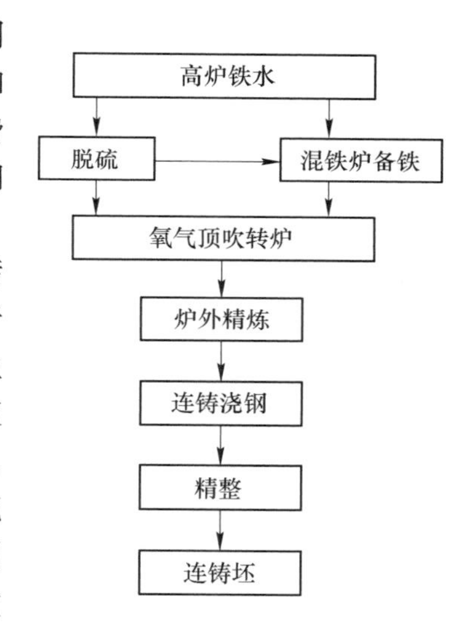

图 6－12 转炉炼钢生产工艺流程

转炉炼钢在转炉里进行，使用的氧化剂是氧气。转炉的外形就像个梨，内壁有耐火砖。开始时，转炉处于水平，向内注入 1300℃ 的液态生铁，并加入一定量的生石灰，然后鼓入空气并转动转炉使它直立起来。这时液态生铁表面剧烈的反应，使铁、硅、锰氧化（FeO，SiO_2，MnO）生成炉渣，利用熔化的钢铁和炉渣的对流作用，使反应遍及整个炉内。几分钟后，当钢液中只剩下少量的硅与锰时，碳开始氧化，生成一氧化碳（放热）使钢液剧烈沸腾。炉口由于溢出的 CO 的燃烧而出现巨大的火焰。最后，磷也发生氧化并进一步生成磷酸亚铁。磷酸亚铁再跟生石灰反应生成稳定的磷酸钙和硫化钙，一起成为炉渣。当磷、硫逐渐减少，火焰退落，炉口出现四氧化三铁的褐色蒸汽时，表明钢已炼成。这时应立即停止鼓风，并把转炉转到水平位置，把钢水倾至钢水包里，再加脱氧剂进行脱氧。整个过程只需 15min 左右。随着制氧技术的发展，现在已普遍使用氧气顶吹转炉（也有侧吹转炉）。这种转炉吹的是高压工业纯氧，反应更为剧烈，能进一步提高生产效率和钢的质量。

6.4.3 钢铁冶炼职业危害因素及控制

6.4.3.1 危害因素

冶炼行业存在的主要危害因素包括高温、噪声、振动等物理因素、煤气、SO_2、H_2S、N_2 等有毒气体及粉尘。

A 高温热辐射

炼铁、炼钢作业属高温强热辐射作业。绝大多数作业岗位温度超过了本地区室外通风设计温度。炼铁厂出渣、出铁时作业环境温度可超过40℃，辐射热高达1.8kW/m^2。

炼钢时炉冶炼、出钢、出渣以及电炉炉衬修砌烘烤、连铸等均有高温热辐射问题，其中热辐射强度最高的作业岗位是冶炼炉前区。

B 粉尘

炼铁厂粉尘主要来源于原料、燃料输送系统、各转运站、供料和上料系统，焦炭皮带头、高炉前出铁场、平台区域。

炼钢厂生产过程中废钢的切割、原辅料的配备与运送、生铁和废钢的冶炼以及炼钢炉的开盖、装料、投放添加剂、出钢时都会产生粉尘，其主要成分有三氧化二铁、氧化钙、氧化锰、氧化镁、氧化铁，还有少量的氧化硅，粒径较小，3~11μm占60%以上。

炼铁、炼钢粉尘可引起金属尘肺，但病程较长，进展慢。由于该类粉尘属低含矽量，同时含有多种金属及其化合物的混合性粉尘，故所引起的尘肺在X线或病理改变所见与矽肺有所不同，炼铁尘肺纤维化程度弱，以间质性改变为主，不形成典型的矽结节。

C 噪声

噪声主要来源于振动筛、皮带传动、鼓风机、热风机及助燃机的转动及泵房等发出的声音。由于作业人员以巡检方式作业为主，实际接触噪声强度常在职业接触限值以下。

D 有毒气体

炼铁厂有毒气体主要来源于高炉煤气系统、煤气管道检修、管道泄漏及高炉出铁、出渣过程。CO中毒是高炉炼铁工程中重点防范的内容。

炼钢厂有毒气体主要来源于炼钢、出钢、出渣、连铸大包浇注、中包加保护渣和后处理过程，脱硫调温（LF炉）、脱气脱碳（RH炉）、脱气脱硫（VD炉）等钢水精炼过程及转炉煤气回收过程。

有时作业环境中尚有少量二氧化硫和硫化氢存在。

6.4.3.2 预防措施

A 高温预防

隔热措施：炼铁、炼钢过程是高温、热辐射作业，应在作业现场设置隔热挡板，使炉前工人在出铁、出钢、出渣或巡检时减少接触高温和热辐射的损害；加强炉前及出铁场平台区域通风，尽可能配备喷雾风扇或水幕；出铁场顶部应采取必要的隔热措施。

B 防尘措施

在原燃料输送系统和高炉出铁场应设置除尘设施，且吸尘罩安装要做到位置正确、风量适中，并捕集到全部烟尘；在皮带通廊和各转运站地面、出铁场平台定期洒水，防止二次扬尘；铁沟、渣沟及水冲渣沟尽。

可能设活动封盖和除尘装置，渣沟和铁、渣罐上面应设排烟罩。

高炉炉顶、出铁口、主铁沟、铁口换气、撇渣器、摆动流嘴、渣沟等处应设吸尘点并设除尘装置。吸尘罩形式及罩口风速应能有效防止烟气外逸。

炼钢转炉、LF炉、连铸钢包作业、中间罐倾翻作业平台应设除尘装置。铁合金、石灰料仓等物料输送跌落点应设除尘装置。钢渣处理过程应采用喷水抑尘或机械除尘。

C 防毒措施

炼铁、炼钢厂防毒重点是防止 CO 中毒。煤气危险区域，包括高炉风口及以上平台、转炉炉口及以上平台、煤气柜活塞上部、烧结点火器及热风炉、加热炉、管式炉等燃烧器旁易产生煤气泄漏区域和加热站、风机房等封闭、半封闭空间。上述位置应按照 GB 6222 的有关规定，设置一氧化碳报警装置，安装防护设施，并在醒目位置设警示标识。监测点的确定及报警值的设定应符合 GBZ/T 223 要求。作业场所一氧化碳短时间接触容许浓度为 $30mg/m^3$。

有煤气和其他有毒有害气体泄漏的工作场所，应在不同位置设置两个疏散口。

炼铁炉顶、风口平台日常维护时，应佩戴便携式一氧化碳报警仪，并有煤气专业防护人员监护。

炼钢脱硫、扒渣、炉底出渣、混铁炉、转炉炉前、炉前操作室、RH 炉、处理罐区、连铸机、烤罐、中间包、整备机、火焰切割、煤气回收站、煤气除尘风机房、煤气储罐等可能发生煤气泄漏、聚集的场所，应设置一氧化碳报警装置，并通风换气。

过剩煤气放散应点燃，放散管管口高度应高于周围建筑物，且距离地面不小于 30m，放散时要有火焰监测装置和蒸气或氮气灭火措施。

煤气区检修作业时，应佩戴空气呼吸器和便携式一氧化碳报警仪。

进入煤气设施内作业，应检测一氧化碳及氧气含量。合格后方可进入，同时佩戴便携式一氧化碳报警仪，采取防护措施，有煤气专业防护人员监护。作业人员进入设施内部工作时间间隔不少于 2h。

D 防噪声措施

对于链箅机、磨煤机、破碎机、筛分机、环冷机、空压机、强力混合机、除尘风机等产生强噪声设备，应首先从声源上进行控制，选用低噪声的工艺和设备，采取隔声、消声、吸声、隔振等噪声控制措施，使作业人员接触噪声声级符合 GBZ 2.2 的要求。

宜在链箅机、磨煤机、破碎机、筛分机、环冷机、空压机、强力混合机、除尘风机等作业地点建立隔声操作室，室内噪声强度应符合 GBZ 2.2 的要求。

对于少数生产车间及作业场所，采取相应噪声控制措施后其噪声声级仍不能达到 GBZ 2.2 的要求时，应采取个体防护措施。

6.5 金属压力加工职业危害及控制

金属压力加工是指金属工件在工具外力（主要是压力）的作用下，产生塑性变形，从而达到要求的形状、尺寸和性能的加工过程。按照加工方式可分为锻造、挤压、拉拔、冲压和轧制五类。

按照金属工件形成方式可分为模铸和连铸。模铸是指将钢水浇铸在一个个钢锭模内，钢水冷却凝固后脱模成为钢锭，然后送到轧钢车间，经加热后用初轧机（或开坯机）将其轧制成多种规格的钢坯，然后再经成品轧机轧制成各种钢材。连铸是指将钢水直接浇铸成一定断面形状和规格钢坯的连续铸钢生产连铸坯的过程。

按照轧制工艺，分为热轧和冷轧。从金属学的观点看，冷轧与热轧的界限应以再结晶温度来区分，钢的再结晶温度为 450 ~ 600℃。即低于再结晶温度的轧制为冷轧，高于再结晶温度的轧制为热轧。下面仅就连铸热轧工艺及有害因素进行介绍。

6.5.1 连铸轧钢工艺流程简介

连铸轧钢工艺流程如图6－13所示。用连铸板坯或初轧板坯作原料，经加热炉加热到1100～1250℃，高压水除鳞后进入粗轧机，粗轧料经切头、尾、再进入精轧机，再经过冷却、剪切、精整、表面处理、卷取机卷取成为热轧成品。

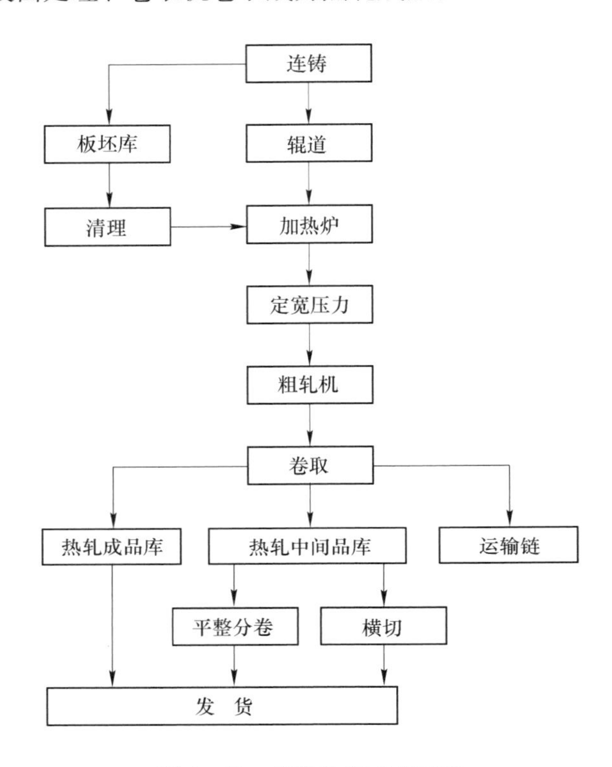

图6－13 连铸轧钢工艺流程

6.5.2 职业危害因素

轧钢企业涉及的职业病类型和对应危害因素见表6－3。

表6－3 轧钢企业涉及的职业病类型和对应危害因素

职业病危害因素	可能的职业病	职业危害因素在本项目中存在的部位
煤尘（煤矽尘）	煤工尘肺	原煤输送、破碎、筛分等
氧化铁尘	金属尘肺	热 轧
一氧化碳	一氧化碳中毒	煤气发生炉、煤气净化、煤气输送、加热炉等
高 温	中 暑	煤气发生炉、热风炉操作、热轧等
焦 油	光敏性皮炎	煤气发生炉、煤气净化、煤焦油处理和储存等
	黑变病	
噪 声	噪声聋	原煤输送、筛分、破碎，煤气加压机、热轧、剪切

6.5.2.1 粉尘

轧钢企业生产过程中产生的粉尘主要为煤粉尘和氧化铁粉尘。煤粉尘主要来源于原煤堆场、原煤破碎、筛分及输运（皮带走廊）和煤仓顶加煤等场所。轧钢生产中，钢坯在加热炉内加热过程中生成片状的一次氧化铁皮；在轧制过程中，轧件受冷却和变形热作用生成的氧化铁皮成为二次氧化铁皮，为粉末状，附着在红钢表面。轧制生成的二次氧化铁粉在轧钢过程中随着轧件振动，脱离轧件而逸出，成为轧线粉尘污染的主要来源。氧化铁粉尘的接触限值在 GBZ 2.1 中没明确规定，可按照“其他粉尘”PC-TWA 总尘为 $8mg/m^3$。

6.5.2.2 生产性毒物

轧钢生产工艺过程中的毒物主要来自煤气。大多数煤气中毒发生在煤仓皮带走廊上煤过程中、煤仓检修、发生炉操作面上、发生炉炉底周围以及进入煤气管网、洗涤塔、电捕焦器等设施内检修作业中；还有一部分在加热炉煤气管网附近工作、在炉体周围及炉底巡查时发生的。

因为发生炉煤气中一氧化碳含量很高，煤气中毒主要是一氧化碳的化学窒息性中毒。

此外在煤气发生炉附近还会含有煤焦油。该物质是多环芳烃和含氮、氧、硫的杂环芳烃混合物，黑色黏稠液体，具有特殊臭味。作用于皮肤，引起皮炎、痤疮、毛囊炎、光毒性皮炎、中毒性黑皮病、疣赘及癌肿，也可引起鼻中隔损伤。

6.5.2.3 高温辐射

在煤气发生炉、加热炉加热和轧制过程中，往往需要作业人员在高温环境中进行紧张的高强度劳动，高温季节较容易发生中暑，大量出汗使盐分排出过多会造成热痉挛。

6.5.2.4 噪声

轧钢企业产生的噪声包括机械的撞击、摩擦、转动等运动而引起的机械噪声以及由于气体流动起伏运动或气动力引起的空气动力性噪声，主要噪声源有：振动筛、通风机、鼓风机、轧制、剪切、收集和包装等过程发出的机械噪声。

6.5.2.5 振动

轧钢企业主要振动设备为破碎机、振动筛、排送机、鼓风机、轧机、剪切机和收集等。

6.5.3 职业危害因素控制

6.5.3.1 技术措施

A 防尘措施

在钢坯（材）焊接、切管、切棒、抛光、除磷、轧制、除尘器放灰等产生粉尘的作业区域应采取有效的防尘措施，采取湿式作业或安装除尘装置，使作业场所空气中粉尘浓度符合 GBZ 2 的要求。

除尘装置卸、输灰宜采用机械输送或气力输送，卸、输灰过程不应产生二次污染。除尘装置应在生产系统启动之前启动，在生产系统停机之后停机。

B 防毒措施

在加热、酸洗、碱洗、钢坯（材）焊接、钝化、铅锅、锌锅、镀锌、彩涂等作业区域应采取有效通风排毒、净化等卫生防护措施，严格执行 GBZ 1 规定的工作场所基本卫生要求，使工作场所空气中毒物浓度符合 GBZ 2 的要求。

可能大量释放或易于聚集其他有毒气体而导致劳动者发生急性职业中毒的工作场所，应配备固定式检测报警装置。监测点的确定及报警值的设定应符合 GBZ/T 223 的要求。

当数种溶剂（苯及其同系物、醇类或醋酸酯类）蒸气或数种刺激性气体同时放散于空气中时，应按各种气体分别稀释至规定的接触限值所需要空气量的总和计算全面通风换气量。除上述有害气体及蒸气外，其他有害物质同时放散于空气中时，通风量仅按需要空气量最大的有害物质计算。

产生强腐蚀性物质的工作场所应有冲洗地面、墙壁的设施。

酸洗和碱洗区域，应有防止人员灼伤的措施，并设置喷淋器、洗眼器等应急设施。

酸洗、碱洗装置，应有酸雾、碱雾密闭或净化设施，使车间空气中毒物浓度符合 GBZ 2 的要求。对溢出大量酸雾、碱雾的各种槽，如酸洗槽、漂洗槽及循环槽等，应设排气净化系统。

喷漆加工间应独立设置，并有完善的通风和消防设施。

轧钢生产中各种加热炉、退火炉、热处理炉等使用的燃气，在输送过程中由于管道或阀门的泄漏或不完全燃烧可产生一氧化碳及二氧化硫等，应加强设备管道维护和管理，在易超标区域的醒目位置按 GBZ 158、GBZ/T 223 的要求设置警示标识和报警装置。在煤气区域作业时，应按照 GB6 222 的要求两人以上进行，并携带便携式一氧化碳报警仪。

彩涂线油漆预混间及涂机室应单独设置，保证密闭，并设通风排毒和事故通风装置，操作人员进入时应佩戴有效的呼吸防护用品。彩涂线、镀锌线厂房宜设屋顶通风器，同时采用下进上排式机械通风系统，保证厂房有足够的新风进入。

C 防噪声、振动

对于轧钢机、穿孔机、轧管机、均整机、定径机、减径机、矫直机、精整机、各种设备的气动系统、鼓风机、煤气加压机、可控硅开关、空气压缩机等产生噪声的设备，应符合 GB 5083 的要求，从声源上控制入手，选用低噪声设备，采取消声、吸声、隔声及隔振、减振等控制措施，使工作场所噪声符合 GBZ 2 的要求。

应在轧机、矫直机、剪切机、精整机等噪声较大场所建立隔声操作室，使室内噪声强度符合 GBZ 2 的要求。

应根据生产特点、实际需要和使用方便的原则设置辅助用室，辅助用室应符合 GBZ 1 的要求。

D 防暑降温

轧钢生产过程中高温与热辐射共同存在的热处理炉区域及热钢运行的场所，应按 GBZ 1 的要求采取有组织的自然通风，必要时设置机械通风。热源上方应设通风天窗。

起重机天车驾驶室、车间内主控室、操作室等应安装空调，使其室内空气温度均不超过 28℃。

横跨轧机辊道的主操纵室，以及位于经常受热坯烘烤或附近有氧化铁皮飞溅物的操纵室，应采用耐热材料和其他隔热措施，并采取防止脱落的氧化层飞溅以及防雾的措施。

在有人操作的加热炉平台、修磨等处应设局部送风降温装置。

产生大量余热的场所，如连轧机组乳化液站、平整机地下油库等，应设通风排气装置。

6.5.3.2 个体防护

应按照GB/T 11651、GB/T 18664、GB/T 23466等标准的规定，为接触粉尘、毒物、噪声、高温等职业性有害因素的作业人员配备相应的个人防护用品。

应督促、教育作业人员正确佩戴和使用个人防护用品。为高温作业人员提供清凉饮料。

6.5.3.3 管理措施

（1）对司炉工、上煤工、轧钢工、精整工等接触职业危害因素人员每隔一至两年进行一次体检，体检结果记入“职工健康监护卡片”，身体健康状况不符合要求者，调离原岗位。

（2）建立、健全职业病防治责任制，加强对职业病防治的管理，提高职业病防治水平。设置或者指定职业卫生管理机构或者组织，配备专职或者兼职的职业卫生专业人员；制定职业病防治计划和实施方案；建立、健全职业卫生管理制度和操作规程；建立、健全职业卫生档案和健康监护档案；建立、健全工作场所职业病危害因素监测及评价制度；建立、健全职业病危害事故应急救援预案。

（3）在醒目位置设置职业危害公告栏，公布有关职业病防治的规章制度、操作规程、职业病危害事故应急救援措施和工作场所职业病危害因素检测结果。

（4）经常组织职工培训，提高预防职业病的意识。

6.6 机械制造行业职业危害因素及控制

机械制造主要由原材料和能源供应、毛坯和零件成型、零件机械加工、材料改性与处理、装配与包装、搬运与储存、检测与质量监控、自动控制装置与系统八个工艺环节组成。下面对铸造、锻压、热处理及机械加工及机械装配等环节存在的职业有害因素进行介绍。

6.6.1 铸造

6.6.1.1 工艺简介

铸造是熔炼金属、制造与零件形状相适应的铸型，并将液态金属浇注到铸型中，待其冷却凝固后，获得铸件或毛坯的工艺方法。

铸造方法很多，但最基本的方法是砂型铸造。其工艺流程如图6-14所示，主要工序包括造型、烘干、合箱、合金熔炼、浇注、铸件清理等。经熔炼后的金属注入至铸型箱内进行浇注，经冷却凝固到一定温度后，把铸件从砂箱中取出，进行落砂和铸件的表面清理。

6.6.1.2 职业病危害因素

铸造职业病危害因素见表6-4。

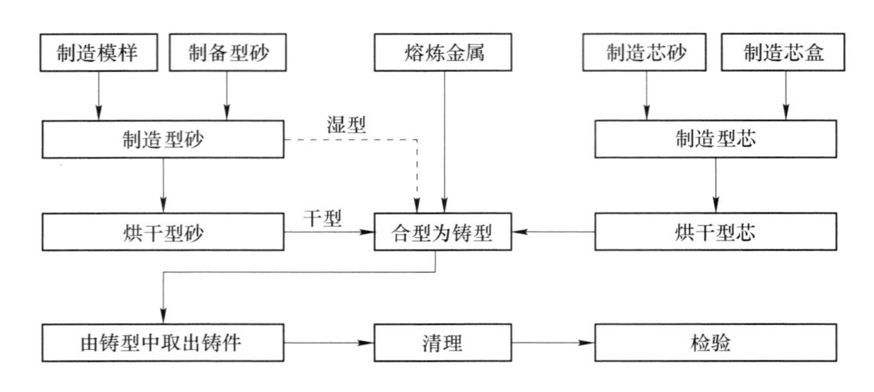

图6－14 铸造工艺流程

表6－4 铸造职业病危害因素

存在环节	职业病危害因素	备 注
制造型砂、型芯	粉尘、甲醛、酚、氨、二乙胺、噪声、振动、高温	粉尘视使用的砂的种类而定，一般为矽尘，毒物与使用黏合剂的种类有关
烘干砂型（芯）	高温、热辐射、CO、CO_2、SO_2、氮氧化物等、高频电磁场和微波辐射	如果使用煤和煤气作燃料会产生；如果使用高频感应炉或微波加热时存在
合 箱	粉尘	
熔 炼	高温、热辐射、一氧化碳、二氧化碳、氮氧化物、金属烟雾、噪声	金属烟雾主要是金属的熔炼过程中产生的二氧化锰、氟化物等；噪声：电加热过程中电机运行过程中产生
浇 注	高温、热辐射、金属氧化物粉尘、塑料气化模熔化、CO、CO_2 等	
落砂清理	粉尘、噪声、振动	

6.6.2 锻压

6.6.2.1 工艺简介

锻压是锻造和冲压的总称。锻压是对坯料施加外力，使坯料产生部分或全部的塑性变形，从而获得锻件的加工方法。

其工艺流程：毛坯→加热→锤锻→成型→冷却→产品→冲压→板料。

加热设备：反射炉、燃烧炉、电炉。

锻压设备：空气锤、切边压力机、热模压力机、螺旋压力机、摩擦压力机、冲床、剪床等。

6.6.2.2 职业病危害因素

锻压职业病危害因素见表6－5。

表6－5 锻压职业病危害因素

职业病危害因素	存在环节
噪声（脉冲噪声、非稳态噪声） 振动（全身振动、局部振动）	锤锻（空气锤、压力锤） 冲床、压床
高温、热辐射	加热炉、锻打过程中
毒物（一氧化碳、二氧化碳、二氧化硫、氮氧化物等有害气体）	锻造炉可产生
粉尘（金属粉尘、煤尘、石墨尘、其他粉尘等）	锻造炉、锤锻工序中加料、出炉和锻造过程中可产生

6.6.3 热处理

6.6.3.1 工艺简介

热处理工艺主要是使金属零件在不改变外形的条件下，改变金属的性质（硬度、韧度、弹性、导电性等），达到工艺上所要求的性能，从而提高产品质量。

热处理工艺大体可分为整体热处理、表面热处理、局部热处理和化学热处理。

表面热处理:是只加热工件表面以改变其表层力学性能的金属热处理工艺。为了只加热表面而不使过多热量传入工件内部,使用的热源需具有很高的能量密度,使工件表层或局部能短时或瞬时达到高温,常用热源有氧乙炔或丙烷等火焰、感应电流、激光或电子束。

化学热处理是通过改变表层化学成分、组织或性能金属热处理工艺。将工件放在含碳、氮或其他合金元素介质中加热，保温较长时间，从而使工件表层渗入碳、氮、硼、铬等元素。

整体热处理是对工件整体加热，然后以适当的速度冷却以改变其整体力学性能的金属热处理工艺。钢铁整体热处理大致有正火、淬火、退火、回火等四种基本过程。

退火：将工件加热到适当温度，根据材料各工件尺寸采用不同的保温时间，然后进行缓慢冷却，目的是使金属内部组织达到或接近平衡状态，获得良好的工艺性能或使用性能，或进一步为淬火做准备。

正火：将工件加热到适当温度在空气中冷却，其效果与退火相似，只是得到的组织更细，常由于改善材料的切削性能，有时也用于对一些要求不高的零件作为最终热处理。

淬火：将工件加热保温后，在水、油、无机盐、有机水溶液等淬冷介质中快速冷却，可使金属零件的硬度增高，但脆性也变高。

回火：为了降低金属零件的脆性，增加金属的弹性（发条、弹簧），将淬火后的零件在高于室温而低于710℃某一适当温度进行长时间的保温。

6.6.3.2 职业病危害因素

热处理职业病危害因素见表6－6。

表6－6 热处理职业病危害因素

种类	职业病危害因素名称	存在环节
毒物	氯化钡、氨气、氢化物、氮氧化物、甲醇、乙醇、丙烷、丁烷、丙酮、汽油等有机溶剂	主要来源于热处理工序中使用的品种繁多的辅助材料。氮化过程会产生氨气；盐浴炉熔融的硝盐与工件的油污作用产生氮氧化物

6.6.4 机械加工

6.6.4.1 工艺简介

机械加工是利用各种机床对金属零件进行的车、刨、钻、磨、铣等冷加工。通常是通过铸、锻、焊、冲压等方法制成金属零件的毛坯，然后再通过切削加工制成合格零件，最后装配成机器。

6.6.4.2 职业病危害因素

机械加工职业病危害因素见表6－7。

表6－7 机械加工职业病危害因素

种 类	职业病危害因素名称	存 在 环 节
毒 物	矿物油、萘酸、油酸、碱	主要存在于乳化液中
粉 尘	金属粉尘、其他粉尘、铝尘、矽尘	加工过程中的粗磨和精磨过程中，人造磨石（三氧化二铝）、天然磨石（二氧化硅）
物理因素	噪 声	主要由机床运转产生

6.6.5 机械装配

6.6.5.1 工艺简介

根据产品设计技术要求，将零件或部件进行配合和连接，使之成为半成品或成品的过程，称为装配。其工作内容包括清洗、联接、校正、调整与配作、平衡、验收试验。

清洗：去除黏附在零件上的灰尘、切屑和油污，使零件具有一定的防锈能力。

联接：按照联接方式可分为可拆卸联接（螺纹联接、键联接和销钉联接）和不可拆卸联接（焊接、铆接和过盈联接）。

校正、调整与配作：校正是指相关产品中相关零部件相互位置的找正、找平及相应的调整工作。配作是指配钻、配铰、配刮和配磨等。

平衡：防止运转平稳性要求较高的机器在使用中出现振动。

验收试验：根据相关标准，对其进行全面的检验和试验。

6.6.5.2 职业病危害因素

机械装配职业病危害因素见表6－8。

表6－8 机械装配职业病危害因素

种 类	职业病危害因素名称	存 在 环 节
毒 物	涂 料	涂装环节
	苯系物	有些装配过程中使用胶黏剂
粉 尘	电焊烟尘	焊接过程
物理因素	噪声、振动	装配使用风动工具及工件之间相互碰撞而产生

6.6.6　机械制造行业职业性有害因素防护措施

（1）合理布局。在车间内设备布置上，要考虑减少职业病危害交叉污染的问题。如铸造工序中的熔炼炉应放在室外或远离人员集中的工作场所；铆工和电焊、（涂）喷漆工序应当分开布置。

机加工等危害较小的工艺在布局上尽量与危害较大的工艺分开布置。

（2）工艺改革。在建设项目设计工艺选择方面，应当优先选择自动化程度高的设备或生产线（如数控机床代替普通机床工作效率会成倍提高，并且劳动强度和接触机会大幅度减少；机器人喷漆，机器人焊接，机器人冲压；用二甲苯代替苯溶剂等）。

（3）防尘措施。铸造尽量选用低游离二氧化硅的型砂，并减少手工造型和清砂作业。清砂是铸造中粉尘浓度最高的岗位，应予重点防护，如安装大功率的通风除尘系统；尽量做到密闭隔离操作；实行喷雾湿式作业，防止二次扬尘；做好个人防护，佩戴符合国家标准的防尘口罩。

（4）防毒及应急救援措施。对热处理和金属熔炼过程中可能产生化学毒物的设备应采取密闭措施或安装局部通风排毒装置；制定急性职业中毒事故应急救援预案，如产生高浓度一氧化碳、氰化氢、甲醛和苯等剧毒气体的工作场所，某些特殊的淬火、涂装和使用黏胶剂的岗位；设置警示标识；配备防毒面具或防毒口罩等。

（5）噪声控制措施。噪声是机械制造工业中的重要职业病危害因素之一。对高噪声设备进行重点治理，源头控制（气锤、空压机、打磨、抛光、冲压、剪切等）对高强度噪声源集中布置；设置隔声间加以屏蔽，采取隔声和吸声处理；空气动力噪声源在进气口或排气口进行消声处理；配备和使用个人防护用品。

（6）振动控制措施。振动是机械制造工业中的较为常见的职业病危害因素。对铆接、锻压机、型砂捣固机、落砂、清砂等振动设备应采取减振措施，实行轮换操作。

（7）射频防护措施。应选择合适的屏蔽防护材料，对产生高频、微波等射频辐射的设备进行屏蔽或进行距离隔离防护和时间防护等。

（8）防暑降温措施。应做好铸造、锻造、热处理等高温作业人员的夏日高温防暑降温工作。宜采取工程技术、卫生保健和劳动组织管理多方面的综合措施，如合理布置热源、供应清凉含盐饮料、轮换作业、对集控室和操作室设置空调等。

（9）加强职业卫生培训。进行上岗前、在岗期间、换（转）岗培训。

采用班组会，宣传栏，典型事故分析会方式进行如下培训：

1）职业病防治的相关法律法规知识；

2）粉尘、毒物、高温、噪声、振动、射频辐射等职业危害与预防控制措施；

3）岗位操作规程和岗位作业条件；

4）个人防护用品的使用知识；

5）简单故障的识别与处置，事故的报告方法；

6）设备操作系统的检查和使用方法；

7）砸伤、挤压伤、打击伤等工伤的自救和互救知识；

8）急救箱的使用方法。

复习思考题

6-1 简述地下开采工艺和露天开采工艺，结合工艺流程叙述地下和露天采矿作业存在的职业性有害因素及控制措施。

6-2 常见的选矿工艺分为哪几种？结合每种工艺，叙述选矿作业存在的职业性有害因素。

6-3 叙述烧结和球团职业性有害因素控制措施。

6-4 叙述焦化行业职业性有害因素及控制措施。

6-5 炼铁方法有哪几种？高炉炼铁系统由哪些系统组成？结合高炉炼铁工艺，简述炼铁过程中存在的职业性有害因素及控制措施。

6-6 炼钢与炼铁原理有何不同？炼钢方法有哪些？结合转炉炼钢工艺，叙述其职业性有害因素及控制措施。

6-7 简述压力加工行业职业性有害因素控制措施。

6-8 简述铸造作业有害因素控制措施。

6-9 简述锻造作业有害因素控制措施。

6-10 热处理工艺有哪些？钢铁整体热处理包括哪些过程？每个过程的目的是什么？

参 考 文 献

[1]《安全科学技术百科全书》编委会．安全科学技术百科全书［M］．北京：中国劳动保障出版社，2003.
[2] 姜亢．劳动卫生学［M］．北京：中国劳动社会保障出版社，2007.
[3] 张东普．职业卫生与职业病危害控制［M］．北京：化学工业出版社，2004.
[4] 杜翠凤，宋波，蒋仲安．物理污染控制工程［M］．北京：冶金工业出版社，2010.
[5] 邢娟娟．职业危害评价与控制［M］．北京：航空工业出版社，2005.
[6] 聂幼平，崔慧峰．个人防护装备与基础知识［M］．北京：化学工业出版社，2004.
[7] 路乘风，崔政斌．防尘防毒技术［M］．北京：化学工业出版社，2004.
[8] 蒋仲安，杜翠凤，牛伟．工业通风与防尘［M］．北京：冶金工业出版社，2010.
[9] 唐治风．劳动心理学［M］．北京：中国铁道出版社，2001.
[10] 陈万金，陈燕俐，蔡捷．辐射及其安全防护技术［M］．北京：化学工业出版社，2006.
[11] 王声涌．伤害流行病学［M］．北京：人民卫生出版社，2003.
[12] 苏志．建设项目职业病危害评价［M］．北京：中国人口出版社，2003.
[13] 徐伯洪，闫慧芳．工作场所有害物质监测方法［M］．北京：中国人民公安大学出版社，2003.
[14] 李国瑞，杜向阳，孙健新．焦化生产过程中的职业危害因素分析［J］．山西化工，2007，27（4）.
[15] 李慧．钢铁冶金概论［M］．北京：冶金工业出版社，2006.
[16] 谭丽君，杨宏刚，赵江平．轧钢企业作业场所职业危害因素分析［J］．安全，2009（9）.
[17] 吕柏林．烧结职业病危害因素的卫生学控制［J］．中国卫生工程学，2010，9（2）.
[18] 朱建芳，王晔，刘国兴．职业卫生工程学［M］．徐州：中国矿业大学出版社，2014.
[19] 邢娟娟．用人单位职业卫生管理与危害防治技术［M］．北京：中国工人出版社，2012.